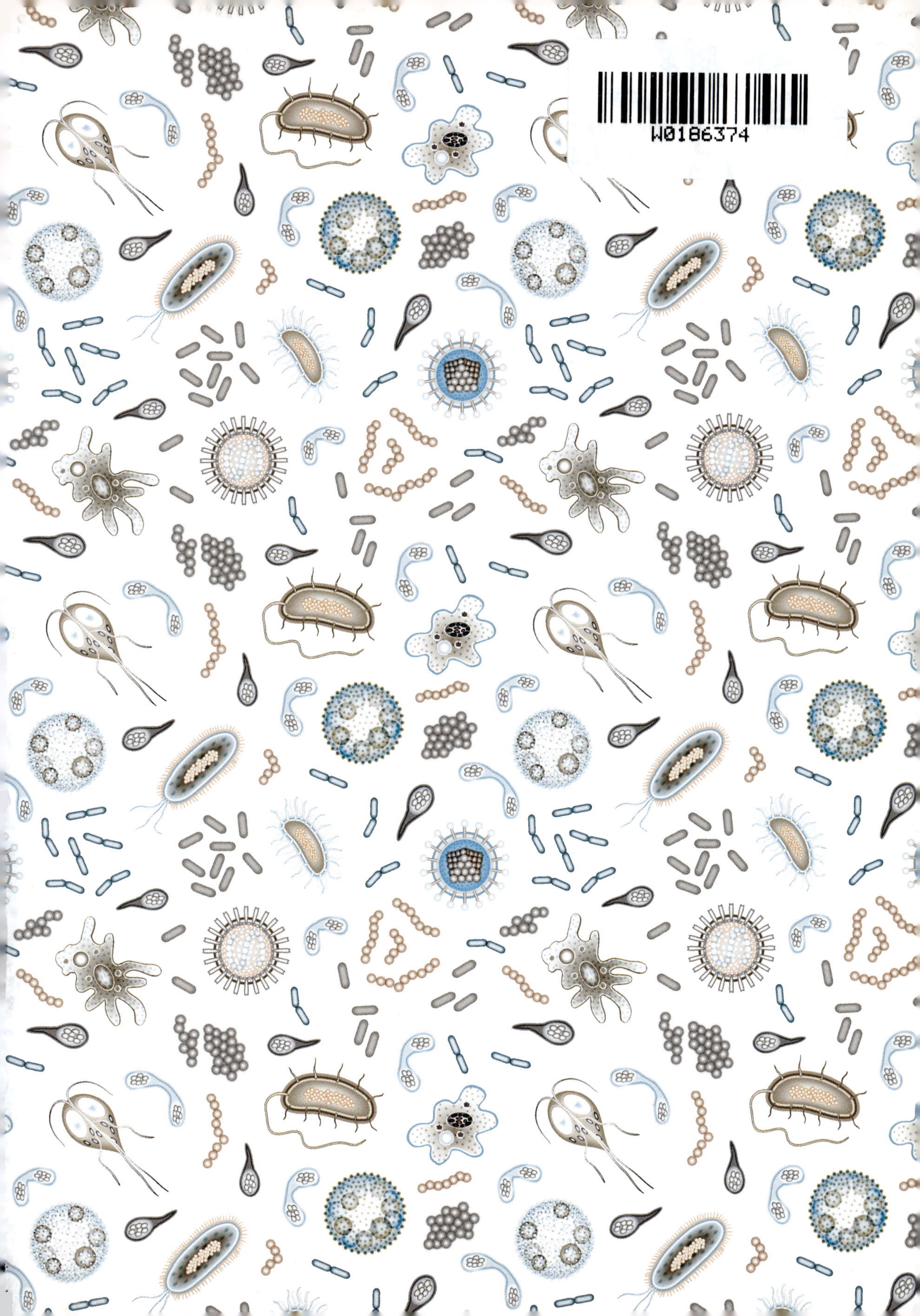

Widmung

Für Jantje, Japie, Pietje, Sien, Trijntje und die Milliarden Bakterien in meinem Darm. Ohne euch wäre dies nicht möglich gewesen.

NIENKE TODE-GOTTENBOS

Gut verdaut?!

Rezepte, Tipps & Tricks für einen gesunden Darm

h.f.ullmann

Impressum

Originaltitel: De Poepdokter. Gezond van mond tot kont
Übersetzt vom Niederländischen ins Deutsche

Texte und Rezepte: Nienke Tode-Gottenbos
Foto U1: Sergey Ponomarenko
Foto U4: Esther Maas
Foodfotografie: Simone van den Berg
Foodstyling: Caroline van Beek

Übersetzung aus dem Niederländischen: Jan-Uwe Niklas
Lektorat: Caroline Kazianka
Satz: Paul Post
Projektkoordination: Gerdi Killer, bookwise GmbH München

Gesamtherstellung: Ullmann Medien GmbH, Potsdam

Printed in Slovenia, 2017

ISBN 978-3-7415-2249-9

10 9 8 7 6 5 4 3 2 1
X IX VIII VII VI V IV III II I

www.ullmannmedien.com
info@ullmannmedien.com
facebook.com/ullmannmedien
twitter.com/ullmannmedien

Die Informationen und Rezepte in diesem Buch wurden mit größtmöglicher Sorgfalt zusammengestellt. Dennoch haften weder der Verlag, noch der Autor oder Übersetzer für eventuelle Nachteile oder Schäden, die aus den im Buch gegebenen Hinweisen resultieren. Im Zweifelsfall sollten Sie Ihren Hausarzt konsultieren.

FSC
www.fsc.org
MIX
Papier aus verantwortungsvollen Quellen
FSC® C129466

Inhaltsverzeichnis

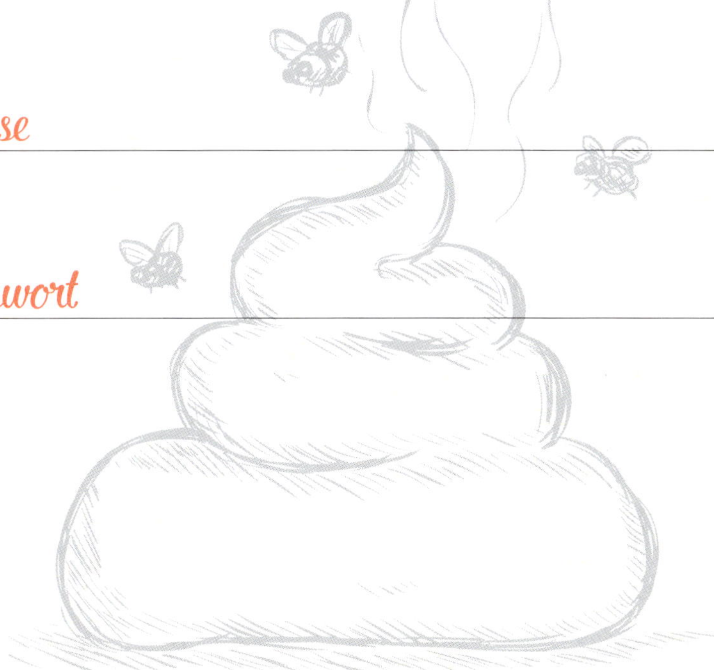

Vor dem Lesen dieses Buches sollten Sie Folgendes beachten:

- Von dem Thema „Darm" ließe sich womöglich ableiten, dass ich Ärztin bin. Dem ist aber nicht so. Neben einem Diplom in „Ernährung und Gesundheit" und einem Abschluss als Herbalistin habe ich Ausbildungen im Bereich „Medizinisches Grundwissen" und „Darmfloratherapie" absolviert. Kurzum: Ich bin kein Arzt.
- Dieses Buch enthält weder medizinische Empfehlungen, noch ist es meine Absicht, eine ärztliche Beratung zu ersetzen. Wer chronische oder gravierende Beschwerden hat oder glaubt, dass bei ihm im Bauch etwas nicht stimmt, sollte seinen Hausarzt aufsuchen. Bei der eigenen Gesundheit etwas zu riskieren, wäre das Dümmste, was man tun kann.
- Ja, ich verkaufe auch Dinge. Nicht in diesem Buch, sondern im wahren Leben. Ich lebe von meiner Praxis (in der ich Behandlungen „verkaufe"), von meiner Online-Akademie (E-Books und Lehrgänge) und von meinem Onlineshop, in dem ich unter anderem Nahrungsergänzungsmittel anbiete. Ich finde es wichtig, dass Sie wissen, dass ich solche Mittel vertreibe. Ich tue dies, weil ich deren Zusammenstellung schätze – aber ich schätze sie nicht, weil ich sie verkaufe (ein feiner Unterschied!). Bei der Produkt- bzw. Markenauswahl habe ich absolut freie Hand. In diesem Buch verzichte ich ganz bewusst darauf, Marken zu nennen – auch, weil ich da niemanden beeinflussen möchte. Deshalb werde ich auch weder den Namen meines Onlineshops nennen noch Ihnen raten, dort einzukaufen – darum geht es in diesem Buch nicht. Hier möchte ich nur mein Wissen über Ernährung, Darmflora und Gesundheit weitergeben, alles andere ist Nebensache.

Vorwort

Was Darmbeschwerden angeht, habe ich wohl ein etwas verzerrtes Bild der Realität. Schließlich begegne ich als Darmfloratherapeutin nur Menschen mit Darmerkrankungen oder mit Beschwerden, deren Ursache im Darmbereich liegt. So erkenne ich diese Art von Erkrankungen wahrscheinlich auch schneller als andere. Es ist allerdings auffällig, wie viele Menschen über solcherlei Probleme klagen – mehr als ich jemals werde behandeln können. Aber: Ist die Zahl der Menschen mit Darmproblemen tatsächlich höher als noch vor 50 Jahren oder hört man nur mehr darüber? Ich glaube, Ersteres ist der Fall. Dafür gibt es eine einfache Erklärung. Unser Darm und die Darmflora sind einem *perfect storm* ausgesetzt: Wir muten unserer Darmflora zwar alles Mögliche zu, tun im Gegenzug jedoch kaum etwas dafür, den Schaden zu beheben. Dafür können wir allerdings meistens nichts, da wir oft zu wenig über die Funktionsweise des Darms wissen.

Ich mochte es schon immer sehr, Wissen weiterzugeben. Bereits in der Schule „übersetzte" ich meinen Mitschülern die Erklärungen der Lehrer. Nun fand ich es an der Zeit, diese Fähigkeit dazu zu nutzen, mein Wissen über Darmflora und -gesundheit mit anderen zu teilen. Denn beides ist immens wichtig! Nicht nur für unseren Darm, sondern auch für unser Immunsystem, den Energiehaushalt und das Körpergewicht. Mehr noch: Die Darmflora beeinflusst sogar unsere Emotionen.

Die drei Eckpfeiler einer guten Gesundheit sind: Ernährung, Darmflora und Lebensstil. Wer sich nicht gesund ernährt, vernachlässigt seine Darmflora. Streikt aber die Darmflora, wird man kraftlos, und es fehlt zum Beispiel der Antrieb, sich draußen zu bewegen. Ein ungesunder Lebensstil führt wiederum häufig zu einem ungesunden Essverhalten. So steht alles miteinander in Verbindung.

In diesem Buch geht es neben der Darmflora daher auch um Lebensstil und Ernährung. Mein Ziel ist es, Menschen dabei zu helfen, sich besser zu ernähren, gesündere Entscheidungen zu treffen und den Lebensstil so zu verändern, dass die Darmflora das bekommt, was sie braucht. Das Ergebnis? Weniger Darmbeschwerden, eine bessere Verdauung und mehr Kraft und Energie.

Außerdem sind in diesem Buch praktische Tipps, Übungen und Rezepte enthalten, die sich leicht in das Alltagsleben integrieren lassen. So können Sie ganz einfach gesünder leben und damit Ihren Darmbakterien (2,5 kg!) und sich selbst etwas Gutes tun.

Nienke Tode-Gottenbos

Warum ist der Darm so wichtig?

Als Lebensmitteltechnologe und Gesundheitscoach weiß ich genau, wie sich Nahrung auf uns Menschen auswirken kann. Nur gesunde Ernährung hält fit, gesund und glücklich. Aber was ist gesunde Ernährung? Eigentlich lässt sich diese Frage nicht so leicht beantworten, da wir Menschen unterschiedlich auf Nahrung reagieren. Somit muss jeder für sich herausfinden, welche Nahrung für ihn gut ist. Denn der Gesundheitswert unserer Lebensmittel ist mehr als nur die Summe aller Nährstoffe, die sie enthalten. Die Zeit, als man den Nährwert nur mit einem Taschenrechner ermittelte, ist längst vorbei.

Natürlich wissen wir, dass Nahrung Vitamine, Mineralstoffe, Spurenelemente, Ballaststoffe, Proteine, Kohlenhydrate und Fette beinhaltet, doch sagt dies nichts darüber aus, wie unser Körper die Nahrung verarbeitet. Man ist ja nicht nur das, was man isst, sondern auch das, was man verdaut, aufnimmt, verträgt und ausscheidet. Genau die letzten vier Vorgänge sind auch bedeutsam, wenn sich jemand nicht fit oder beschwerdefrei fühlt oder gar krank ist.

Oftmals ist die Verdauung der Spiegel unserer Gesundheit. Eine nicht optimal funktionierende Verdauung kann das Immunsystem (unnötig) stark belasten, löst Müdigkeit, Trägheit und Infektionen aus und kann Autoimmunerkrankungen verstärken. Außerdem kann sie die Hirnfunktion beeinträchtigen, da der Darm quasi wie ein zweites Gehirn ist.

Vermeiden lassen sich all diese Unannehmlichkeiten durch einen gut funktionierenden Verdauungsprozess – vom Kauen und Vermischen mit Speichel im Mund über das „Ansäuern“ im Magen bis hin zum Kneten und der Verdauung im Darm – mit freundlicher Unterstützung unserer (hoffentlich) wohlgesonnenen Darmbakterien. In diesem Buch wird der ganze Verdauungstrakt – vom Mund bis zum After – ausführlich erklärt. Außerdem wird dargelegt, wann und wo der Verdauungsprozess ins Stocken geraten kann und was man tun kann, um solche Probleme zu umgehen oder zu lösen. Durch die Lektüre dieses Buches werden Sie den Verdauungsprozess besser verstehen und Wege erkennen, um dieses fantastische System zu unterstützen!

Mit gesunden Grüßen
Dipl.-Ing. Ralph Moorman

Einleitung

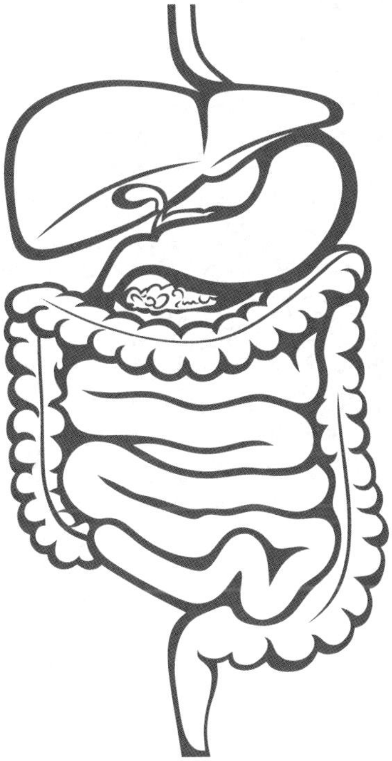

Dass ein Ihnen fremder Mensch Sie kurz nach dem Kennenlernen nach dem Zustand Ihres Stuhls fragt, ist eher unwahrscheinlich. Es sei denn, Sie treffen mich. Und mit Sicherheit werden Sie mir ganz normal darauf antworten. Nicht, weil ich irgendwie komisch wäre, sondern, weil Sie mir (bewusst oder nicht) erzählen möchten, dass es Ihnen gesundheitlich gar nicht so gut geht. Gestatten, ich bin der Darmdoc! Keine Sorge: Ich werde den Inhalt Ihrer Kloschüssel nicht mit einem Stöckchen (und einer Kamera) inspizieren, das liegt mir fern. Schließlich bin ich kein Arzt. Aber als Darmfloratherapeutin würde ich mir wünschen, dass Sie selbst gelegentlich einen Blick auf Ihren Stuhl werfen. Denn der sagt sehr viel über den Zustand von Körper und Darmflora aus. Let's talk dirty!

Ganz normal

Wenn ich jemanden nach seinem Stuhlgang frage, lautet die Antwort meistens: „Äh, ganz normal."

Ja, er ist braun und duftet nicht nach Rosen, das ist mir schon klar. Nur, wann ist der Stuhl eigentlich normal? Während meiner Ausbildung erzählte eine Dozentin, dass eines Tages ein Mann sie in ihrer Praxis aufgesucht hatte, der meinte, sein Stuhlgang sei ganz normal. Dass er wegen eines „flüssigen“ Stuhls tagtäglich mehrere saubere Unterhosen zum Wechseln in seinem Aktenkoffer mit sich herumtrug, war für ihn bereits zur Normalität geworden. Daher: Lautet die Antwort „ganz normal“, hake ich meist etwas nach … (*siehe auch Seite 171*).

Wie sollte ein gesunder Stuhlgang eigentlich aussehen? Um das zu beurteilen, gibt es ein praktisches Tool: die Bristol-Stuhlformen-Skala (engl. Bristol Stool Chart).

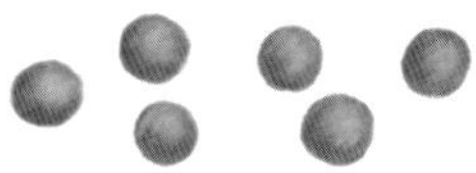	**Typ 1** Einzelne feste Kügelchen, schwer auszuscheiden. Geht manchmal mit Blut oder Schleim im Stuhl einher.
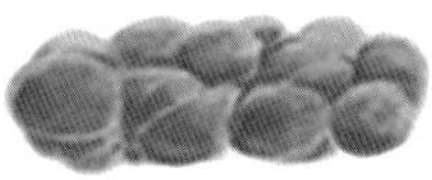	**Typ 2** Wurstartig, klumpig, mit tiefen Furchen. Oft schwer auszuscheiden.
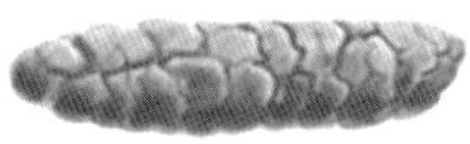	**Typ 3** Wurstartig mit rissiger Oberfläche.
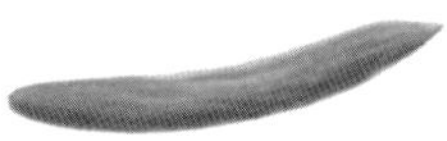	**Typ 4** Wurstartig mit glatter Oberfläche. Behält seine Form in der Kloschüssel.
	**Typ 5** Einzelne weiche, glattrandige Klümpchen, leicht auszuscheiden.
	**Typ 6** Einzelne weiche Klümpchen mit unregelmäßigem Rand. Leicht auszuscheiden, oft viel Klopapier nötig.
	**Typ 7** Flüssig, ohne feste Bestandteile.

Außerdem:

- Sie haben ein- bis zweimal täglich Stuhlgang. Oder jedenfalls in einem bestimmten Rhythmus (zum Beispiel einmal in zwei Tagen oder dreimal täglich, aber es gibt eine gewisse Regelmäßigkeit).
- UND das Ausscheiden verläuft leicht und schnell, also ohne zu pressen.
- UND der Stuhl ist nicht flüssig.
- UND es ist nur wenig Toilettenpapier zum Säubern nötig.
- UND Sie haben keine Krämpfe/Schmerzen vor oder während des Stuhlgangs.
- UND der Stuhl entspricht dem Typ 3 bzw. 4 der Bristol-Stuhlformen-Skala.
- UND der Stuhl treibt nicht auf dem Wasser bzw. klebt nicht an der Kloschüssel.
- UND der Stuhlgeruch lässt nicht an eine biochemische Kriegsführung denken.

Es gibt durchaus Indizien, die auf eine nicht optimale Ernährung, Verdauung und/oder Darmflora schließen lassen: ein übermäßiger Toilettenpapierverbrauch, die Ausscheidung von Kaninchenköteln im Wechsel mit Durchfall, ein aufgeblähter Bauch, eine Kloschüssel, die nach dem Stuhlgang eine Komplettreinigung braucht, oder eine Toilette, die nach dem Besuch zur kontaminierten Sperrzone erklärt werden muss. Achten Sie darauf, denn Ihre Darmgesundheit zählt zu den wichtigsten Eckpfeilern für Ihr persönliches Wohlbefinden.

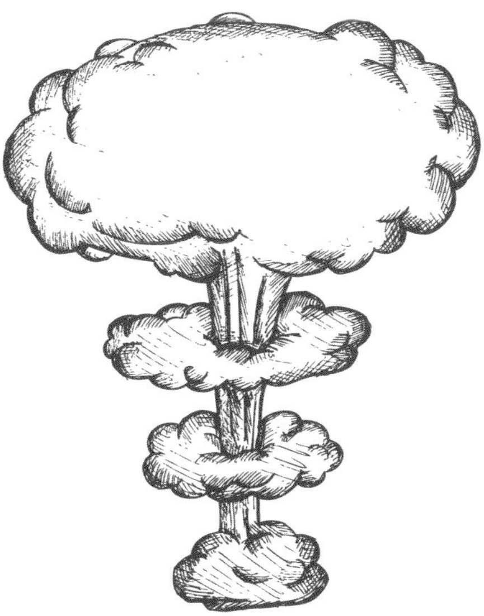

Luft

Wenn wir schon dabei sind: Wie steht es eigentlich mit Luft im Darm? Haben Sie ein aufgeblähtes Gefühl und entweichen Ihnen regelmäßig laute, aber fast geruchlose Winde? Das kann ein Zeichen dafür sein, dass Sie keine Kohlenhydrate vertragen (oder zu viel Zucker konsumieren). Sind Ihre Winde jedoch kaum hörbar, aber extrem geruchsintensiv, dann stimmt vermutlich etwas mit Ihrer Eiweißverdauung nicht.

MEIN ZIEL IST ES, MENSCHEN DABEI ZU HELFEN, SICH BESSER ZU ERNÄHREN, GESÜNDERE ENTSCHEIDUNGEN ZU TREFFEN UND DEN LEBENSSTIL SO ZU VERÄNDERN, DASS DIE DARMFLORA DAS BEKOMMT, WAS SIE BRAUCHT. DAS ERGEBNIS? WENIGER DARMBESCHWERDEN, EINE BESSERE VERDAUUNG UND MEHR KRAFT UND ENERGIE.

Vielleicht stammt die Luft in Ihrem Darm von Bakterien, die dort zu viele Abfallstoffe zurücklassen. Brauchen Sie nach jedem Darmwind eine frische Unterhose oder bleibt der Stuhl an der Kloschüssel kleben? Dann kann es sein, dass der Verdauungstrakt sich schwertut mit Fetten und die Leber nur mit halber Kraft arbeitet.

Diese Frage darf ich sogar wichtigen Personen aus großen Betrieben stellen: „Sind Ihre Winde laut oder leise, aber übel riechend?" Toller Beruf, oder? Zur Information: Auch gesunde Menschen lassen zehn bis 20 Mal am Tag große wie kleine Pupser fahren.

Interessant, oder? Und gar nicht so unappetitlich, wie man vielleicht denkt … In diesem Buch geht es um Stuhl, Ernährung und um alles, was mit dem Essen passiert, nachdem man es zu sich genommen hat. Nicht nur, weil das spannend ist, sondern vor allem, weil das Ganze für die Gesundheit von immenser Bedeutung ist. Aber einen gesunden Darm gibt es nicht zum Nulltarif. Wer eine nachhaltige Verbesserung anstrebt, hat eine Menge Arbeit vor sich, insbesondere in puncto Ernährung und Lebensstil. Nur wer sich gesund oder zumindest gesünder ernährt, sich ausreichend bewegt und sich den Stress vom Leib hält, tut seinem Darm und der Darmflora – und somit auch sich selbst – etwas Gutes.

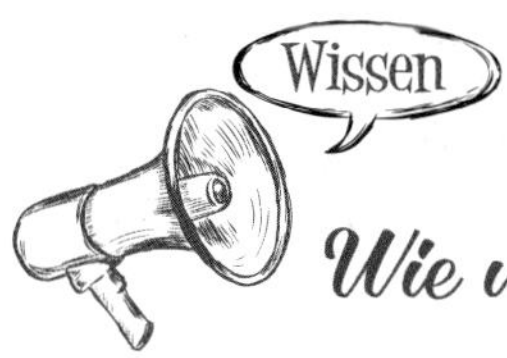

Wie viel Kot produziert …

- eine Maus: 20 samengroße Kötel (ca. 2–4 Gramm) pro Tag
- ein Hund: im Schnitt 350 Gramm pro Tag
- ein Wal: bis zu 3000 Liter pro Tag
- ein Elefant: 50 Kilogramm pro Tag
- ein Großer Panda: bis zu 20 Kilogramm pro Tag (kein Wunder bei so viel Bambusfasern!)
- ein Mensch: ca. 900 Gramm pro Tag – also 25.000–32.000 Kilogramm im ganzen Leben

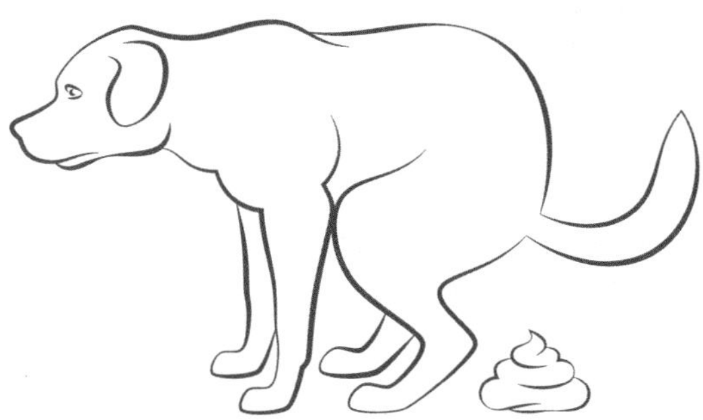

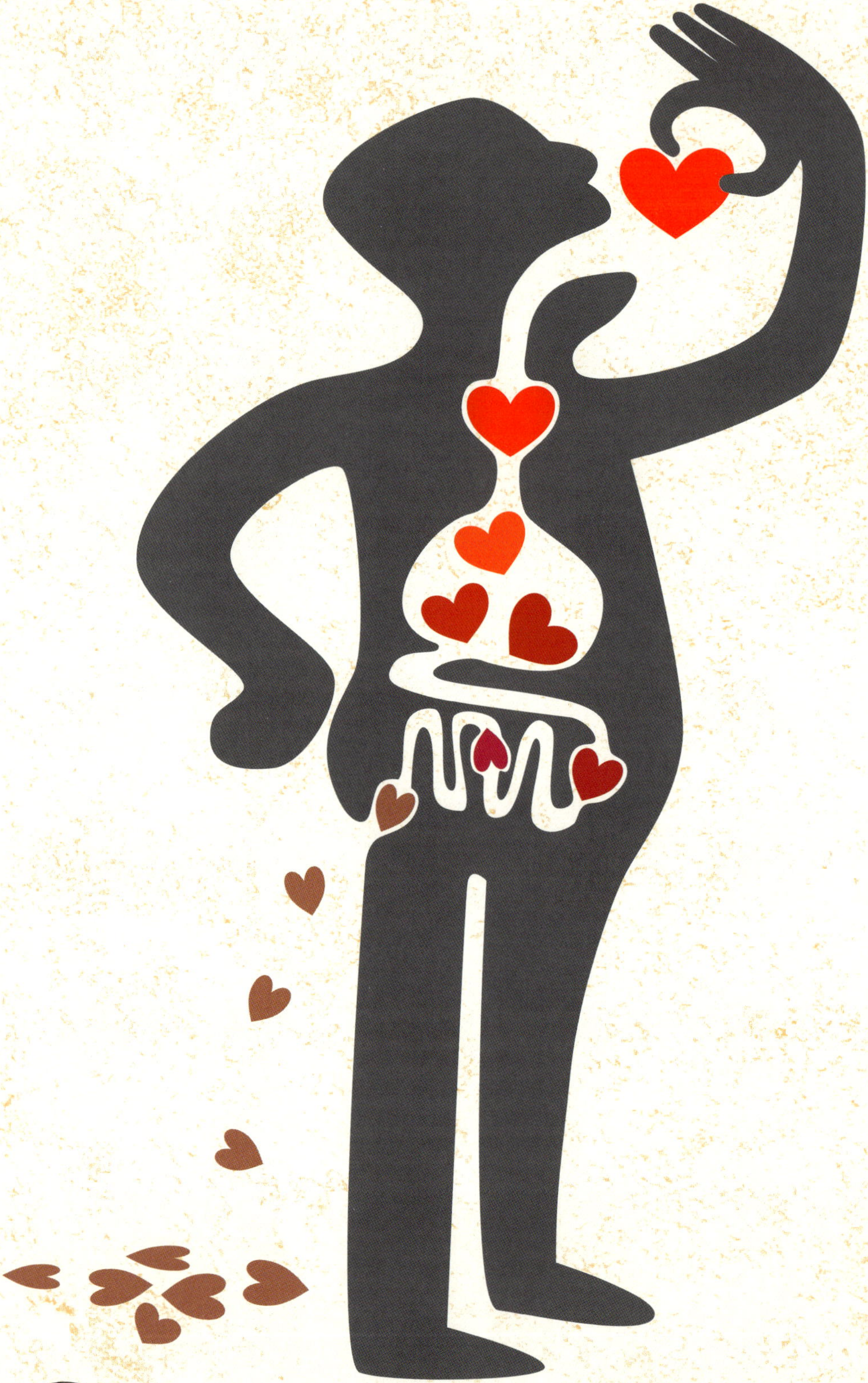

KAPITEL 1

Der Verdauungstrakt

Bei Darmbeschwerden gibt es zwei Möglichkeiten: Entweder man setzt verzweifelt auf die ultimative Diät und das vermeintliche Wundermittel oder man versucht, seinen Körper zu verstehen. Auch dem, der (noch) keine Darmprobleme hat und weiterhin so gesund wie möglich bleiben will, schadet es nicht, mehr über den Verdauungstrakt und seine Funktionsweise zu erfahren. Denn genau zu wissen, was in einem passiert, ist wichtig. In diesem Kapitel geht es um die Funktionsweise des Verdauungstraktes, um gängige Beschwerden und ihre Ursachen und um die Möglichkeiten der „Selbstdiagnose".

Auf dem langen Weg zwischen Mund und After kann so einiges schiefgehen. Deshalb möchte ich Ihnen zunächst zeigen, was von dem Moment an, in dem Sie Essen in den Mund nehmen, bis zu dem Punkt, da Sie es wieder ausscheiden, passiert.

Augen und Nase

Eigentlich beginnt die lange Reise der Nahrung schon vor dem Essen. Denn unsere Augen und die Nase sind wichtige Verbündete. Sie übermitteln unserem Körper das Signal, dass Essen im Anmarsch ist, sodass er sich entsprechend darauf vorbereiten kann und die für die Verdauung benötigten Säfte und Stoffe bereitstellt. Aus diesem Grund ist Kochen ja auch so wichtig. Durch die Zubereitung einer Mahlzeit stellt sich der Körper darauf ein, Nahrung aufzunehmen.
Darüber hinaus gibt es noch einen weiteren bedeutenden Faktor: ***Hunger***. Hat man wirklich Hunger, wenn man isst, oder isst man nur, weil es 8.00 Uhr ist? Viele Menschen frühstücken zum Beispiel, weil sie gelernt haben, dass Frühstücken wichtig ist. Wenn sie das aber tun, ohne Appetit zu haben, dann befindet sich der Körper noch nicht im „Verdauungsmodus".

Was tun, wenn man keinen Hunger hat?

Vieles macht man einfach, weil man es schon immer so macht. So auch frühstücken nach dem Aufstehen. Schließlich ist das Frühstück angeblich die wichtigste Mahlzeit des Tages. Aber stimmt das? Und was ist, wenn man keinen Appetit hat?

Vor jedem Essen sollten Sie sich zunächst einmal fragen: Habe ich wirklich Hunger oder esse ich aus reiner Gewohnheit? Nimmt man Nahrung zu sich, ohne Appetit zu verspüren, dann befindet sich der Körper noch nicht im „Verdauungsmodus“: Das heißt, es werden keine Verdauungssäfte produziert, und der Körper hat noch keine Lust, Nahrung zu verdauen. Isst man trotzdem etwas, zwingt man den Körper dazu zu arbeiten, obwohl er darauf noch gar nicht eingestellt ist.

Kommt noch eine Portion Stress hinzu, weil die Kinder morgens immer trödeln und man selbst wieder mal zu spät zur Arbeit kommt, dann steht einer miserablen Verdauung nichts mehr im Weg. Nicht umsonst lebt heutzutage ein ganzer Industriezweig von „leichten Frühstücksmahlzeiten“ wie Crackern, Fertigfruchtsäften und Fertigmüslis. Allesamt Dinge, die man durchaus essen kann und die satt machen, die meistens aber nicht wirklich gesund sind. Für den Verdauungstrakt macht es erst mal keinen Unterschied, denn den erwartet jetzt so oder so Arbeit.

Ich bin keine Verfechterin davon, Nahrung unbedingt zu festen Uhrzeiten zu sich zu nehmen. Meines Erachtens ist das Frühstück durchaus eine wichtige Mahlzeit, nur ist nicht entscheidend, wann man es konsumiert. Das Frühstück ist die erste Mahlzeit des Tages, mehr nicht. Für die meisten Menschen spielt dabei die Uhrzeit ohnehin keine große Rolle: Der Magen ist wichtiger als die Uhr.

Heißt das nun, dass frühstücken weniger gesund ist als nicht zu frühstücken? Nein. Wichtig aber ist, auf den eigenen Körper zu hören und nur dann zu essen, wenn man Hunger hat. Der Körper sollte vor dem Essen auch darauf vorbereitet werden, Nahrung aufzunehmen und zu verdauen. Nicht gut ist es, mit einer Tasse Kaffee ohne Frühstück in den Tag zu starten.
Steht man morgens immer mit großem Appetit auf, dann spricht nichts dagegen, ausgiebig zu frühstücken. Hat man in der Regel wenig Hunger, kann man auch mal darauf verzichten – eine Methode, die *intermittent fasting* oder Intervallfasten genannt wird.

Fünf Tipps für Frühstücksmuffel:

1. ***Was als Erstes in den Mund kommt, sollte gesund sein.*** Werden Sie also nicht schwach, wenn im Büro Kuchen angeboten wird, sondern starten Sie mit etwas Gesundem (und heben Sie den Kuchen für den Nachmittag auf, wenn Sie wollen).

2. ***Essen Sie, wenn Sie Hunger haben.*** Sie müssen nicht unbedingt warten, bis es zwölf Uhr schlägt oder der Zeitpunkt passt. Essen Sie, wenn Sie Appetit verspüren – dann aber ausreichend. Denn sonst ist der Hunger nach einer Stunde wieder da.

3. ***Achten Sie auf sinnvolle Essgewohnheiten.*** Wer spätabends noch Chips oder andere Snacks verschlingt, wird morgens mit Heißhunger aufwachen und Lust auf schnelle Kohlenhydrate (Zucker) haben.

4. ***Kein Kaffee zum Frühstück!*** Kaffee macht munter, da er uns in eine Art Stresszustand versetzt. Außerdem ist Kaffee kein großes Vergnügen für den Darm. Greifen Sie lieber zu einem Glas Wasser oder einer Tasse Kräutertee.

5. ***Wen nicht frühstücken schlappmacht, der sollte etwas tun!*** Vielleicht ist Ihr Blutzuckerspiegel nicht stabil. Dieses Buch kann Ihnen da nicht viel helfen, nur das als Tipp: Beschäftigen Sie sich näher mit dem Intervallfasten.

Die Verdauung im Einzelnen

Wer wurde als Kind nicht ermahnt: „Stopf doch nicht alles so in dich rein!" Doch wieso ist Kauen eigentlich so wichtig? Ist doch klar, würde man meinen. Wirklich? Versuchen Sie mal, das in Worte zu fassen.
Gar nicht so einfach … Jeder weiß, dass man es sollte, aber warum, das wissen die wenigsten.

Kauen ist die erste Stufe des Verdauungsprozesses. Durch Kauen wird die Nahrung im Mund mit dem Speichel vermischt. Der Speichel enthält wichtige Enzyme, die Nahrung in Nährstoffe zerlegen und dafür sorgen, dass Stärke in Zucker umgewandelt wird. Das ist gut, doch es passiert noch mehr.

Durch Kauen wird die Nahrung auch zerkleinert. Das ist für eine spätere Stufe der Verdauung wichtig, wenn sich erneut Enzyme und auch Bakterien (die Darmflora) um die weitere Zerlegung kümmern. Da beide zahnlos sind, sind deren Möglichkeiten jedoch begrenzt. Ist die Nahrung unzureichend zerkaut und sind die „Reste" somit zu groß, zerlegen Enzyme und Bakterien höchstens die äußere Schicht. *Es wird dann also nur die äußere Schicht in verwertbare Nährstoffe umgewandelt, der Rest nicht.*

Wer sehr gesund isst, doch zu wenig kaut, der produziert in erster Linie teuren Stuhl. Denn unzerkaute Nahrung ist für den Körper wertlos, da die Enzyme und Bakterien wenig wirksam arbeiten können. Somit werden der Nahrung nicht all die wertvollen Nährstoffe wie Aminosäuren, Fettsäuren und Glukose entzogen und stehen dem Körper dann nicht zur Verfügung. Eigentlich schade um all das Bio-Gemüse!

Kauen dient nicht nur der Zerkleinerung von Nahrung. Da wir während des Kauens riechen, schmecken und fühlen, übermitteln unsere Sinne Signale an den Verdauungstrakt:

- Sie teilen dem Magen mit, dass er Magensäure produzieren soll (für die Vorverdauung von Proteinen und das Abtöten von gefährlichen Bakterien).

- Sie regen die Leber dazu an, Galle herzustellen (für die Vorverdauung von Fetten und den Abtransport von Abfallstoffen).
- Sie sorgen dafür, dass die Bauchspeicheldrüse (Pankreas) Verdauungssäfte erzeugt (für die Verdauung von Proteinen, Fetten und Kohlenhydraten).

Wie oft?

Soll man jeden Bissen wirklich 27-mal kauen? Ich wäre vermutlich schnell genervt, wenn ich bei jedem Bissen, den ich in den Mund stecke, mitzählen müsste. Aber probieren Sie es spaßeshalber mal aus. 27-mal ist gar nicht so viel. Es klingt zwar nach sehr viel Arbeit, aber in der Praxis ist es meist nicht so sehr viel mehr als die meisten Menschen ohnehin schon gewohnt sind. Wir wollen daraus auch keine Wissenschaft machen, deshalb nehmen wir uns einfach vor, alles ein paar Mal öfter zu kauen als bisher. Damit wäre schon viel gewonnen. Außerdem kann man sich dabei auch auf sein Gefühl verlassen: Solange sich noch größere Stücke im Mund befinden, sollte man weiterkauen. Klingt einfach? Versuchen Sie das mal mit einem Spiegelei. Achten Sie gut darauf, wann Sie schlucken möchten – und prüfen Sie dann, wie viele Stückchen Sie noch im Mund haben. Sind es viele, sollten Sie weiterkauen.

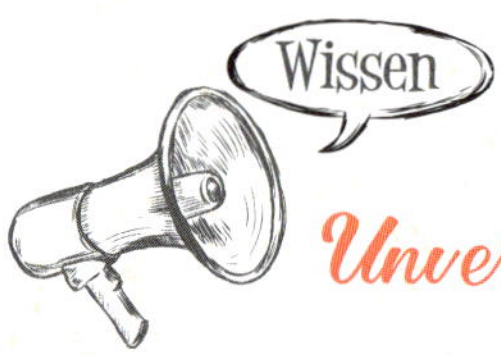

Unverdaute Reste

Oft erzählen mir Menschen, dass sie in ihrem Stuhl Essensreste entdeckt haben, die größer waren als die Bissen, die sie zu sich genommen haben. „Ich habe gut gekaut und im Mund war alles kleiner als das, was dann herauskam!" Das ist natürlich eine Ausrede, denn so etwas ist einfach unmöglich. Wer unzerkaute Essenreste in seinem Stuhl sieht, sollte sich bewusst sein, dass er zu wenig gekaut hat!

Andere Vorteile

Eigentlich logisch: Knochen werden kräftiger, wenn man sie benutzt. Diese Feststellung gilt für Beinknochen (Bewegung, meine Damen, Bewegung hilft gegen Osteoporose!) ebenso wie für Kieferknochen und Zähne. Zu den Ursachen, die (neben schlechter Ernährung) allgemein für den bedenklichen Zustand unseres Gebisses verantwortlich gemacht werden, zählt auch die Unterforderung unserer Kiefer- und Zahnknochen. Kein Wunder, wenn man bedenkt, was oft auf dem Speiseplan steht: Porridge, weich gekochtes Gemüse, weiche Sandwiches, Kartoffelpüree und als Nachspeise Pudding. Was gibt es da noch groß zu kauen? Vielleicht ist das ja auch der Grund dafür, dass wir Chips so gerne mögen. Sie geben uns wenigstens die sensorische Befriedigung, die uns eigentlich das Kauen einer Karotte bieten sollte. Ob ich brav meine Kaubewegungen zähle? Natürlich nicht. Wer aber das Essen in sich reinstopft, wer große Ladungen auf

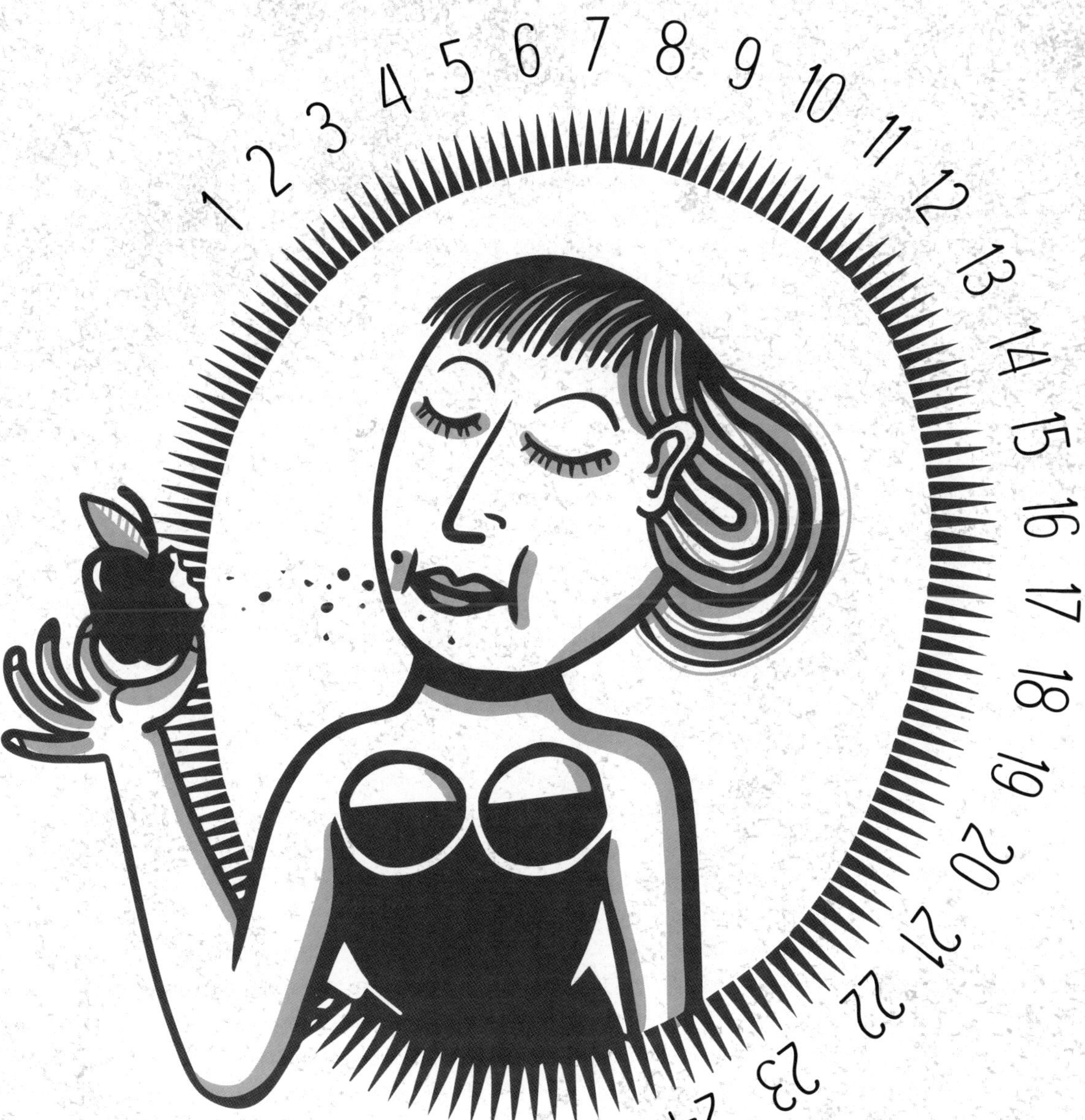
1
2
3
4
5
6
7
8
9
10
11
12
13
14
15
16
17
18
19
20
21
22
23
24
25
26
27

seine Gabel schaufelt und wer immer als Erster fertig ist, der sollte vielleicht doch mal über sein Kauverhalten nachdenken.

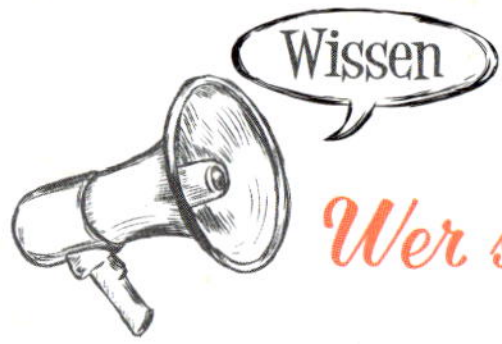

Wer sein Essen liebt, liebt auch sich selbst

Ein wichtiger Punkt beim Thema Ernährung und Wertschätzung des eigenen Körpers ist die Liebe zum Essen. Ich kann mich richtig begeistern für eine liebevoll zubereitete Mahlzeit, vor allem, wenn ich sie mit Freunden oder Familie teile und irgendwo in der Sonne, am Lagerfeuer oder auch am eigenen Küchentisch zu mir nehme. Ich glaube, dass Menschen, die mit Liebe zu Gemüse/Obst/Bio-Fleisch aufgewachsen sind, später wohl kaum unter Essstörungen leiden. Höchstens aus Trotz – aber so was geht vorüber (denke ich, während mein pubertierender Nachwuchs gerade Honigwaffeln aus Omas Küchenschrank klaut).

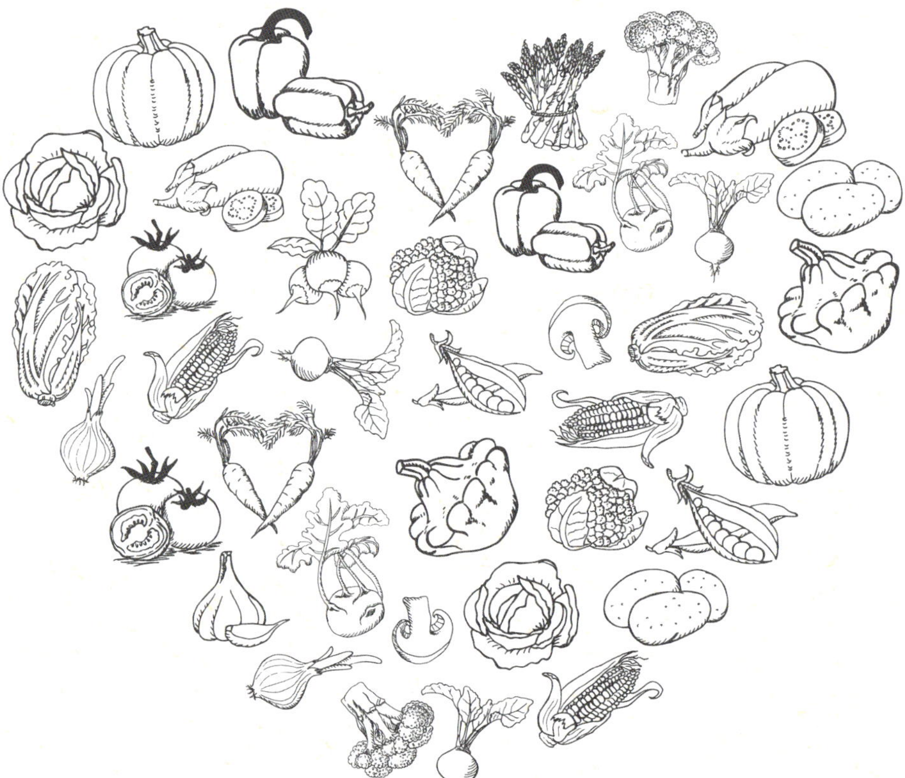

Sechs Gründe, besser zu kauen

Speichel. Während des Kauens wird die Nahrung mit dem Speichel vermischt. Der enthält wichtige Enzyme, die Zeit brauchen, um ihre Arbeit zu erledigen. Nach dem Schlucken landet das Essen im Magen. Der Magen jedoch ist so sauer (pH 1–3*), dass die Wirkung der Speichelenzyme stark nachlässt. Anders gesagt: Nur in der Zeit, in der sich die Nahrung im Mund befindet, können die Enzyme ihre Arbeit verrichten. Schon deshalb sollte man lang genug kauen!

Magensäure. Durch Vorkosten und Kauen wird der Magen darüber informiert, dass Nahrung im Anmarsch ist und es Zeit wird, Magensäure zu produzieren. Wieso das so wichtig ist, erfahren Sie etwas später in diesem Buch.

Vorkosten. Nährstoffe bezieht der Körper nicht nur aus dem Darm. Auch die Mundschleimhaut (vor allem der Bereich unter der Zunge) kann Nährstoffe aufnehmen – und zwar rasend schnell. Dies dient nicht dazu, etwaige Mangelerscheinungen zu beheben, sondern lediglich dem Vorkosten. So erfährt der Körper frühzeitig, auf welche Nahrung er sich einstellen muss, und produziert die dafür erforderlichen Verdauungssäfte. Außerdem erfährt das Immunsystem, ob die Nahrung gefährliche Bakterien, Schimmelpilze oder Parasiten enthält oder „sicher" ist und nicht abgewehrt werden muss.

Zerkleinern. Der übrige Verdauungstrakt hat kaum Möglichkeiten, größere Stücke zu zerkleinern. Wenn diese Arbeit nicht schon während des Kauens erledigt wird, können die Enzyme und Darmbakterien nur die äußere Schicht dieser Stücke zerlegen und sind dadurch deutlich weniger effektiv. Wer schlecht kaut, entzieht seiner Nahrung weniger als möglich wäre.

Zahntraining. Kauen hat die gleiche Wirkung für unsere Zahn- und Kieferknochen wie ein ausführlicher Spaziergang oder eine Wanderung für unsere Beinknochen. Krafteinwirkung und Druck sorgen dafür, dass Knochen stark bleiben. So werden Karies und Zahnverlust vorgebeugt.

Sättigung. In der Regel dauert es einen Moment, bis der Magen signalisiert, dass er „voll" ist. Wer langsam kaut, verschafft seinem Körper die Zeit, die er braucht, um dieses Signal zu übermitteln. Das Ergebnis: Man isst weniger.

---

* Mit dem pH-Wert wird der Säuregrad eines Stoffes ausgedrückt. Alles im Bereich von 0 bis 6 gilt als sauer (Zitronensaft, Salzsäure), 7 ist neutral (destilliertes Wasser) und 8 bis 14 wird basisch oder alkalisch genannt (Bleichwasser, Kalk). pH-Wert und Geschmacksempfinden müssen nicht zwangsläufig übereinstimmen: Cola zum Beispiel schmeckt sehr süß, ist mit seinem pH-Wert von 2,8 jedoch fast so sauer wie Magensäure.

Acht Tipps für ein besseres Kau-Ergebnis

1. ***Nicht erst essen, wenn man Riesenhunger hat.*** Je größer der Hunger, umso größer die Wahrscheinlichkeit, dass man das Essen in sich hineinstopft. Um den richtigen Zeitpunkt zu erwischen, ist es wichtig, gut auf seinen Körper zu hören. Deshalb: Erst essen, wenn man Hunger hat, dann aber auch sofort.

2. ***Kleine Bissen, ruhig kauen.*** Die Gabel nicht überfrachten. Versuchen Sie es doch mal mit einer halb vollen Gabel. In gutbürgerlichen Familien gehörte es einst zum guten Ton, Essen auf der gebogenen Seite der Gabel zum Mund zu führen. So ließ sich nur eine kleine Essensmenge transportieren, die sich gut verarbeiten ließ. Schließlich ist die Gabel keine Schaufel, mit der man das Essen so schnell wie möglich vom Teller in den Mund befördert. Etikette bedeutet mir nicht sehr viel, aber die Sache mit der Gabel ist gar nicht so schlecht.

3. ***Kochen lernen. Ernsthaft.*** Wer keine Freude am Kochen hat, hat oft auch keine Freude am Essen. Eine richtige Ernährung ist jedoch das A und O für einen gut funktionierenden Darm (und somit für einen gesunden Körper). Deshalb lohnt es sich, Kochkurse zu besuchen oder anderweitig dafür zu sorgen, dass das Essen, das auf den Teller kommt, gut ist. Natürlich kann nicht alles gleich gut schmecken, aber genießen Sie die unterschiedlichen Texturen und Geschmacksrichtungen, die es gibt.

4. ***Das Essen nicht mit Flüssigkeit herunterspülen.*** Eigentlich ist es üblich, zum Essen etwas zu trinken, doch gut ist es nicht. Wasser verdünnt die Speichelenzyme und die Magensäure und beeinträchtigt deren Wirkung. Trinken Sie deshalb nur wenig und in kleinen Schlucken, nachdem Sie das Essen geschluckt haben.

5. ***Sich Zeit nehmen.*** Essen kostet Zeit, und die sollte man sich gönnen. Das Mittagessen in fünf Minuten herunterzuwürgen erlaubt es sicher nicht, ausgiebig zu kauen. Wer den heißen Atem des Chefs im Nacken spürt, der eine Viertelstunde als Mittagspause ausreichend findet, sollte ihm mal dieses Buch unterjubeln – notfalls anonym! Vielleicht erspart er ihm dadurch sogar ein Magengeschwür.

6. ***Zum ruhigen Essen gehört eine ruhige Umgebung.*** Vor dem Fernseher essen sollte nicht zur Gewohnheit werden. Denn wer sich nicht auf das Wesentliche – Kauen – konzentriert, der wird oft halb zerkautes Essen schlucken.

7. ***Teller vorwärmen.*** Ruhig essen und öfter kauen kostet mehr Zeit. Doch für viele ist es schrecklich, lauwarmes oder kaltes Essen zu verzehren. Deshalb empfiehlt es sich, Teller im Ofen oder auf einem Topf mit kochendem Wasser anzuwärmen.

8. ***Handwechsel:*** Haben Sie schon mal versucht, mit der anderen Hand zu essen? Gar nicht so einfach – und es dauert länger! So haben Sie mehr Zeit zum Kauen.

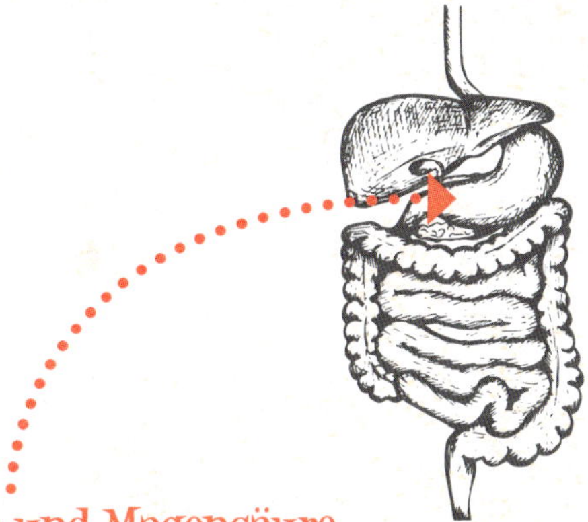

Magen und Magensäure

Einmal verschluckt, rutscht das Essen über die Speiseröhre in den Magen, in dem eine sehr saure Umgebung herrschen sollte. Sollte. **Denn eines der großen Probleme unserer Zeit ist Magensäuremangel.** Mangel? Doch eher ein Überschuss, wenn man sieht, wie viele Mittel gegen Sodbrennen heutzutage verkauft werden. Falsch: Viele Menschen leiden an Magensäuremangel, wenngleich ihre Beschwerden auf das Gegenteil hinzudeuten scheinen. Wie ist das möglich?
Bevor das Essen den Magen in Richtung Dünndarm verlassen darf, muss es ausreichend durchsäuert sein. Hierfür braucht ein Magen, in dem Magensäuremangel vorherrscht, deutlich mehr Zeit. Somit bleibt das Essen länger im Magen und fühlt sich dort wie ein Stein an. Dadurch strömt manchmal auch Magensäure in die Speiseröhre zurück und löst Sodbrennen aus.

Um Abhilfe zu schaffen, werden oft Magensäureblocker verschrieben, die meistens nur kurz wirken (weniger Magensäure bedeutet weniger Schmerzen). Liegt die Ursache jedoch nicht im Magensäureüberschuss, sondern im -mangel, verschlimmern die Medikamente das Problem nur. Außerdem sollte man solche Blocker höchstens ein paar Tage einnehmen, was in der Praxis oft nicht eingehalten wird..

Magensäure ist sehr wichtig

Magensäure ist kein Feind, auf den wir „sauer" sein sollten. Wir brauchen Magensäure als Grundlage für eine gute Verdauung!

- Magensäure tötet gefährliche Bakterien, Parasiten und Schimmelpilze. Menschen mit Magensäuremangel haben weniger Abwehrkräfte und sind somit anfälliger.
- Die Magensäure signalisiert der Bauchspeicheldrüse (Pankreas), dass sie Verdauungssäfte produzieren soll.
- Voraussetzung für eine gute Eiweißverdauung sind ausreichend Magensäure und das Enzym Pepsin.

Rezept: Verdauungstee

Es gibt Tage, an denen der Magen etwas Unterstützung braucht. Dieser schmackhafte und gesunde Kräutertee ist schnell fertig und hilft der Verdauung.

BENÖTIGT WERDEN FOLGENDE (GETROCKNETE, BIOLOGISCHE) KRÄUTER UND GEWÜRZE:

- 1 EL Brennnesseln (*Urtica dioica*)
- 1 EL Kamille (*Matricaria recutita*)
- 1 EL Pfefferminze (*Mentha x Piperita*)
- 2 TL Anis (*Pimpinella anisum*)
- 2 EL Ingwer (*Zingiber officinale*)

SO WIRD'S GEMACHT:

- Alles gut vermischen und 1 EL der Mischung in 500 ml heißes Wasser einrühren.
- Den Tee abdecken und ca. 5 Minuten ziehen lassen. Dann abseihen und Kräuter und Gewürze wegwerfen.
- Vor jeder Mahlzeit eine Tasse voll davon trinken, um die Verdauung anzuregen.
- Eventuell etwas Honig hinzugeben.

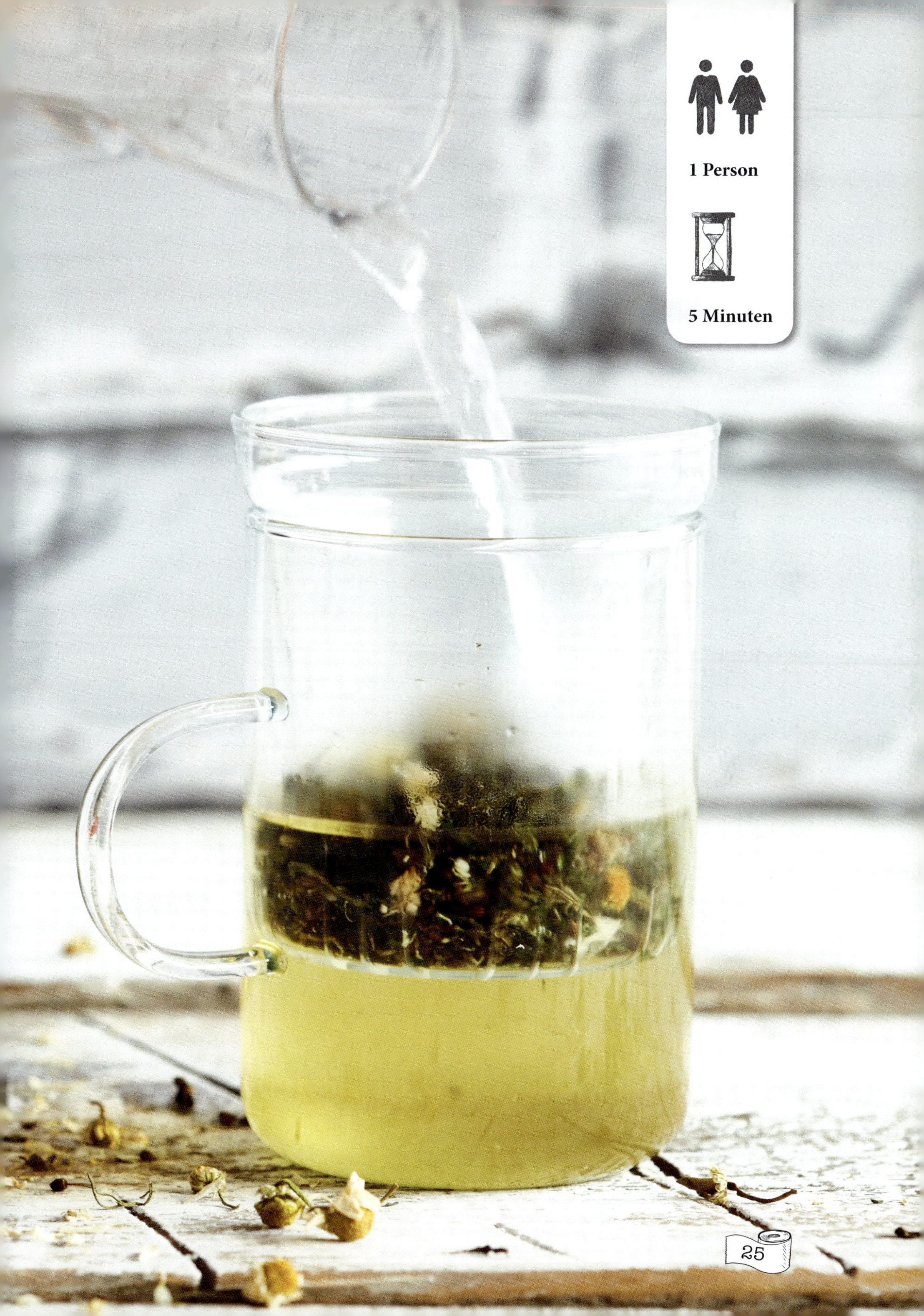

1 Person

5 Minuten

Magensäure regulieren

Wie viel Magensäure unser Körper produziert, lässt sich leider nicht immer beeinflussen. Es ist schließlich keine bewusste Handlung wie etwa Luftanhalten. Dennoch gibt es Dinge, die sich positiv auf die Produktion von Magensäure auswirken:

- **Essen, wenn man Hunger hat.** Erst dann befindet sich der Körper im Verdauungsmodus und produziert die für die Verdauung nötige Magensäure.
- **Gut kauen.** Eine Mahlzeit zubereiten, langsam essen und gut kauen – das alles gibt dem Körper das Signal (und die Zeit), Magensäure herzustellen.
- **Stress vermeiden.** Stress ist Gift für die Verdauung. Denn in Stresssituationen produziert der Körper Adrenalin, einen Stoff, der dafür sorgt, dass Muskeln und Gehirn mit Blut und Energie versorgt werden, nicht aber der Verdauungstrakt. Der steht jetzt hinten an. Auch wenn sich „Stress-Essen" manchmal nicht vermeiden lässt, gut ist es nicht.
- **Vor dem Essen beten.** Ich bin zwar nicht religiös, aber vor dem Essen zu beten, ist gar keine schlechte Idee. Die ruhige Atmung und die Besinnung wirken sich entspannend aus und senken den Stresspegel. Wer nicht religiös ist, spricht einfach ein „Gebet" nach eigenem Gusto oder verweilt einen Moment, zum Beispiel zehn Sekunden, still am Tisch, bevor die Teller gefüllt werden.
- **Magensäure kontrollieren lassen.** Ein Magensäuremangel führt zwangsläufig zu Verdauungsproblemen. Mit einer Untersuchung lässt sich das Ausmaß feststellen und Lösungen herbeiführen!

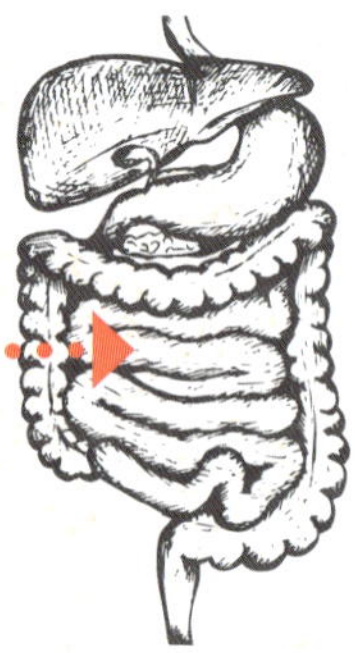

Dünndarm: Enzyme und Mineralstoffe

Im Dünndarm wird dem Speisebrei Verdauungssaft zugesetzt, der aus einem Teil der Bauchspeicheldrüse (Pankreas) stammt – der andere Teil produziert Insulin. Dieser Saft enthält Enzyme zur Verdauung von Proteinen, Fetten und Kohlenhydraten. Auch hier kann es Probleme geben. Denn für die Produktion von Enzymen werden Vitamine oder Mineralstoffe und Aminosäuren benötigt.

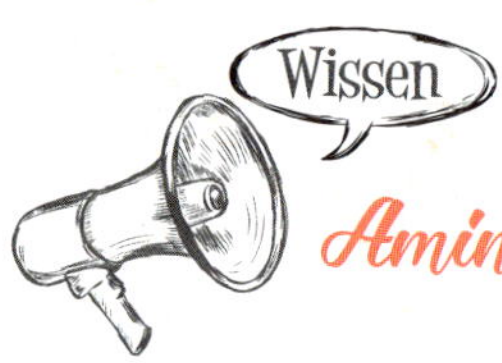

Aminosäuren

Aminosäuren sind die Bausteine, aus denen Proteine bestehen. Enthalten sind sie unter anderem in eiweißreichen Produkten wie etwa Fleisch, Fisch, Eiern, Bohnen oder Getreide.

Stehen dem Körper nicht genug Aminosäuren zur Verfügung, dann werden zu wenig Enzyme hergestellt. Der Beginn einer fatalen Abwärtsspirale: Der Enzymmangel führt zu schlechter Verdauung und Versorgung des Körpers mit Nährstoffen wie Mineralstoffen. Weniger Mineralstoffe bedeuten eine Drosselung der Enzymproduktion, was wiederum zur Verschlechterung der Nährstoffversorgung führt usw.

Die Bauchspeicheldrüse stellt erst Enzyme her, wenn folgende Signale eingegangen sind:

- Vom **Gehirn**: *Nahrung im Anmarsch!*
- Vom **Magen**: *Ich habe alles schön sauer gemacht, jetzt bist du an der Reihe!*
- Vom **Dünndarm**: *Ich bin voll und benötige weitere Enzyme.*

Wenn eines dieser Signale nicht eindeutig ist (weil zum Beispiel unzureichend Magensäure bereitgestellt wird), dann hat dies negative Folgen für die Produktion von Verdauungsenzymen.

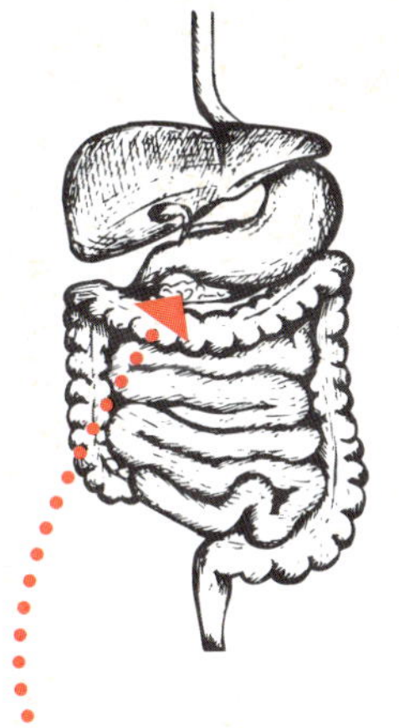

Wie behandeln Sie Ihre Bauchspeicheldrüse?

Es gibt Menschen, die über den ganzen Tag verteilt viele kleine Mahlzeiten zu sich nehmen. Wer dies tut, fordert seine Bauchspeicheldrüse auf, entsprechend oft kleine Enzymmengen abzugeben, wofür sie eigentlich nicht ausgelegt ist. Deshalb sind einige (zwei bis drei) größere Mahlzeiten pro Tag besser. Nur: Produziert der Körper zu wenig Enzyme, kann eine große Mahlzeit eine Belastungsprobe für die Verdauung darstellen. Deshalb sollte man eine Umstellung auf einige große Mahlzeiten nicht plötzlich vollziehen, sondern Schritt für Schritt.

Eine weitere Zumutung für die Bauchspeicheldrüse ist der Verzehr von Zucker – oder besser gesagt: ein Auf und Ab des Blutzuckerspiegels. Schnelle Kohlenhydrate lassen den Blutzuckerspiegel in die Höhe schnellen (*siehe S. 90, Zucker*), so wird die Bauchspeicheldrüse gezwungen, im Nu eine enorme Menge Insulin auszustoßen. Das nimmt aber die ganze Drüse, also auch den Enzyme produzierenden Teil, ziemlich mit. Langfristig kann dies die Produktion von Verdauungsenzymen negativ beeinträchtigen.

So tut man seiner Bauchspeicheldrüse Gutes:

- Erst essen, wenn man Hunger hat.
- Sich Zeit nehmen für das Essen.
- Gut kauen!
- Nicht zu viel (schnelle) Kohlenhydrate (Zucker) zu sich nehmen.
- Ein paar größere Mahlzeiten pro Tag sind besser als viele kleine.

Gallensäure

Im Dünndarm befindet sich auch der Ausgang der Gallenwege. Gallensäure wird in der Leber hergestellt und in der Gallenblase gespeichert. Gallensäure hilft bei der Verdauung von Fetten nach einer großen oder fetthaltigen Mahlzeit.

Gallensäure hat eine emulgierende Wirkung. Oder anders gesagt: Die Fette werden in kleine Kügelchen umgewandelt, ähnlich wie beim Geschirrspülen. Das „Spülmittel" zerlegt die großen Fetttropfen in zahllose kleine, die leichter entfernt werden können. Die Gallensäure bewirkt, dass die Fett verdauenden Enzyme aus der Bauchspeicheldrüse ihre Arbeit – das Zerlegen der langen Fettsäureketten in kleine Fettsäuren – besser erledigen können.

Auch dieser Prozess läuft nicht immer glatt, etwa wenn zu wenig Gallensäure produziert wird. Dies passiert, wenn der Körper nicht die richtigen Nährstoffe erhält. Gallensäure besteht nämlich aus **Mineralstoffen**, **Aminosäuren** und **Cholesterin**. Sind diese Stoffe nicht ausreichend vorhanden (ja, auch Cholesterin ist wichtig!), dann wird die Gallenproduktion gedrosselt und die Fettverdauung beeinträchtigt.

Bildet der Körper sehr viele Abfallstoffe (zum Beispiel bei einer nicht optimalen Verdauung), dann ist die Leber derart beansprucht, dass sie nicht mehr ausreichend Gallensäure produzieren kann. Sie benötigt dann alle Mineralstoffe für die Herstellung von Enzymen, damit die Abfallstoffe abtransportiert werden.

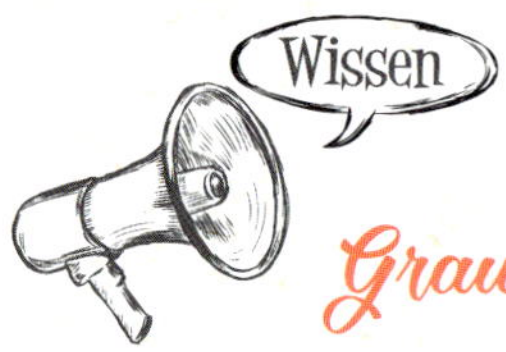

Grauer oder heller Stuhl

Gallensäure sorgt für die braune Farbe des Stuhls. Enthält die Gallenblase zu wenig Gallesäure (zum Beispiel aufgrund einer Krankheit oder eines Gallensteins, der die Gallenwege blockiert), dann wird der Stuhl grau oder gar weiß. Dauert dies länger als einen Tag an, sollte man unbedingt den Hausarzt aufsuchen!

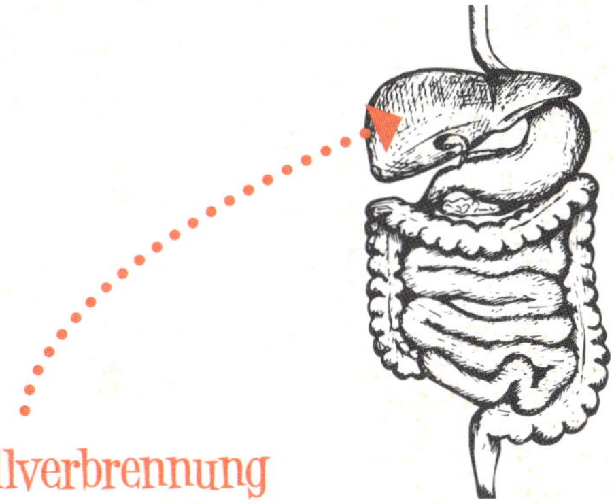

Abfallverbrennung

Die Leber ist die größte Abfallverbrennungsanlage unseres Körpers. Der Großteil aller Gift-, Abfall- und Ballaststoffe, die wir aufnehmen (oder selbst produzieren), wird von der Leber zerlegt und in harmlose Stoffe umgewandelt. Ein Teil dieser Stoffe wird über den Stuhl ausgeschieden, der Rest über die Nieren. Außerdem speichert die Leber Vitamine, die sie dem Körper bei niedrigem Blutzuckerspiegel wieder zur Verfügung stellt.

Für die Leber sind unser Lebensstil und unsere Ernährung oftmals eine Zumutung. Um Abfallstoffe zerlegen zu können, benötigt sie Enzyme. Deren Produktion gelingt jedoch nur, wenn ausreichend Vitamine und Mineralstoffe zur Verfügung stehen, was oft nicht der Fall ist. Die häufige Folge: Enzymmangel. Abfallstoffe gelangen übrigens auch über unsere Nahrung und aus Abgasen etc. in unseren Körper, außerdem erzeugen Stress und Hormone ebenfalls zusätzliche Abfallstoffe.

Zu viele Abfallstoffe und zu wenig Enzyme führen zum Stau: Die Leber wird einfach nicht mehr fertig mit ihrer Arbeit, die Abfallstoffe werden nicht vollständig abgebaut. So bleiben sie zu lange im Körper, wo sie nicht selten kleine, stumme Infektionen auslösen.

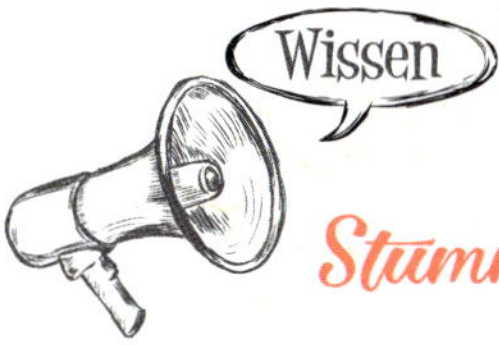

Stumme Infektionen

In diesem Buch werden wir ihnen noch häufiger begegnen, diesen „stummen“ Infektionen. Sie sind immer da, aber man spürt sie nicht. Mit Infektionen schützt sich der Körper vor Eindringlingen oder entledigt sich des Unrats. An sich nichts Schlimmes, solange es nicht zu viele sind. Denn zu viele solche Infektionen können Zellen beschädigen und einen auslaugen, weil sie viel Energie kosten. So werden stumme Infektionen nicht nur für Müdigkeit, Kopfschmerzen, eine Verschlimmerung von Ekzemen, Asthma und Akne verantwortlich gemacht, sondern auch für ein höheres Risiko, an Herz-Kreislauf-Erkrankungen, Diabetes Typ 2 und einigen Krebsarten zu erkranken. Deshalb ist es wichtig, stumme Infektionen weitgehend einzuschränken. Eine der besten Maßnahmen dafür ist eine ausgewogene Ernährung.

Ein Herz für die Leber

- Vermehrt bitteres Gemüse (Endivie, Chicorée, Rosenkohl, Brokkoli etc.) und Kräuter und Gewürze (Thymian, Rosmarin, Bohnenkraut, Kurkuma, Ingwer) essen.
- Eine ausreichende Versorgung mit Vitaminen und Mineralstoffen sicherstellen. Gelingt dies mal nicht ganz über die Nahrung, dann kann ein Nahrungsergänzungsmittel Abhilfe schaffen. Wichtig sind vor allem B-Vitamine, Vitamin C und Selen.
- Ausreichend Wasser trinken.
- Fette von Gebratenem und Frittiertem möglichst vermeiden und Alkohol ebenso.
- Für ausreichend Ruhe und Entspannung im Alltag sorgen. Stress erzeugt Adrenalin, einen Stoff, den die Leber zusätzlich abbauen muss!

Darmzotten

Nach der enzymatischen Verdauung nimmt der Dünndarm einen Großteil der Nährstoffe aus der Nahrung auf. Hierfür benötigt er eine riesige Fläche. Da der Körper dafür eigentlich keinen Platz bietet, besitzt der Dünndarm Falten mit Darmzotten (*Villi intestinales*, kleine, ca. 1 mm große Erhebungen) und darauf noch kleineren Erhebungen (*Microvilli*). Insgesamt eine Fläche, die so groß ist wie ein Tennisplatz!

Hinter dem Dünndarm liegen Blutgefäße, in denen das Blut mit allen Nährstoffen direkt zur Leber transportiert wird. Dort werden diese gespeichert, weiterverarbeitet und dann dem Körper wieder zur Verfügung gestellt, wenn er sie anfordert.

Darmzotten sind winzig, unglaublich erfinderisch, aber auch anfällig. Bei Zöliakie (Glutenunverträglichkeit) sind die Darmzotten beschädigt. Dies kann zu starken Bauchschmerzen und Mangelerscheinungen führen. Es gibt zahlreiche Erkrankungen und Infektionen, die den Darmzotten erheblich zusetzen können.

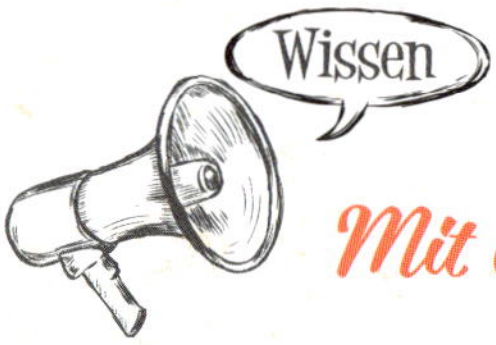

Mit einem Glas Wasser in den Tag starten

Darmzotten ähneln ein wenig Algen. Nur bei ausreichender Flüssigkeitsversorgung schwingen sie hin und her und nehmen einen Großteil der Nährstoffe auf. Da Darmzotten nachts etwas austrocknen, ist es wichtig, den Tag mit einem Glas Wasser zu beginnen. So wird die Verdauung „geweckt", man hilft den „Algen" auf die Sprünge.

Menschen mit einer empfindlichen Verdauung trinken oft am liebsten warmes (nicht heißes!) Wasser. Wer gut mit einem Kaltstart zurechtkommt, sollte zu kaltem Wasser greifen. Weil der Körper versucht, das kalte Wasser aufzuwärmen, kommt der

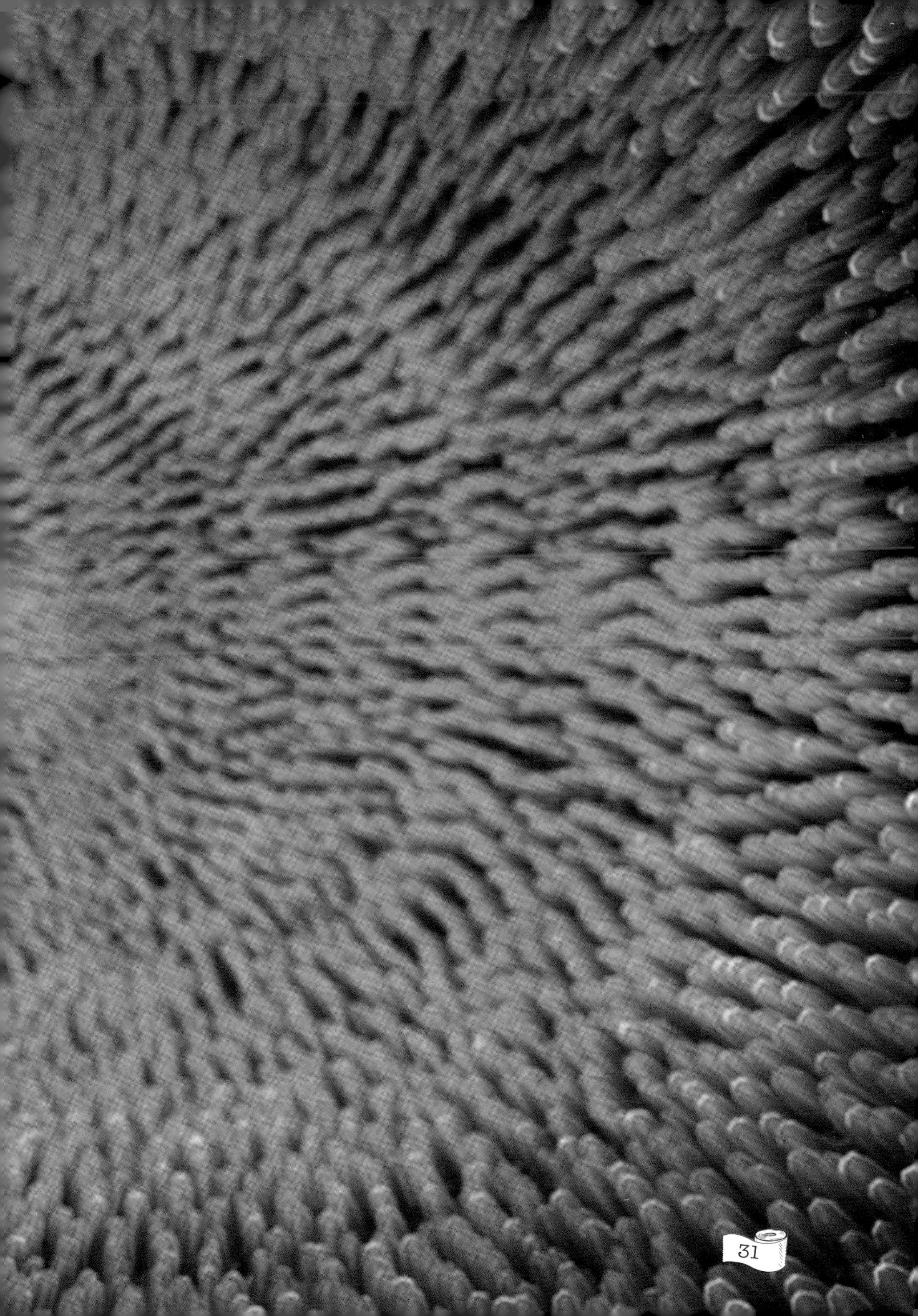

Stoffwechsel (die Umwandlung von Nährstoffen in Energie) in Schwung und es wird mehr Energie freigesetzt! Sie finden Wasser langweilig? Dann hilft ein Scheibchen Bio-Zitrone oder -Ingwer. So wird die Verdauung angeregt und die Leber mit Bausteinen versorgt, mit denen sie Abfallstoffe erfolgreich beseitigt.

Undichter Darm

Kennen Sie den Begriff *leaky gut*? Viele Menschen stellen sich darunter einen löchrigen Darm vor, aus dem der Stuhl in den Bauchraum tropft. Zum Glück eine völlig falsche Vorstellung, denn sie verwechseln den Begriff mit dem – lebensbedrohlichen – Darmdurchbruch. Mit *leaky gut* ist ein undichter, durchlässiger Darm gemeint. Was genau steckt dahinter?

Die Darmwand ist durchlässig, um Nährstoffe aufnehmen zu können. Das geschieht sehr zielgerichtet, denn die Darmwandzellen nehmen nur völlig abgebaute Nährstoffe auf. Vorher werden die Nährstoffe „verpackt", damit sie die Reise durch unsere Blutgefäße schadlos überstehen. Zwischen den Darmwandzellen befinden sich winzige Zwischenräume, die von einer Art Schiebetüren, *tight junctions* oder Schlussleisten genannt, geschlossen werden. Diese sind von großer Bedeutung.

In einem gesunden Darm ordnet die Darmflora ab und zu an, eine Schiebetür etwas zu öffnen, damit ein gefährliches Bakterium hindurchschlüpfen kann. Das Immunsystem schnappt sich dieses Bakterium und begutachtet es von allen Seiten. So lernt es, gegen welche Eindringlinge es den Körper schützen soll.

Ist die Darmflora angegriffen oder sind andere Störfaktoren im Spiel (wie zum Beispiel bei einer Allergie, Intoleranz oder Darminfektionen), dann leidet die Darmschleimhaut. Und mit ihr die Schiebetüren, die ab sofort durchgängig geöffnet bleiben.

Ab dem Moment ist der Darm durchlässig und lässt mehr durch als beabsichtigt. Nicht nur gefährliche Bakterien können sich jetzt frei hindurchbewegen, sondern auch „große" Speisereste. Zum Glück keine ganzen Erdnüsse, aber ganze Proteine statt schön abgebauter Aminosäuren durchaus. Für das Immunsystem eine große Herausforderung, denn körperfremde Proteine im Blut versetzen das Immunsystem in höchste Alarmbereitschaft. Gefährliche Bakterien und Viren bestehen schließlich auch aus Proteinen, also gilt es, sie zu zerstören, bevor sie sich schädlich auswirken.

Die Waffen, die unser Immunsystem für diesen Zweck besitzt, nennen wir Infektionen. So löst das Immunsystem in dem Fall eine ganze Reihe Mini-Infektionen aus, die durchaus sinnvoll sind, aber dennoch unangenehme Folgen haben können. Diese stummen Infektionen werden heute unter anderem für die Verschlimmerung von Ekzemen, Asthma, allergischen Reaktionen, Schäden an den Blutgefäßen und ein erhöhtes Krebsrisiko verantwortlich gemacht.

Kein Wunder, dass man in den letzten Jahren so viel über *leaky gut* gehört hat. Die Infektionen beeinträchtigen zahlreiche Prozesse in unserem Körper. Das heißt aber nicht, dass jeder, der sich mal müde fühlt, tatsächlich an einem durchlässigen Darm leidet. Eine medizinische Untersuchung kann darüber Aufschluss geben, sodass gezielte Maßnahmen eingeleitet werden können. Die Einnahme eines vermeintlichen Wundermittels dagegen ist sinnlos, da nicht klar ist, ob es wirklich hilft, außerdem bekämpft es nicht die Ursachen. Am besten wäre es, wenn das Immunsystem nicht zu dem Brachialmittel der Infektionen greifen müsste. Deshalb ist eine gesunde Darmflora von immenser Bedeutung. So bleiben Darmschleimhaut und Schlussleisten gesund und die Schiebetüren zu!

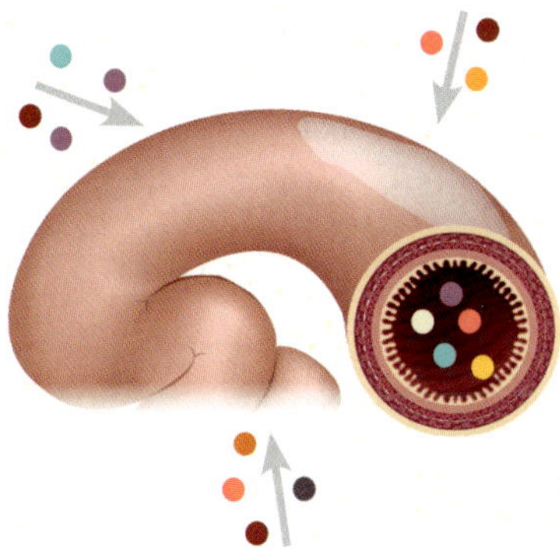

Dünndarm

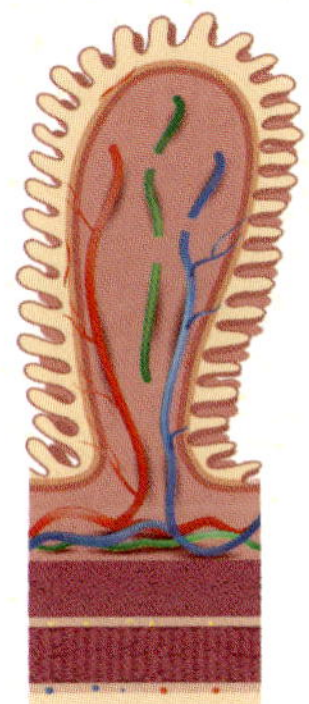

Darmwandfalte

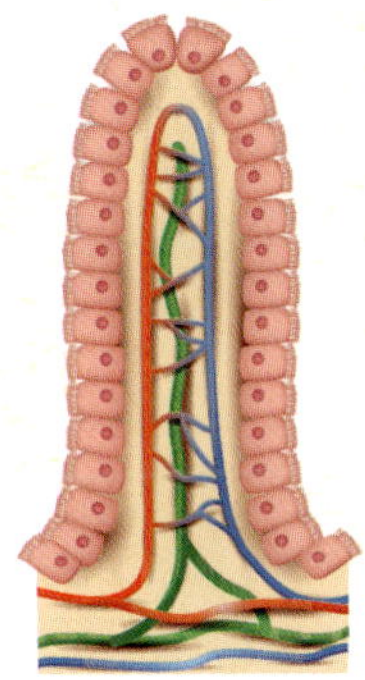

Darmzotte

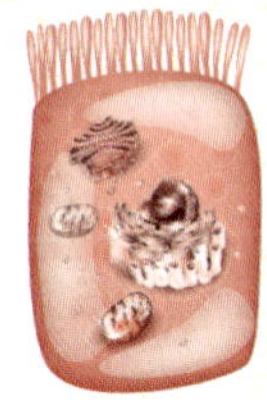

Darmzelle

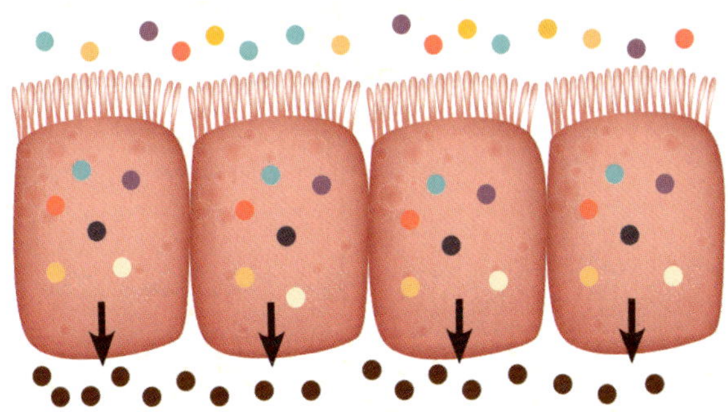

Gesunde Darmwand. Schlussleisten intakt: Nährstoffe werden über die Zellen aufgenommen.

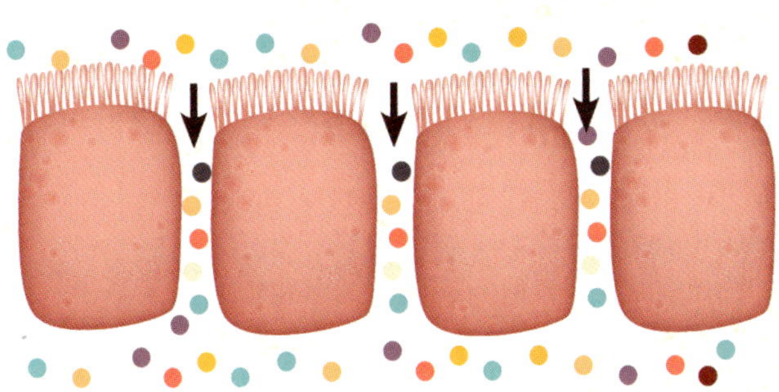

Durchlässiger Darm. Schlussleisten beschädigt: Zu große Nahrungsreste gelangen in die Blutbahn.

Rezept: Knochenbrühe

Diese hausgemachte Brühe aus gelatinereichen Bio-Knochen ist eine schmackhafte Grundzutat für diverse Suppen und Saucen und eine Wohltat für den Darm. Am besten ein paar Liter auf einmal zubereiten und den Rest einfrieren.
Die Brühe ist köstlich und reich an Vitaminen, Mineralstoffen und Proteinen, die die Abwehrkräfte erhöhen. Trotz der – gesunden – Fette ist sie zudem sehr bekömmlich und dank des hohen Gelatine- und Glutaminanteils auch gut für den Darm. Zu Großmutters Zeit wusste jeder, wie man eine solche Brühe zubereitet, heute ist dieses Wissen oft verloren gegangen. Deshalb hier ein simples Grundrezept, das man nach eigenem Gusto anpassen kann.

ZUTATEN:

- 1,5 l Wasser
- 1–2 Bio-Knochen (je nach Größe)*
- 2 TL Essig

*Von welcher Tierart die Knochen stammen, ist nebensächlich. Alles ist erlaubt – von den Knochen einer grasgefütterten Kuh bis hin zum Huhn. Vor allem „tragende“ Knochen wie das Sprunggelenk einer Kuh enthalten viel Gelatine. Für Bio- statt konventionelle Fleischknochen spricht die günstigere Zusammensetzung der Fette und Proteine.

SO WIRD'S GEMACHT:

- Die Knochen eventuell kurz im Ofen rösten (Röstaromen fördern den Geschmack).
- Die Knochen zusammen mit Wasser und Essig in einen Kochtopf geben.
- Alles kurz erhitzen (70–80 °C).
- Auf kleiner Flamme einige Stunden (8 Std. oder noch besser 1 bis 2 Tage) köcheln lassen. Die beste Temperatur für die Zubereitung von Brühe: 70 °C. So werden alle Fäulnisbakterien abgetötet, wichtige Nährstoffe bleiben erhalten.

Der Essig wird hinzugegeben, um die Mineralstoffe aus den Knochen zu lösen, sodass sie vollständig in die Suppe übergehen.

KULINARISCHER TIPP: Die Brühe schmeckt etwas fad und wird erst richtig schmackhaft durch die Zugabe von Salz, Kräutern bzw. Gewürzen. Für die Zubereitung einer kräftigen Brühe einfach noch ein paar Zwiebelschalen, Lauchgrün, Karotten, Knoblauch und Rotwein mit den Knochen kochen! Das Salz immer erst nach dem Ziehen zufügen, denn Salz hemmt das Herauslösen der Mineralstoffe aus den Knochen.

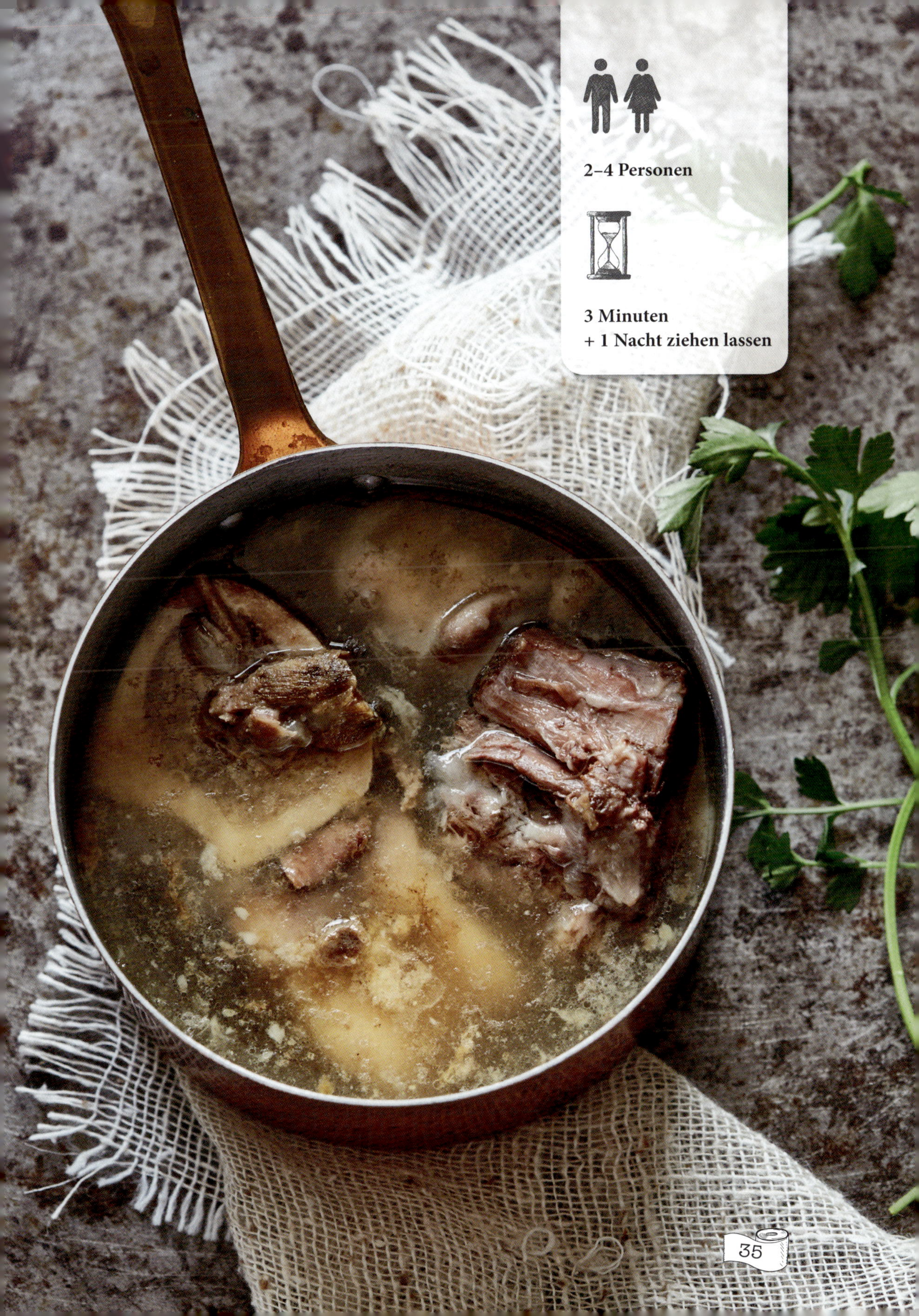

2–4 Personen

3 Minuten
+ 1 Nacht ziehen lassen

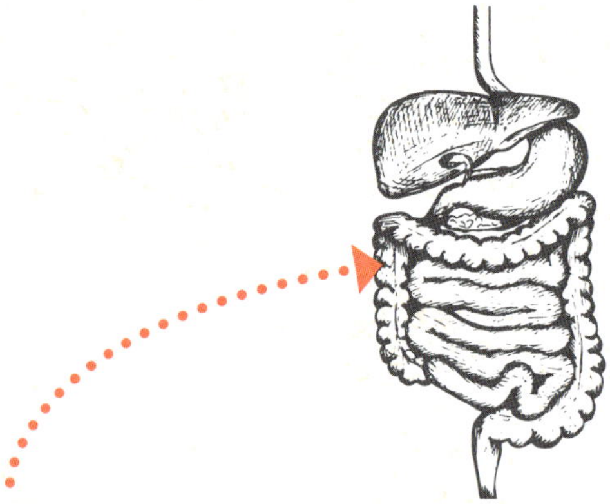

Endverdauung

Die Darmflora ist für die Endverdauung der Nahrung zuständig. Im Dünndarm wurden der Nahrung bereits die wichtigsten Nährstoffe entzogen, die anschließend in Enzyme, Hormone, Zellen und zu all dem verarbeitet werden, was der Körper sonst noch zur Instandhaltung braucht.

Im Dickdarm machen sich die Darmbakterien über die allerletzten Speiserestchen her und es wird dem Speisebrei überschüssige Flüssigkeit entzogen. Die Darmbakterien wandeln unverdauliche Nährstoffe in verwertbare Stoffe um und produzieren Säuren, um den Darm vor Eindringlingen zu schützen (*siehe Seite 41, Darmflora*).

Im Dickdarm werden Farbe, Form und Geruch des Stuhls bestimmt. Rutscht die Nahrung zu schnell durch den Verdauungstrakt, fehlt die Zeit, um ihr Flüssigkeit (und Nährstoffe) zu entziehen – und sie verlässt den Körper als flüssige Masse: Durchfall. Wenn der Speisebrei zu lang im Darm verweilt oder ihm mehr Flüssigkeit als sonst entzogen wurde (weil man zu wenig getrunken hat), dann kommt es zur Verstopfung.

Manchmal haben es Bakterien auf nicht ganz verdaute Nährstoffe (infolge schlechter Verdauung anderswo) abgesehen. Dann gibt es zwei mögliche Folgen: stinkender Stuhl oder Gasbildung im Darm.
Alle Nahrung, die auf der Vorderseite in den Körper gelangt, muss ihn auf der Rückseite wieder verlassen. Bevor dies passiert, wird der Stuhl im Enddarm, dem Schlussteil des menschlichen Darms, gesammelt. Reicht die Menge aus, wird dem Gehirn signalisiert, dass man ein stilles Örtchen aufsuchen sollte! Meist kann man „sein Geschäft" schon noch etwas aufschieben (besser nicht), aber irgendwann „muss" man einfach.

Den Abschluss des Darms bilden zwei Ring- oder Schließmuskel. Der erste (innere) lässt sich nicht bewusst steuern, der zweite (äußere) dagegen schon. Letzterer lässt sich anspannen, zum Beispiel, wenn sich der Stuhlgang zum ungünstigen Moment anbahnt. Einmal auf der Toilette, entspannt sich der äußere Schließmuskel, dann spannt sich der innere automatisch an, um den Stuhl hinauszudrücken.

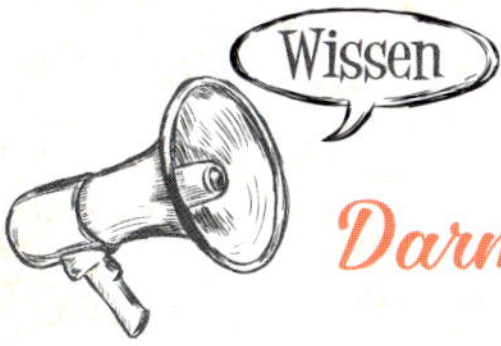

Darmbewegungen

Mithilfe von Kontraktionen (Zusammenziehen und Entspannen) wird die Nahrung durch den Verdauungstrakt geschoben, ein Vorgang, der Peristaltik genannt wird. Damit der Stuhl den Darm verlassen kann, muss sich der Darm entspannen, denn sonst klappt das nicht. Dabei kommt dem Botenstoff Serotonin eine bedeutende Rolle zu (*siehe S. 66, Zweites Gehirn*). Wer öfter mal mit Verstopfung zu kämpfen hat, leidet möglicherweise an Serotoninmangel (*siehe auch S. 174, Erste Hilfe bei Verstopfung*).

Stuhlgang mit Schemel

Wenn Stuhlgang, dann richtig. Richtig? Als wüsste man nicht, wie Stuhlgang geht. Gut möglich, denn viele Menschen wissen das nicht. Die meisten erledigen ihr Geschäft in einer völlig falschen Sitzposition. Denn eigentlich ist der Mensch nicht dafür ausgelegt, sein Geschäft im Sitzen zu erledigen. Man könnte sich sogar fragen, ob der Mensch überhaupt dafür konzipiert ist, auf Stühlen zu sitzen. Aber das führt jetzt zu weit. Die natürliche Haltung für den Stuhlgang ist die **Hocke**.

Macht das irgendeinen Unterschied? Und ob! Wenn der Mensch steht, zieht sich der Muskel zwischen Dickdarm und Enddarm zusammen. Sitzt man auf einem Stuhl oder einer Kloschüssel, entspannt sich dieser Muskel zwar wieder, jedoch nicht vollständig. So wird dem Stuhl der Weg nach draußen erheblich erschwert. In der Hocke entspannt sich der Muskel vollends, sodass der Stuhl problemlos herausrutscht.

Also, ab in die Hocke! Einfach die Füße auf einen Schemel stellen, während Sie sitzen. Genau wie ich! Ja, ich habe keine Geheimnisse vor Ihnen: Ich verwende einen Schemel bei meinem Toilettenbesuch. So geht alles viel leichter. Inzwischen vermisse ich ihn sogar, wenn ich woanders bin. Tipp: Es gibt sogar an die Kloschüssel angepasste Ausführungen aus Kirschholz (und auch aus Kunststoff)!

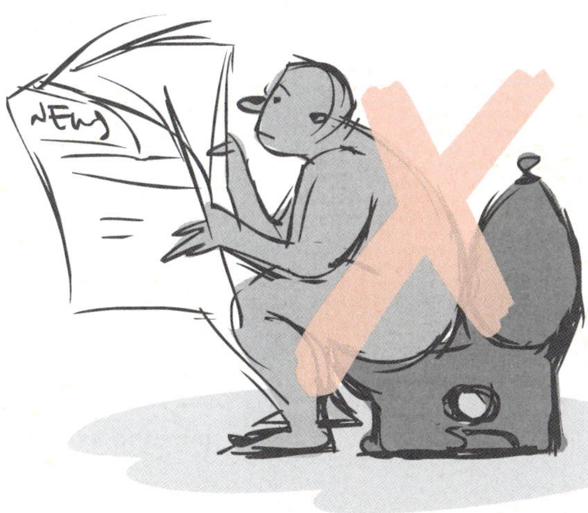

Siehe Seite 175

JA, ICH HABE KEINE GEHEIMNISSE VOR IHNEN: ICH VERWENDE EINEN SCHEMEL BEI MEINEM TOILETTENBESUCH. SO GEHT ALLES VIEL LEICHTER. INZWISCHEN VERMISSE ICH IHN SOGAR, WENN ICH WOANDERS BIN.

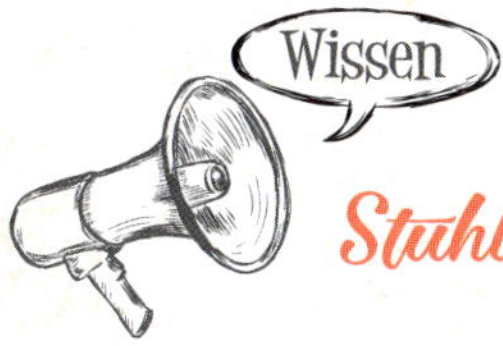

Stuhlgang leicht gemacht

Wenn die Toilette ruft, sollte man sofort gehen. Dass wir den Vorgang aufhalten können, ist zwar oft praktisch, aber nicht wirklich gesund. Denn dann wird dem Stuhl mehr Flüssigkeit entzogen, was die Gefahr von Verstopfungen und damit die Anhäufung von Abfallstoffen im Körper erhöht. Außerdem beschleunigt ein voller Darm die Atmung, sodass der Körper sich in einer Stresssituation wähnt. Alles keineswegs erfreulich.

Ein paar Tipps, wenn man „nicht kann", zum Beispiel, wenn man anderswo ist. So gelingt es garantiert:

- Sich die Ohren zuhalten (dann hört man sich selbst nicht, das hilft).
- Tief und ruhig ein- und ausatmen, nicht pressen.
- Etwas lesen (notfalls die Toilettenpapierverpackung).
- Denken Sie während des Stuhlgangs an ein Bild oder ein Lied. Oder an sich öffnende Schleusen, ein Huhn, das gerade ein Ei legt. Ob banal oder nicht, Hauptsache, es funktioniert. Wer das täglich umsetzt, bekommt von Pawlow Unterstützung, wenn er mal anderswo auf die Toilette muss!

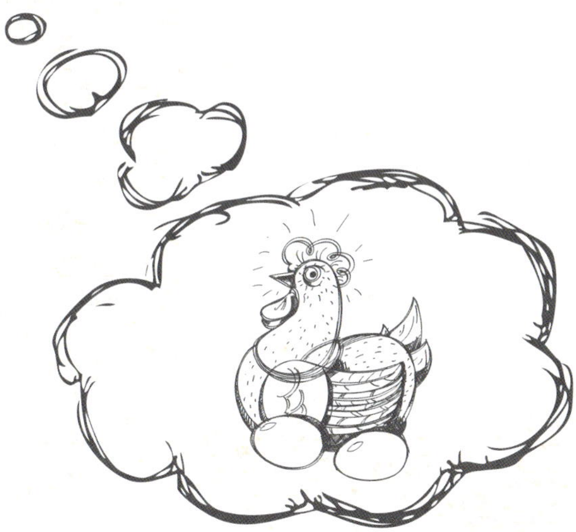

DICKDARM

Etwa 95 Prozent der gesamten Darmflora

BAKTERIENGATTUNG:

Enterococcus
E. coli
Lactobacillus
Bifidobacterium
Bacteroides

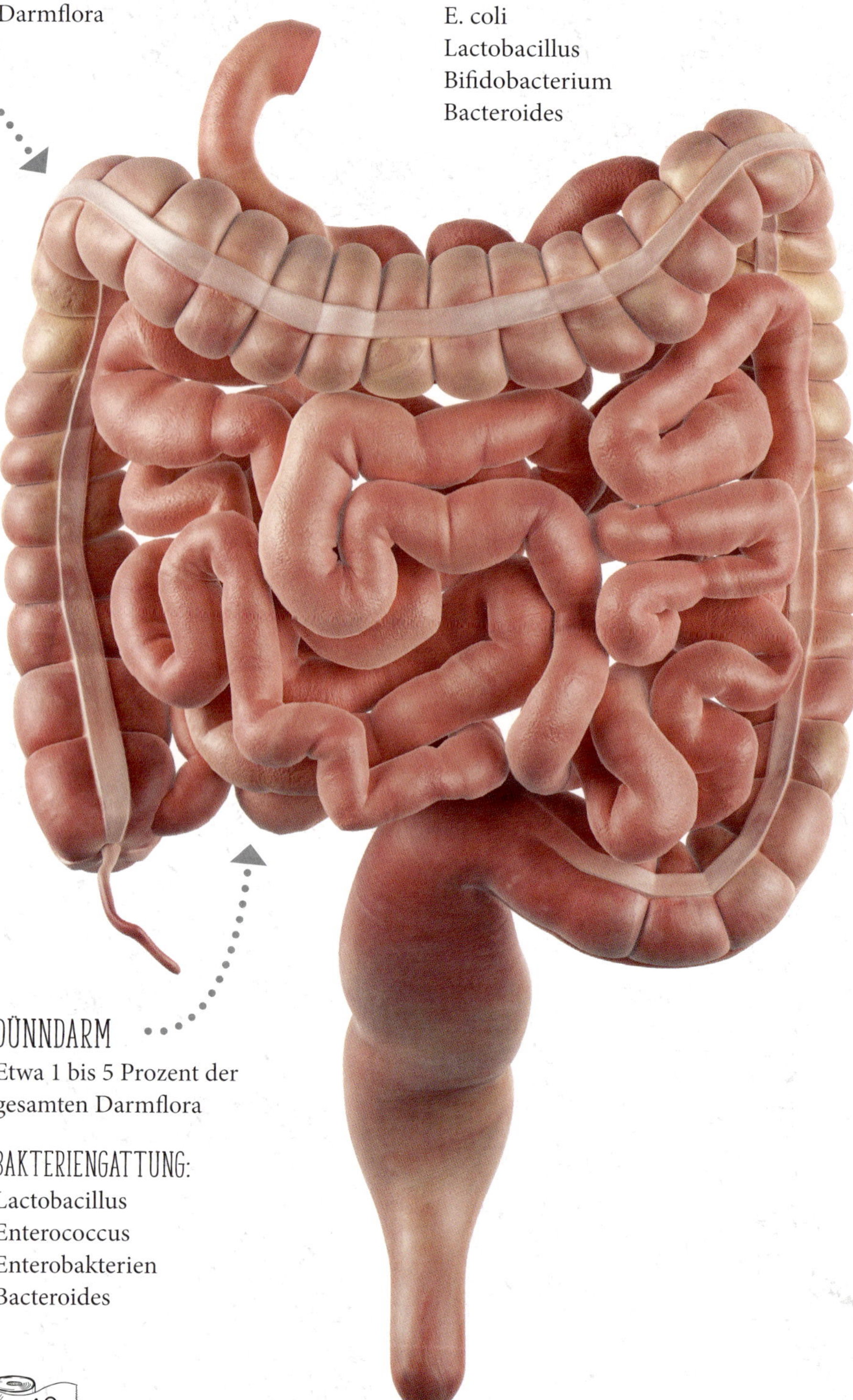

DÜNNDARM

Etwa 1 bis 5 Prozent der gesamten Darmflora

BAKTERIENGATTUNG:

Lactobacillus
Enterococcus
Enterobakterien
Bacteroides

KAPITEL 2

Die Darmflora

Als Darmflora bezeichnen wir die Gesamtheit aller Bakterien, Schimmelpilze und sogar Parasiten im menschlichen Darm. Verwendet wird der Begriff zumeist als Synonym für „gute“ Bakterien im Darm, in der Fachsprache Mikrobiom genannt. Im Dünndarm, in dem die (enzymatische) Vorverdauung stattfindet, befinden sich nur wenige Bakterien (etwa ein Prozent der gesamten Darmflora). Ganz anders im Dickdarm, da wimmelt es nur so davon. Das ist auch gut so, denn hier findet die bakterielle Endverdauung statt. Im Normallfall durchquert die Nahrung den Dünndarm relativ flott, sodass es den Bakterien nicht gelingt, sich dort einzunisten. Außerdem: Bleiben zu viele Bakterien im Dünndarm zurück, dann beginnt die Endverdauung zu früh und es kann zu Beschwerden kommen wie einem aufgebähten Magen, Aufstoßen (Rülpser, die die Wände zum Wackeln bringen) oder Durchfall. All diese Symptome, die ziemlich lästig sein können, haben sogar einen Namen: Dünndarmfehlbesiedlung (oder SIBO – *Small Intestine Bacterial Overgrowth*).

Aufgabe der Darmflora im Dickdarm ist es, dem Speisebrei so viel Nährstoffe wie möglich zu entziehen, etwa durch Fermentation des Breis. Oder anders gesagt: durch Umwandlung von Zucker und Ballaststoffen in Milchsäure.

Milchsäure

Milchsäure ist sehr wichtig:

- Milchsäure regt die Muskeln in der Darmwand an und bringt die Peristaltik (kontrahierende Bewegungen des Darms) in Schwung. Milchsäure sorgt also dafür, dass man regelmäßigen Stuhlgang hat.
- Milchsäure sorgt auch für eine Umgebung, in der sich gefährliche Bakterien, Schimmelpilze und Parasiten nicht wohlfühlen. Der pH-Wert eines gesunden Darms liegt bei 5,8–6,5. Ein zu saurer Darm bremst die Arbeit der Verdauungsenzyme (das führt dann öfter zu Magenkrämpfen und Durchfall). Umgekehrt lädt ein zu wenig saurer Magen Krankheitskeime ein (und steigert das Verstopfungsrisiko).
- Milchsäure ist eine Wohltat für die gute Darmflora und trägt dazu bei, dass sie gesund bleibt.

Wussten Sie, dass ...?

- ... der menschliche Darm 700 bis 1000 verschiedene Bakterienstämme enthält?
- ... diese Bakterien zusammen zwei bis drei Kilogramm wiegen?
- ... die Zusammenstellung der Darmflora genauso einmalig ist wie ein Fingerabdruck?
- ... der Darm in etwa dreimal mehr Bakterien enthält als der Mensch Zellen hat? Und viel mehr bakterielle DNA vorhanden ist als eigene DNA?
- ... die Darmflora sich der Nahrung anpasst – oft schon innerhalb einer Stunde?
- ... die Darmflora ein sehr unwirtliches Ökosystem ist, in dem Bakterien um ihr Überleben kämpfen – gemäß dem Prinzip „fressen oder gefressen werden" und mit „chemischer Kriegsführung" für den Erhalt der eigenen Kolonie?

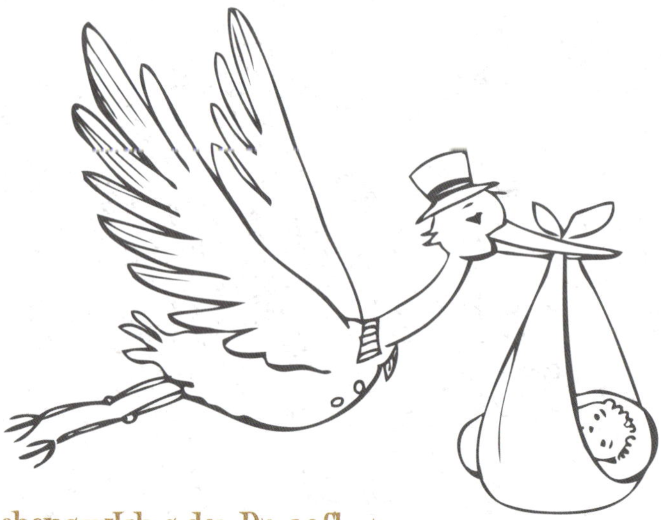

Der Lebenszyklus der Darmflora

Vor der Geburt eines Babys ist dessen Darm (beinahe) steril. Er enthält (wahrscheinlich) noch keine Bakterien – obwohl ... Wissenschaftliche Studien zeigen, dass die Plazenta bereits eine eigene bakterielle Flora besitzt. Überdies ist der Darm sehr sauerstoffreich wie der übrige Körper. Grund: Über die Nabelschnur wird der ganze Körper mit Sauerstoff versorgt. Während der Geburt kommt das Baby zum ersten Mal mit Bakterien in Berührung – von Vagina und Anus der Mutter. Was unappetitlich klingt, ist jedoch ganz normal und sogar lebensnotwendig. Diese **erste Kolonisation** ist Grundvoraussetzung für das Funktionieren des Darms und den Aufbau der Darmflora. Die Bakterienstämme, die im Darm des Babys überleben, sind **aerob** – wie zum Beispiel Enterokokken und *E. coli* (nicht 0157, sondern die gesunden Brüder). [1]

Oder anders gesagt: Babys leben unter sauerstoffreichen Bedingungen. Sauerstoff vertragen sie gut und vertilgen den Sauerstoff in ihrem Darm regelrecht.

Somit bereiten sie das Darmklima vor auf Bakterienstämme der **zweiten Kolonisation**. Diese (dazu zählen auch *Bacteroides* oder Bifidobakterien) sind anaerob und somit nicht lebensfähig in einer sauerstoffreichen Umgebung. Das Baby nimmt diese Bakterien über die Muttermilch auf, bei der Pflege, über die Hände, die es in den Mund steckt, und über andere Dinge, die zu einem Babyleben gehören. [2]

Erst mit etwa sechs Monaten bekommt das Baby zum ersten Mal feste Nahrung und mit ihr eine ganze Menge Bakterien – die **dritte Kolonisation**. Was ein Baby ab diesem Moment isst, entscheidet mit darüber, welche Bakterien sich in seinem Darm entwickeln. Bis zum Alter von etwa 24 Monaten bildet sich die Darmflora aus. Dann ist dieser Vorgang abgeschlossen und die Darmflora bereits „erwachsen". Im Normalfall hat ein Kleinkind in dem Alter bereits Stuhlgang wie ein Erwachsener (hoffentlich nicht mengenmäßig). Der Stuhlgang sollte Typ 3 oder 4 auf der Bristol-Stuhlformen-Skala entsprechen. Viele Kleinkinder hinterlassen aber eher eine erdnussmusähnliche Substanz in ihrer Windel. Dieses Phänomen ist sogar so gängig, dass wir uns nicht mehr bewusst sind, wie abnormal ein solcher Stuhl eigentlich ist. Was genau los ist, wenn ein Kind „Erdnussmus" ausscheidet, lässt sich nur nach eingehender medizinischer Untersuchung feststellen. Die Wahrscheinlichkeit ist jedoch groß, dass der Aufbau der Darmflora nicht ideal verlaufen ist.

Im Normalfall bleibt die Zusammensetzung der Darmflora weitgehend unverändert bis zum fünfzigsten Lebensjahr. Danach lassen einige Verdauungsfunktionen und die Qualität der Darmflora langsam nach (*siehe auch S. 132, Weise und Weiß mit einem gesunden Darm*). Inwiefern diese Rückentwicklung immer schon existierte oder ob sie unserem heutigen Lebensstil und moderner Ernährung geschuldet ist, ist unklar …

Der Einfluss von Geburt und Nahrung

Zweierlei prägt die Entwicklung der Darmflora eines Babys: wie es zur Welt kommt und wie es ernährt wird. Ob ein Baby mit einem Kaiserschnitt oder über den Geburtskanal zur Welt kommt und ob es Mutter- oder Flaschenmilch bekommt, wirkt sich auf die Zusammensetzung der Darmflora aus. [3, 4]

---

[1] The origin of O-serotypes of Escherichia coli in babies after normal delivery. K. A. Bettelheim, A. Breadon, M. C. Faiers, S. M. O'Farrell, R. A. Shooter. J. Hyg (Lond). 1974; 72 (1): 67–70.

[2] Intestinal microflora in early infancy: composition and development. S. Fanaro, R. Chierici, P. Guerrini and V. Vigi. Acta Paediatr Suppl. 2003 Sep.; 91 (441): 48–55.

[3] The effect of humanized milks and supplemented breastfeeding on the faecal flora of infants. C. L. Bullen, P. V. Tearle, M. G. Stewart. J Med Microbiol. 1977; 10 (4): 403–413.

[4] Studies of infant feeding VI. A bacteriological study of the feces and the food of normal babies receiving breast milk. E. W. Brown, A. W. Bosworth. Am J Dis Child. 1922; 23 (3): 243–258.

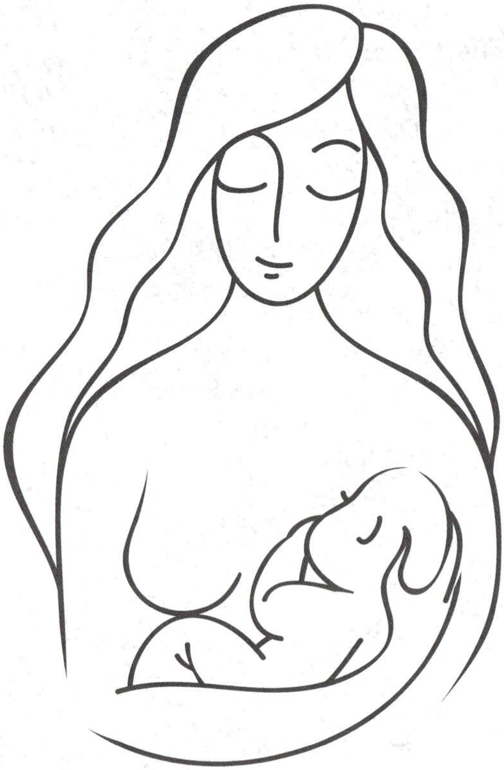

Diese Feststellung soll keine Bewertung sein, aber es ist gut, es zu wissen: Wessen Baby per Kaiserschnitt zur Welt gekommen ist oder aus welchem Grund auch immer Flaschenmilch statt Muttermilch bekommt, dem sei empfohlen, sich beraten zu lassen. So lässt sich sicherstellen, dass die Darmflora des Babys sich so gut wie möglich entwickelt.

Bakteriengattung	Kaiserschnitt	Flaschenmilch	Vaginalgeburt bzw. Muttermilch
Lactobacillus	●●	●●●	●●●●●
Bifidobacterium	●●	●●●●	●●●●●
Bacteroides	●●●●	●●	●●●●●

Bei einer Vaginalgeburt bzw. in der Muttermilch ist die Anzahl guter Bakterien höher als bei einem Kaiserschnitt bzw. in Flaschenmilch.

Bakteriengattung	Kaiserschnitt	Flaschenmilch	Vaginalgeburt bzw. Muttermilch
E. coli (die schlechte Form)	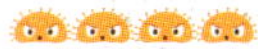	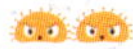	
Proteus, Klebsiella		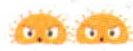	
Clostridium-Arten	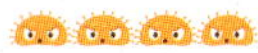	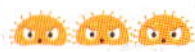	
Eubacterium			

Ab wann bekommt das Baby Beikost?

Beikost ist ein heikles Thema. Sollte man mit Beikost warten, bis das Baby sechs Monate alt ist? Auch dann, wenn man sich sicher ist, dass es bereits mit 3,5 Monaten Beikost braucht?

Ein wichtiger Hinweis vorneweg: Es geht hier nicht darum, Eltern zu kritisieren, die ihrem Baby bereits vor dem sechsten Lebensmonat Beikost verabreichen. Es geht ausschließlich um die körperliche Entwicklung des Babys. Entscheiden Sie selbst, inwiefern Sie diese Informationen als nützlich erachten.

Bei der Geburt ist der Darm des Babys durchlässig (*siehe S. 32, „Undichter Darm*“). Die Darmwandzellen liegen nicht dicht aneinander und die Schlussleisten sind noch nicht ausgeprägt. Bei Babys ist eine durchlässige Darmwand also ganz normal, bei Erwachsenen keineswegs.

Ein durchlässiger Darm ist sogar wichtig für ein Baby, denn es verfügt noch nicht über alle Verdauungssäfte und kann die Nahrung deshalb noch nicht vollständig verdauen. Muttermilch ist darauf genau abgestimmt, da sie nur gut bekömmliche Nährstoffe enthält. Da der Darm eines kleinen Babys diese Nährstoffe unverändert passieren lässt, bekommt es die wichtigen Nähr- und Immunstoffe direkt aus der Muttermilch.

Darüber hinaus schützt die Muttermilch die durchlässige Darmwand mit einer dünnen, aus Oligosacchariden (Kohlenhydraten) und Proteinen bestehende Schicht. So hilft Muttermilch dem Darm, die Durchlässigkeit zu beenden, und bereitet ihn auf die Verarbeitung von fester Nahrung vor. Nicht selten misslingt dieser Vorgang. Wird die Muttermilch zu früh oder plötzlich abgesetzt, dann kann die Schutzschicht (vorübergehend) Schaden nehmen. Ein beunruhigender Umstand, denn wer hat seinem Baby nicht schon mal Flaschenmilch oder etwas Brei gegeben? Noch einmal: Ich möchte nicht bewerten, sondern lediglich die physiologischen Vorgänge im Darm eines Babys darstellen.

Die zu frühe Gabe von Beikost schadet der Schutzschicht. Da die Schlussleisten noch nicht vollends geschlossen sind, können größere Speisereste hindurchrutschen. Bei der Muttermilch kein Problem, bei Obstbrei durchaus. Denn der enthält keine einzelnen (von der Mutter vorverdaute) Aminosäuren, sondern ganze Proteine, die das Baby selbst verdauen muss. Da Babys dies noch nicht gut können, bleiben unverdaute Proteine übrig, die sich heimlich und unerwünscht durch die Darmwand schleichen.

Die Proteine geraten in den Körper und aktivieren das Immunsystem, das die Proteine als Eindringlinge betrachtet, die es zu vernichten gilt. Sein effektivstes Mittel: kleine Infektionen. Das ist nicht weiter schlimm, solange ihre Zahl sich in Grenzen hält. Sonst können sie zu einer Verschlimmerung von Ekzemen oder Asthma führen.

Eindringlinge

Die von der Muttermilch gebildete Schutzschicht der Darmwand ist also sehr wichtig. Erst nach (etwa) sechs Monaten sind die Zellen und Schlussleisten der Darmwand derart entwickelt, dass sie auch andere Nahrung als Muttermilch verdauen können. Im Normalfall hat dann auch die Darmflora ausreichend Zeit gehabt, sich zu kräftigen. Jetzt bilden die Bakterien (zusammen mit den Becherzellen des Darms) eine eigene Schleimschicht, die die Aufgaben der Muttermilch-Schutzschicht übernimmt.

Die Darmflora und die Darmschleimhaut sollten gut aufeinander abgestimmt sein. Denn ohne gesunde Schleimhaut können Bakterien nicht leben und ohne Darmflora trocknet die Schleimhaut aus und wird anfälliger. Auch hier zeigt sich, was passieren kann, wenn das Baby zu früh Beikost bekommt: Die Darmschleimhaut nimmt Schaden, während eine Vielzahl neuer Bakterien (und Eindringlinge) über die Beikost in den Darm gelangt. Die Darmflora steht dann auf verlorenem Posten und muss womöglich mit ansehen, wie pathogene Bakterien (Keime) sich zu gefährlichen Kolonien entwickeln.

Babys, die sechs Monate lang gestillt werden, bevor sie Beikost bekommen, sind nicht grundsätzlich vor Beschwerden geschützt. Denn eine schlechte Darmflora rührt nicht zwangsläufig nur von einer zu frühen Einführung von Beikost her. Doch gerade weil die Darmflora sich im späteren Leben noch genug mit Nahrung, Stress und Medikamenten herumplagen muss, ist es umso wichtiger, ihr den bestmöglichen Start zu gewähren.

Eine zu frühe Einführung von Beikost kann neben einer schlechten Darmflora auch zu folgenden Beschwerden führen: Infektionen des Magen-Darm-Traktes, Ekzemen, Atemwegserkrankungen, Allergien und Übergewicht. [1,2,3,4] Wer mit der Einführung von Beikost bis zum sechsten Monat wartet, macht keinen Fehler.
Es gibt die Behauptung, dass eine „späte" Einführung von Beikost das Allergierisiko erhöht, und dabei wird auf einschlägige Studien verwiesen, die jedoch als Zeitfenster den vierten bis sechsten Monat nennen. Das Risiko steigt also nicht, wenn man erst nach dem sechsten Monat damit anfängt. Andere Studien zeigen, dass das Zöliakie-Risiko

sinkt, wenn das Baby erst nach dem sechsten Monat Beikost bekommt. [5, 6] Negative Konsequenzen hat das Abwarten also nicht, wohingegen eine zu frühe Gabe von Beikost durchaus negative Folgen haben kann. Eine eindeutige Sache, finde ich.

Muss man deshalb warten, bis das Baby genau sechs Monate alt ist? In den Anfängen der Menschheit gab es doch auch keine Kalender? Nein, das stimmt. Und es kommt sicher nicht genau auf den Tag an. Sogar eine Woche früher oder später wird dem Babydarm nicht schaden. Die Frage ist nur: Wieso sollte man dem Baby schon mit vier Monaten Beikost verabreichen, wenn alles dafür spricht, es erst mit sechs Monaten zu tun?

---

[1] Cochrane review, Optimal duration of exclusive breastfeeding: a systematic review', M. S. Kramer et al. WHO Publication 2002/Cochrane Database Syst Rev. 2012 Aug 15; 8: CD003517.

[2] Breastfeeding and obesity: a cross sectional study. Kries et al. BMJ 1999; 319 (7203): 147–150.

[3] Systematic Review of the Relationship Between Early Introduction of Solid Foods to Infants and the Development of Allergic Disease. Tarini et al. Arch Pediatr Adolesc Med. 2006; 160 (5): 502–507.

[4] Prolonged and Exclusive Breastfeeding Reduces the Risk of Infectious Diseases in Infancy. Duijts et al. Erasmus universiteit, pediatrics 2010.

[5] Kenniscentrum Borstvoeding verwerpt richtlijn 4 maanden. M. Greve, https://www.borstvoeding.com/bijvoeding/vast-voedsel/exclusief-3.html#12.

[6] Does early introduction of gluten prevent Celiac in kids? C. Kresser, https://chriskresser.com/does-early-introduction-of-gluten-prevent-celiac-disease-in-kids/.

Aufbau der Darmflora

Der Einfachheit halber teilen wir die Bakterien in diesem Buch in „gut" und „schlecht" ein, was eigentlich nicht richtig ist. Nach dem Aufbau der Darmflora in den ersten zwei Lebensjahren wird der menschliche Darm von bis zu 1000 unterschiedlichen Bakterienstämmen besiedelt. Ihre Zusammensetzung ist genauso einmalig wie der Fingerabdruck. Im Normalfall stellt sich ein Gleichgewicht zwischen den Stämmen ein. Während der eine Stamm dafür sorgt, dass der andere keine schädlichen Dimensionen annimmt, ist der nächste die Nahrungsquelle für einen weiteren, der wiederum das Wohlergehen des ersten Stammes prägt etc. Offenbar gibt es sogar Stämme, die Aufgaben anderer Gattungen übernehmen können. Wissenschaftler vermuten, dass es nicht wichtig ist, welche Bakterien unseren Darm besiedeln, sondern nur, dass sie in ihrer Gesamtheit über gewisse genetische Eigenschaften verfügen.

Wenn alles normal läuft, ändert sich die Zusammensetzung der Bakterien im Großen und Ganzen nicht. Nur ist Normalität immer seltener. Denn Medikamenteneinnahme, falsche Ernährung und Stress können die Darmflora ganz gehörig aus dem Gleichgewicht bringen, was für immer mehr Erwachsene und Kinder bereits tägliche Realität ist. Schuld daran sind unsere Essgewohnheiten und unser moderner Lebensstil. Für eine gesunde Instandhaltung der Darmflora ist immer weniger Platz. Wir essen zu wenig fermentierte Produkte, die uns mit wichtigen Bakterien versorgen. Wir putzen, was das Zeug hält, damit Haus und Haut (zu) sauber bleiben, und nehmen viele Stoffe auf, die der Darmflora oft nicht guttun.

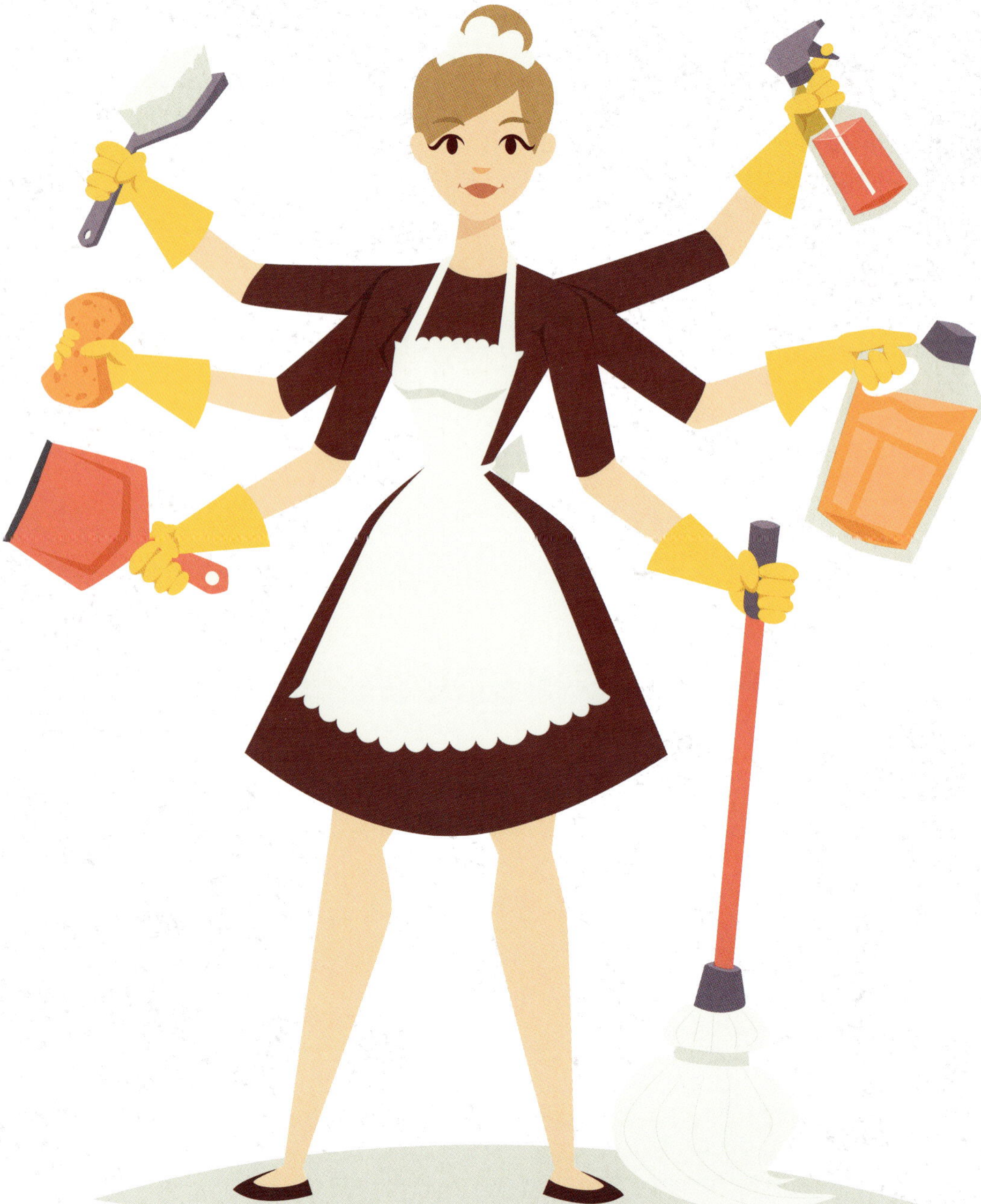

Wie steht es eigentlich mit dem Gleichgewicht? Wie wir bereits gesehen haben, werden Bakterien auch nach ihrem „Habitat" eingeteilt: Manche brauchen viel Sauerstoff (aerobe Bakterien), manche gar keinen (anaerobe Bakterien). Nur besagt diese Einteilung noch nichts darüber, inwiefern sie gut oder schlecht für uns sind. Denn gute und schlechte gibt es bei beiden.

Eine Einteilung nach der Dauer, die Bakterien in unserem Darm verweilen, ist ebenfalls möglich. Oder besser gesagt: Wie lange wir sie in unserem Darm haben wollen.

- **Autochthone Darmflora:** unsere „hauseigene" Flora. Die guten Bakterien, die wir in unserem Darm brauchen und die dort nützliche Aufgaben übernehmen. Jeder Mensch sollte sie in ausreichender Menge besitzen und dabei unterstützen, dass sie sich zu einer starken Kolonie entwickeln. Bekannteste Beispiele: *E. coli* (nur die gesunde Variante), Enterokokken, Laktobazillen, *Bacteroides* oder Bifidobakterien.
- **Allochthone Darmflora:** Diese Bakterien sollten nur auf der Durchreise sein. Unser Darm enthält immer eine kleine Menge dieser Bakterien, und das ist auch nicht weiter schlimm. Erst wenn sie zu einer Kolonie anwachsen, machen sie krank. Beispiele: *E. coli 0157* (die schlechte Variante), *Clostridium*, *Klebsiella*, *Citrobacter*, *Salmonella*, *Candida* bzw. Parasiten wie *Blastocystis*, *Dientamoeba* oder *Pseudomonas*.

Menge und Zusammensetzung der verschiedenen Stämme wechseln von Mensch zu Mensch (und manchmal sogar innerhalb des Darms). Entscheidend ist, dass die guten, nützlichen Bakterien in unserem Darm den Ton angeben.

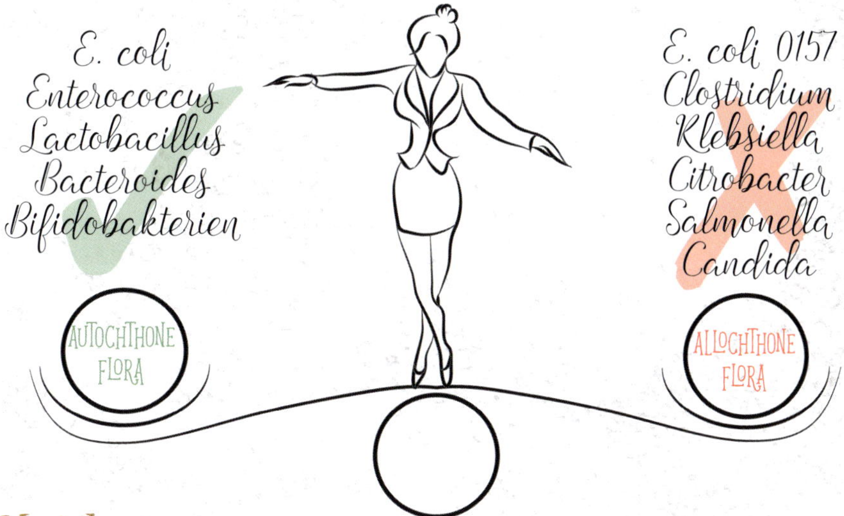

Meet the guys

Es gibt Tausende verschiedene Bakterien, zu viele, um sie alle hier zu behandeln. Dennoch möchte ich einige interessante Stämme bzw. Arten vorstellen. Zahlenmäßig sind sie vielleicht nicht die wichtigsten, sie geben aber Aufschluss darüber, wie es um die Darmflora bestellt ist.

DOCH GERADE WEIL DIE
DARMFLORA SICH IM
SPÄTEREN LEBEN NOCH
GENUG MIT NAHRUNG, STRESS
UND MEDIKAMENTEN HERUMPLAGEN
MUSS, IST ES UMSO WICHTIGER,
IHR DEN BESTMÖGLICHEN START
ZU GEWÄHREN.

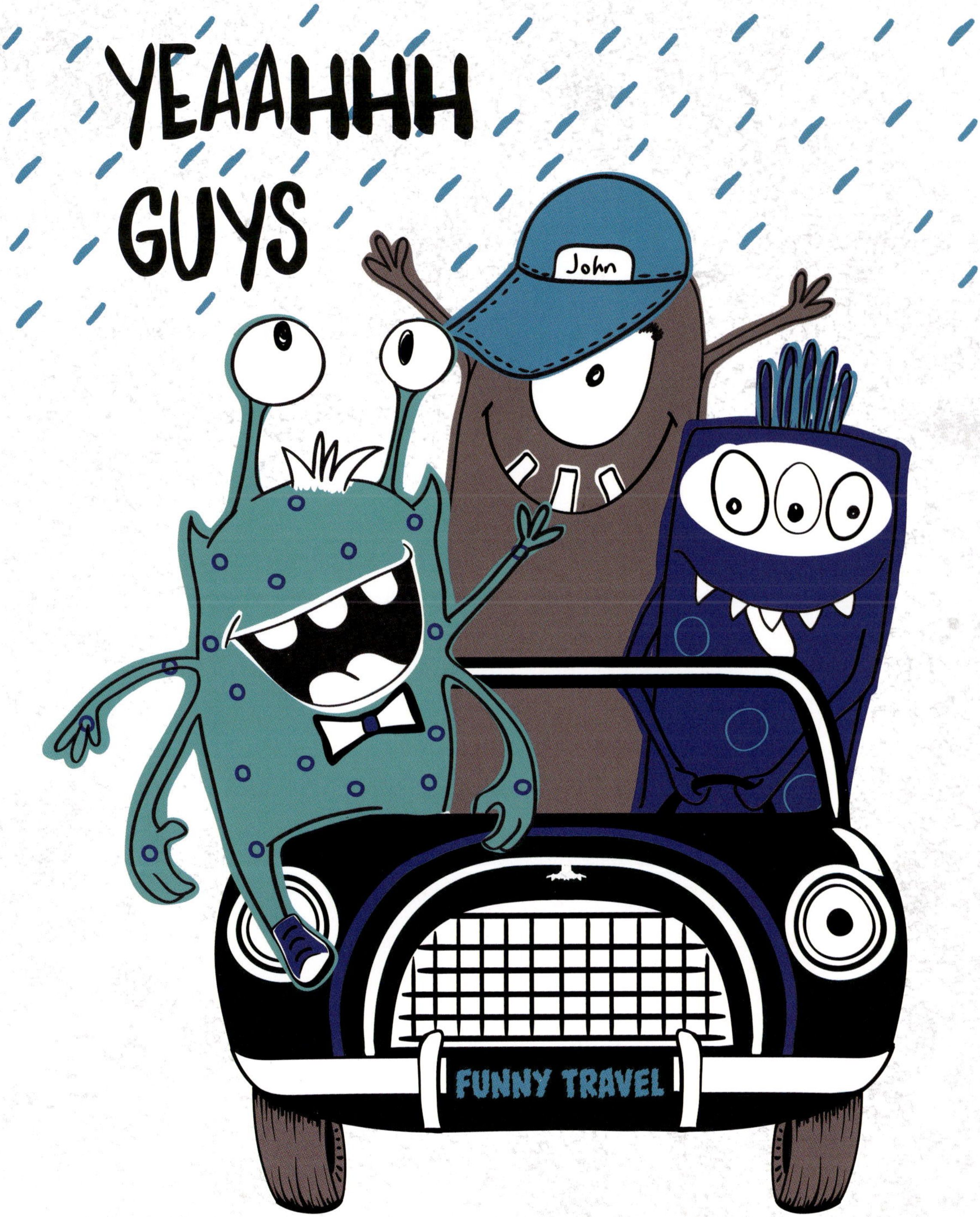
YEAAHHH GUYS
John
FUNNY TRAVEL

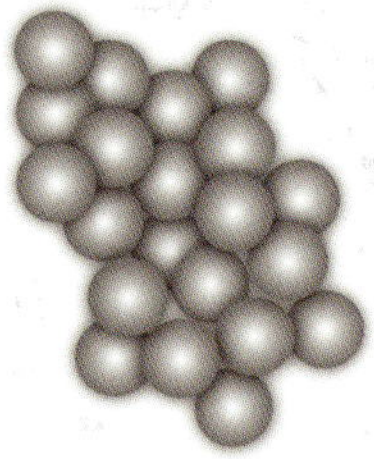

Enterococcus (u. a. *E. faecalis, E. faecium, E. durans*):
Aerobe Bakterien: Sie verarbeiten den Sauerstoff, der in unserem Darm landet, und sorgen dafür, dass der Darm anaerob (sauerstofffrei) bleibt, damit auch andere Bakterienstämme in ihm leben können. Außerdem regen sie das Immunsystem an, damit es ausreichend Abwehrstoffe produziert. Diese Abwehrstoffe, wie etwa sIgA (sekretorisches Immunglobulin A), tauchen teils wieder im Darm auf, wie wir später sehen werden.

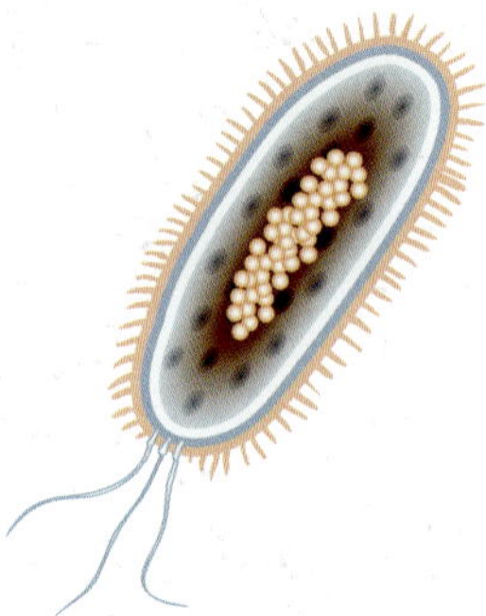

Escherichia (u. a. *E. coli*):
Hierfür gilt größtenteils das Gleiche wie für *Enterococcus*. Beide produzieren auch Stoffe, die vor gefährlichen Bakterien, Schimmelpilzen und anderen Eindringlingen schützen sollen. Nicht gemeint sind Vertreter der schädlichen Variante 0157:H7, die als Krankheitserreger gilt, sondern nützliche Typen. Letztere können zum Beispiel die sehr unangenehmen Salmonella-Bakterien im Darm bekämpfen.

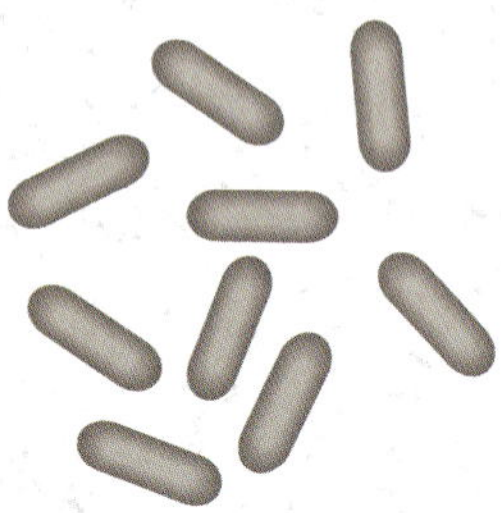

Bacteroides (u. a. *B. fragilis, B. thetaiotaomicron*):
Anaerobe Bakterien, die keinen Sauerstoff vertragen. Wie alle anderen guten Bakterien produzieren auch sie Stoffe zur Abwehr gefährlicher Bakterien. Zudem bereiten sie einer anderen Gruppe von Darmflorabakterien einen Nährboden: den Bifidobakterien. Sind sie jedoch nur in geringem Maß vertreten, werden die Bifidobakterien nicht ausreichend mit Nahrung versorgt, dann sinkt deren Anzahl ebenfalls. *Bacteroides* essen selbst am liebsten resistente Stärke (*siehe S. 141, Essen für die Darmflora*).

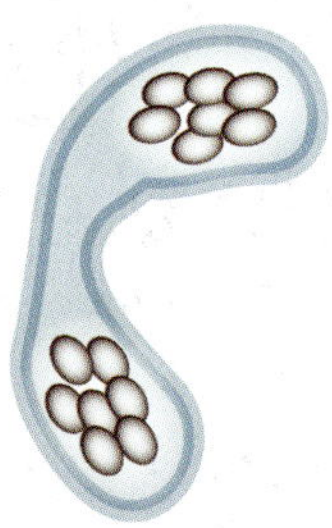

Bifidobacterium (u. a. *Bifido bifidum, B. lactis, B. infantis, B. breve, B. longum*):
Ebenfalls anaerobe Bakterien: Sie stellen Säuren und andere Stoffe zur Abwehr gefährlicher Bakterien her und unterstützen den Verdauungsprozess. Außerdem erzeugen sie Energie, die der Darm benötigt, um gut funktionieren zu können. Befinden sich zu wenig Bifidobakterien und andere gute Stämme im Darm, dann greift er auf die körpereigenen Energiereserven zurück.

Lactobacillus (u. a. *L. acidophilus, L. bulgaricus, L. casei, L. paracasei, L. rhamnosus*):

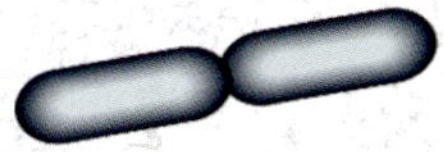

Milchsäurebakterien: Sie produzieren Milchsäure und tragen somit zu günstigen sauren Bedingungen im Darm bei. Zudem erzeugen sie Stoffe wie etwa natürliches Wasserstoffperoxid, das Schimmelpilze und Hefen am Wachstum hindert.

Akkermansia (*A. muciniphila*):

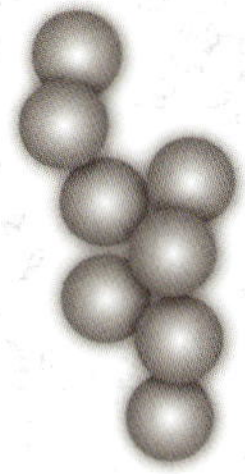

Dieses nützliche Bakterium trägt zum Abbau der Darmschleimhaut bei. Abbau? Ja, denn dieser Vorgang regt Darm und Darmflora an, neuen, sauberen Schleim zu produzieren. Außerdem wird dieses Bakterium mit einem ausgewogenen Körpergewicht in Verbindung gebracht. Bakterien dieser Gattung gibt es nicht im Supermarkt zu kaufen, aber sie lieben es, wenn man ihnen (resistente) Stärke auftischt.

Manche Bakterien sind Ihnen vielleicht als Krankheitserreger geläufig. Tatsächlich gibt es von zahlreichen Stämmen Varianten, die schwere Krankheiten auslösen können. Die gesunden Varianten sind jedoch für uns Menschen extrem wichtig, vor allem zur Gesunderhaltung der Darmflora. Dennoch können auch gute Bakterien Probleme bereiten, wenn sie die Vormacht im Darm ergreifen und alle anderen wichtigen Bakterien „unterwerfen". Zum Glück herrscht meistens Gleichgewicht im Darm.

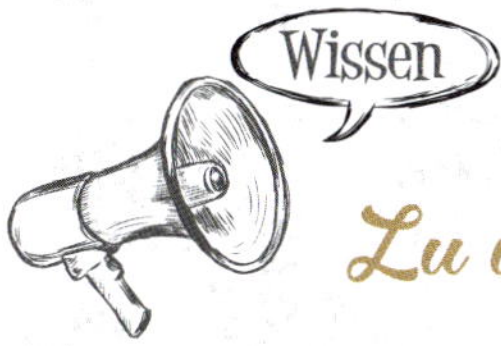

Zu welchem Darmfloratyp gehören Sie?

Jeder Mensch gehört zu einem der drei großen „Darmfloratypen", wobei immer bestimmte Bakterien dominieren: Prevotella, Bacteroides oder Ruminokokken. Leider ist über diese drei Typen so wenig bekannt, dass sich noch keine brauchbaren Aussagen treffen lassen (im Gegensatz zu den Laktobazillen und Bifidobakterien). Nicht ausgeschlossen, dass irgendwann Diäten und/oder Medikamente erhältlich sind, die genau auf den eigenen Darmfloratyp abgestimmt sind!

BAKTERIEN SIND ZIEMLICH ANSPRUCHSVOLL. UM LEBEN ZU KÖNNEN, BENÖTIGEN SIE FEUCHTIGKEIT UND MIT DER CHEMISCHEN KRIEGSFÜHRUNG IHRER MITBEWOHNER IM DARM WOLLEN SIE AM LIEBSTEN NICHTS ZU TUN HABEN.

Darmmilieu und Biofilm

Neben der Darmflora gibt es auch noch das Darmmilieu – das Darminnere einschließlich Darmschleimhaut und Darminhalt. Ob die Darmflora sich gut entwickeln kann, hängt in erster Linie vom Darmmilieu ab. Stimmt das nicht, wird sich die Darmflora im Laufe der Zeit sowohl quantitativ als auch qualitativ zurückbilden. Nicht nur Ernährung, sondern auch Stress, Allergien und Medikamente wirken sich auf das Darmmilieu aus – und somit auch auf die Darmflora. In einer Darmfloratherapie steht deshalb das Milieu im Mittelpunkt, nicht die Flora. Erst in einem günstigen Darmmilieu kann sich die Darmflora gesund entwickeln.

Ist das Darmmilieu nicht optimal, dann hilft die Einnahme von Probiotika meistens nichts oder nur kurzfristig – bis die positive Wirkung wieder nachlässt. Bakterien sind ziemlich anspruchsvoll. Um leben zu können, benötigen sie Feuchtigkeit und mit der chemischen Kriegsführung ihrer Mitbewohner im Darm wollen sie am liebsten nichts zu tun haben. Aus dem Grund schützen sie sich mit einer Schleimschicht – dem Biofilm. Gute Bakterien produzieren einen wichtigen Biofilm, der Bestandteil der Darmschleimhaut ist und dabei hilft, die Darmwandzellen gesund zu erhalten. Leider stellen auch einige ungebetene Darmbewohner einen Biofilm her, der sehr hartnäckig sein kann. Derlei „schlechten" Biofilm brauchen wir nicht, denn der:

- bremst die Aufnahme (Resorption) von Nährstoffen.
- ist einer der Ursachen für Antibiotikaresistenz: Die antibiotischen Stoffe schaffen es kaum, den festen Biofilm zu durchdringen und gelangen somit nicht oder nur schwer zu den Erregerbakterien.
- besitzt die Eigenschaft, gute Bakterien aufzunehmen, die dann die schlechten Eigenschaften des Biofilms übernehmen und anfangen, Abfallstoffe zu produzieren.

Kurz: Wichtig ist es, einen gesunden Biofilm im Darm aufzubauen – und dafür zu sorgen, dass gute Bakterien das Sagen haben.

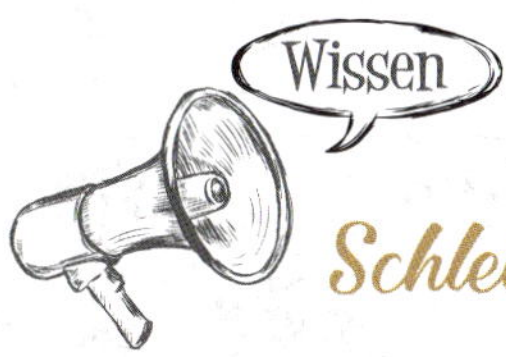

Schleimfabrik

Die bakterielle Schleimschicht ist nicht der einzige Schleim in unserem Darm. Denn der Darm selbst produziert ebenfalls Schleim, um sich feucht zu halten. Dies geschieht in den Becherzellen – kleinen Schleimfabriken, in denen rund um die Uhr Schleim produziert wird. Ein Vorgang, der von der Darmflora beeinflusst wird – ein schönes Beispiel gelungener Symbiose: Die Bakterien benötigen unseren Schleim und wir benötigen sie, um ausreichend Schleim produzieren zu können!

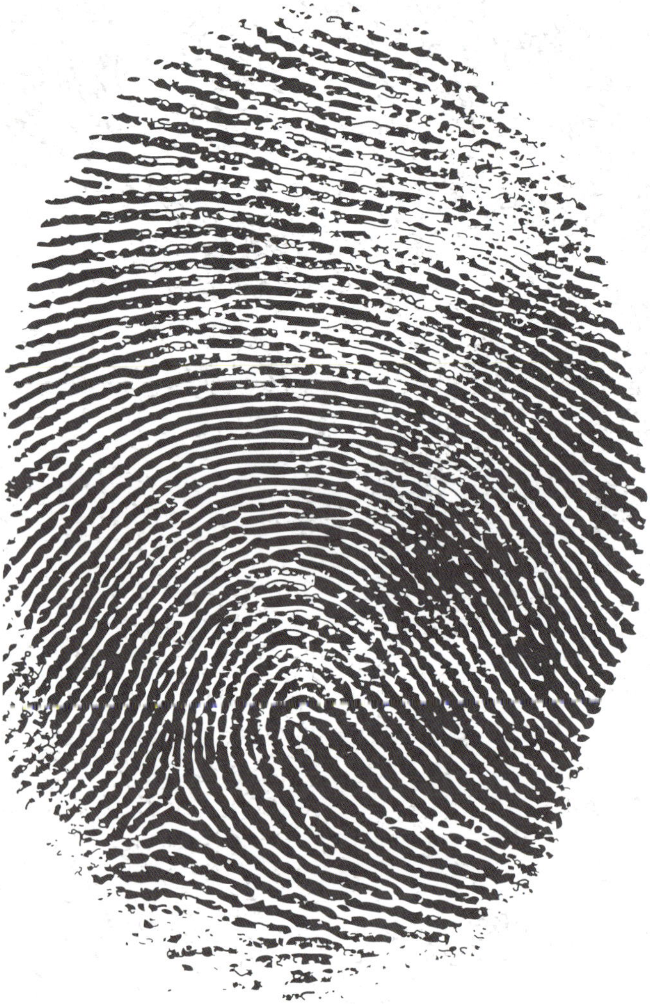

Nach dem Aufbau der Darmflora in den ersten zwei Lebensjahren wird der menschliche Darm von bis zu 1000 unterschiedlichen Bakterienstämmen besiedelt. Ihre Zusammensetzung ist bei jedem Menschen verschieden und darum genauso einmalig wie der Fingerabdruck.

Übrigens zielen Probiotika oft gar nicht primär darauf ab, die Bakterien, die sie enthalten, in unseren Darm zu schleusen. Wichtiger ist eine (vorübergehende) Verbesserung des Darmmilieus. Die meisten probiotischen Bakterien verweilen nämlich nur so lange in unserem Darm, bis das Darmmilieu wieder günstig ist und die eigenen guten Bakterien das Kommando übernehmen – und den einmaligen „Fingerabdruck" bilden. Die Wirkung von Probiotika ist deshalb viel nachhaltiger, wenn parallel dazu andere Maßnahmen zur Verbesserung des Darmmilieus ergriffen werden.

Der Weg zum gesunden Darmmilieu:

- Nicht zu viel „Mist" essen. Klingt banal, ist aber dennoch der erste Schritt!
- Öfter mal „Milieuverbesserer" konsumieren: präbiotische Fasern, gesunde Fette und Antioxidantien – oder anders gesagt: Gemüse, Obst und Nüsse.
- Ausreichend Wasser trinken.
- Den restlichen Verdauungstrakt instand halten (siehe Kapitel 1).
- Die Produkte, die der Verdauungstrakt nicht verträgt, aus dem Speiseplan entfernen (notfalls fachmännischen Rat einholen, um herauszufinden, welche Produkte das sind und wie man vorgeht, um Mangelerscheinungen zu vermeiden).

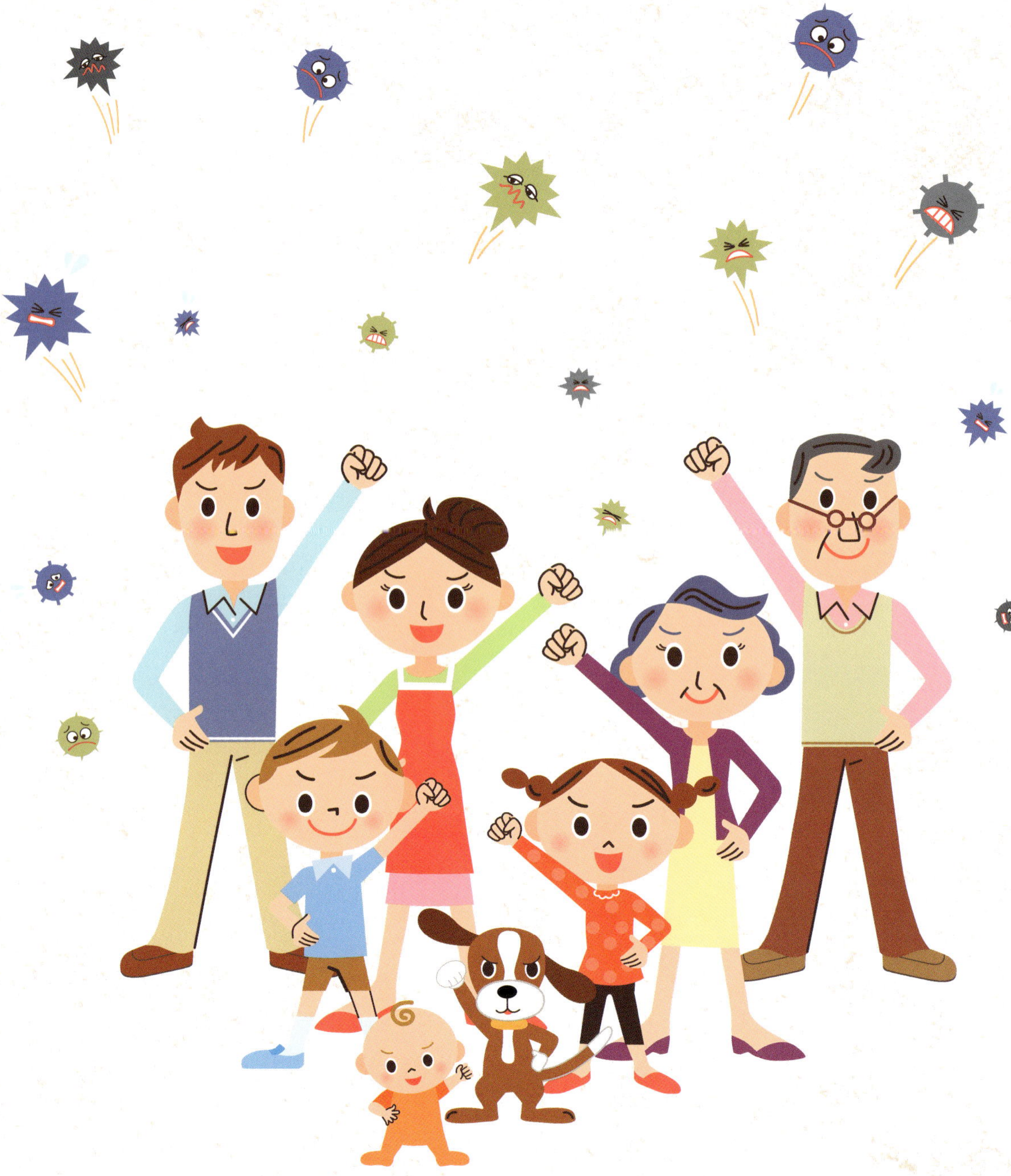

KAPITEL 3

Was die Darmflora für uns tut

Für die Gesunderhaltung unseres ganzen Körpers spielt die Darmflora eine überaus bedeutende Rolle: Sie sorgt für eine gute Verdauung, für die Aufnahme (Resorption) von Nährstoffen und regt die Darmperistaltik (Darmtätigkeit) an. Neben diesen Verdauungsfunktionen erfüllt sie jedoch noch eine Vielzahl anderer Aufgaben.

70 Prozent der Abwehrkräfte

Vielleicht haben Sie schon mal gehört, dass unsere Abwehrkräfte zu 70 Prozent im Magen entstehen. Das stimmt: Die Darmflora und das Immunsystem unterhalten eine innige Beziehung. Der Darm befindet sich zwar im Körperinneren, bildet dennoch einen Bestandteil der „Außenwelt". Anders gesagt: In unserem Körper befindet sich ein Rohr, durch das unaufhörlich Außenwelt eindringt. Allerdings ist das Rohr unser größtes Kontaktorgan und außerdem die Grenze zwischen den beiden Welten. Eine Grenze, die übrigens strengstens bewacht wird! Denn die Darmflora achtet genau darauf, dass weder der Darm noch andere Körperteile von ungebetenen Gästen heimgesucht werden.

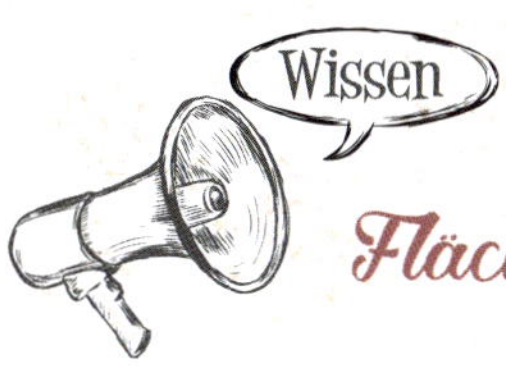

Fläche

Die Haut gehört mit etwa zwei Quadratmetern Oberfläche zu den größten Organen unseres Körpers. Das ist nichts gegen die Lunge, die mit circa 100 Quadratmetern aufwartet. Abgehängt werden beide vom Darm: Allein der Dünndarm ist fünf Meter lang und hat eine Fläche von sage und schreibe 600 Quadratmetern, während der Dickdarm 1,5 Meter lang und 100 Quadratmeter groß ist.

Im Darm wehren sich Bakterien mit Händen und Füßen gegen Bösewichte. Allerdings in erster Linie aus Eigennutz, profitieren können wir davon dennoch:

- Die Säuren, die die Darmflora produziert, sind zwar gut für das Darmmilieu, jedoch nicht für schlechte Bakterien und Schimmelpilze.
- Die Darmflorabakterien fertigen in großem Stil „Waffen" an – Verteidigungsstoffe, die dafür sorgen, dass ungebetene Mikroorganismen nicht die Oberhand gewinnen. In der Fachsprache werden diese wichtigen Stoffe *Bacteriocine* und *Bacteriostatika* genannt.
- Unser Darm enthält darüber hinaus auch „Kannibalen": Bakterien, die ihre Feinde kurzerhand vertilgen. Dieser Vorgang heißt Makrophagie.
- Darmflorabakterien machen sich in ihrer Umgebung bewusst breit. Denn dort, wo sich gute Bakterien aufhalten, ist kein Platz für Krankheitserreger.

Auch außerhalb unseres Darms spielt die Darmflora eine bedeutende Rolle bei der Abwehr, weil sie das Immunsystem anregt:

- Manche gute Bakterien animieren das Immunsystem, Immunglobulin A (IgA) zu produzieren – einen nützlichen Antikörper, der uns hilft, Krankheitserreger abzuwehren.
- Ein Teil des IgA landet wieder im Darm, wo es in sekretorisches IgA (sIgA) umgewandelt wird.
- Das sIgA wirkt wie eine Art Hülle, die im Darm um Eindringlinge gelegt wird, wodurch verhindert wird, dass sie die Darmwand angreifen. Denn die Eindringlinge können dann nicht im Darm haften bleiben und werden anschließend mit dem Stuhl ausgeschieden.

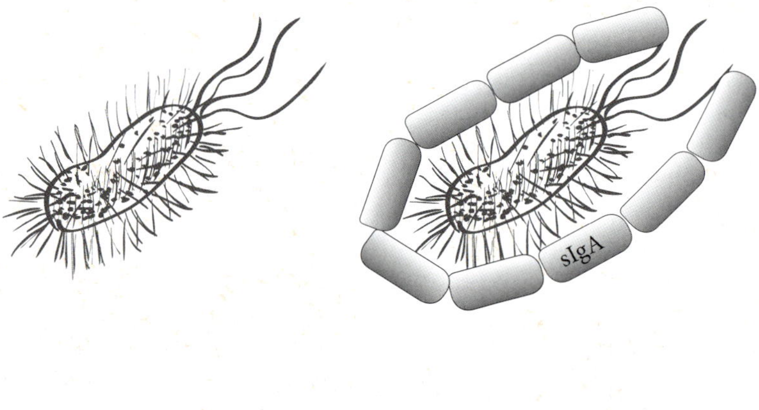

Ein Monster (krankheitserregendes Bakterium oder Parasit) wird vom sIgA eingekapselt und so unschädlich gemacht.

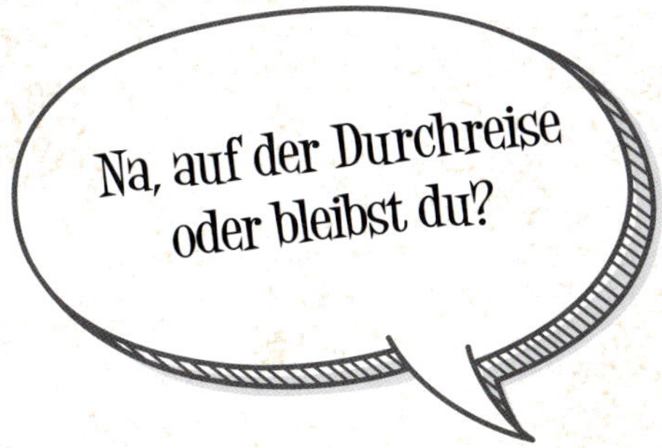

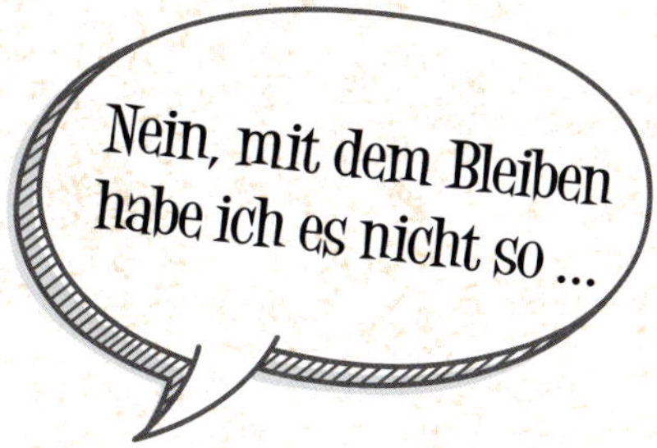

Kommunikation

Wussten Sie, dass Bakterien „reden“ können? Philosophische Gespräche führen sie zwar nicht, aber sie kommunizieren miteinander und mit dem Immunsystem – mithilfe von chemischen Signalen. So übermitteln sie, welche Krankheitserreger entdeckt wurden, damit das Immunsystem richtig (nicht zu heftig, nicht zu lasch) reagieren kann.

Ist das Immunsystem nicht ausreichend aktiv, wird man ständig krank. Ist es hyperaktiv, dann sind zum Beispiel Allergien eine häufige Folge. Studien haben ergeben, dass die (richtige) Verabreichung von Probiotika jungen Babys hilft, besser vor Allergien und Ekzem geschützt zu sein. [1] Eine gesunde Darmflora regt also nicht nur das Immunsystem an, sondern hält auch die Zügel fest in der Hand!

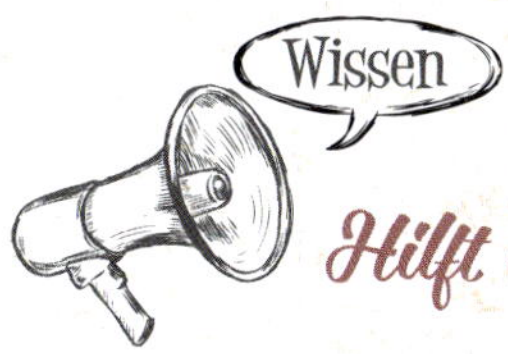

Hilft es wirklich?

Schön und gut, all diese tollen Theorien über das Immunsystem, aber stimmt es wirklich, dass eine gesunde Darmflora besser vor Krankheiten schützt? Eine Studie mit Kindern besagt: Ja. Behandelt wurden die Kinder in den sechs Wintermonaten entweder mit *Lactobacillus acidophilus*, einer Kombination aus *L. acidophilus* und *Bifidobacterium animalis lactis Bi-07*, oder einem Placebo. Die *Lactobacillus-Bifidobacterium*-Gruppe zeigte eine 72 Prozent niedrigere Fieberanfälligkeit als die Placebo-Kinder. In puncto Husten und Erkältungen lag die Anfälligkeit 62 Prozent bzw. 59 Prozent niedriger. Außerdem wurden für diese Gruppe 84 Prozent weniger Antibiotika benötigt und insgesamt 46 Prozent weniger Krankheitstage verbucht. [2]

---

[1] PANDA: Probiotics AND Allergy. Allergy, Niers L. et al., Folia Orthica 2009.

[2] Pediatrics. 2009 Aug; 124 (2): e172–9. doi: 10.1542/peds.2008-2666. Epub 2009 Jul. 27. Probiotic effects on cold and influenza-like symptom incidence and duration in children. Leyer G. J., Li S., Mubasher M. E., Reifer C., Ouwehand A. C.

Krank oder gesund?

Bei Lesungen gibt es immer eine Person, die mit folgender Bemerkung das Wort ergreift: „Ich esse schon seit Jahren Fertigprodukte und bin trotzdem nie krank." Wieso glauben viele Menschen eigentlich, dass sie gesund sind, wenn sie nicht krank sind? Inzwischen bin ich überzeugt davon, dass viele Menschen mehr Probleme haben, als ihnen bewusst ist. Wie viele Menschen halten Darmprobleme oder einen problematischen Stuhlgang für ganz normal? Wie viele Frauen leiden an Menstruationsbeschwerden oder dem prämenstruellen Syndrom (PMS) und finden daran nichts Ungewöhnliches? Wie viele Arbeitnehmer quälen sich jeden Tag aufs Neue müde durch die letzten Bürostunden?

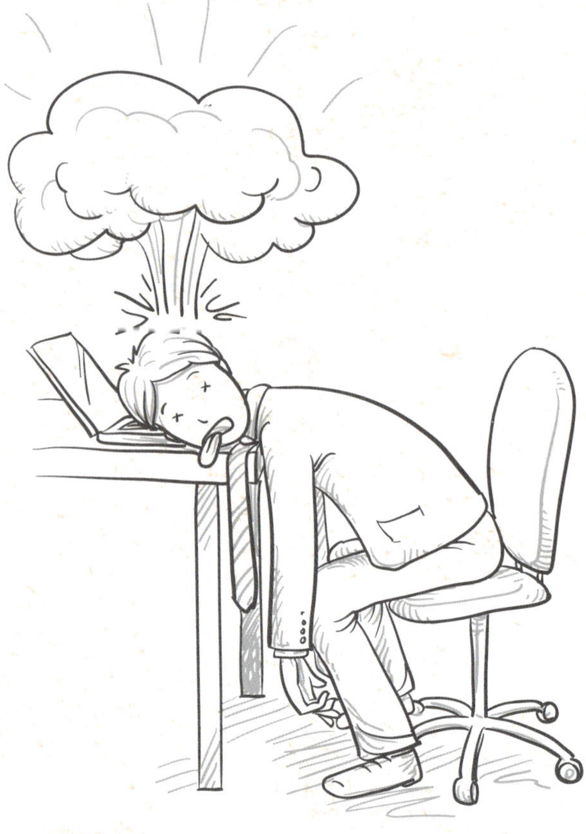

Solche Phänomene (und noch vieles mehr) sind inzwischen so weitverbreitet, dass wir sie auch als Gesellschaft für völlig normal halten. Aber normal sind sie wirklich nicht! Jemand, der tatsächlich gesund und nicht nur nicht krank ist, steckt voller Energie, hat ein Körpergewicht, das zu ihm passt, klagt nicht über Magen- oder Darmprobleme und leidet auch nicht an PMS. Ein gesunder Mensch hat weder eine schlechte Haut noch Schlafstörungen, Infektionen oder Ekzeme.

All die Dinge, die wir inzwischen für ganz normal halten, sind de facto Auswüchse eines Lebensstils, einer Ernährung und einer Darmflora, die nicht optimal sind. Ist das schlimm? Jetzt vielleicht noch nicht, aber wenn einen in zehn Jahren gesundheitliche Probleme ereilen, womöglich schon. Sich dann von ihnen zu erholen, wird weitaus schwieriger sein, als jetzt damit anzufangen, sich gesünder zu ernähren.

Soldaten

Dann gibt es noch jene Menschen, die nie krank sind – weil sie nicht mehr krank werden können. Wie bitte? Ja, das stimmt. Für eine echte Krankheit braucht es nicht nur einen Krankheitserreger (wie ein Virus oder ein Bakterium), sondern auch ein halbwegs intaktes Immunsystem. Wenn wir krank sind, ist das der Ausdruck des Kampfes, den unser Immunsystem gegen den Krankheitserreger führt. Für einen Kampf benötigt man Soldaten, und die kann das Immunsystem nur dann in Gestalt von Immunglobulinen herstellen, wenn die Darmflora gesund ist.

In meiner Praxis begegne ich regelmäßig Menschen, die nie krank sind. Bei manchen hat sich aber herausgestellt, dass sie an sIgA-Mangel leiden, was bedeutet, dass sie wahrscheinlich nicht mehr krank werden können. An sich deutet ein sIgA-Mangel noch nicht auf einen IgA-Mangel hin, aber oft geht beides Hand in Hand. Zu Beginn einer Darmfloratherapie ereignet sich dann häufig etwas Eigenartiges: Menschen, die bereits seit Jahren nicht mehr krank waren, bekommen eine Erkältung oder zeigen Grippesymptome. Daran bin dann natürlich ich schuld, ist ja klar. Meine Reaktion: Herzlichen Glückwunsch zum gesunden Immunsystem!

Müdigkeit

Wussten Sie, dass die Darmflora eine Art Selbsthilfegruppe ist? Von all der Energie, die Sie und der Darm für die Aufrechterhaltung des Betriebs benötigen, produziert sie 40 Prozent. Das ist auch notwendig, denn die innere Zellschicht unseres Darms (das Epithel) erneuert sich alle 72 Stunden, das braucht Energie.

Bei Menschen mit einem Mangel an Darmbakterien bleibt diese Energieerzeugung aus, weshalb der Darm diese Energie anderweitig beziehen muss – zum Beispiel aus den Vorratskammern des Körpers. Könnte dies vielleicht eine Erklärung dafür sein, dass viele Menschen oft über Müdigkeit klagen?

WENN WIR KRANK SIND, IST DAS DER AUSDRUCK DES KAMPFES, DEN UNSER IMMUNSYSTEM GEGEN DEN KRANKHEITSERREGER FÜHRT.

Darüber hinaus produziert die Darmflora einige wichtige B-Vitamine sowie Vitamin K. Vor allem die B-Vitamine sind für einen ausgewogenen Energiehaushalt von großer Bedeutung. Des Weiteren ist die Darmflora (vor allem die Laktobazillen) zuständig für die Entsorgung von Abfallstoffen (in Zusammenarbeit mit der Leber).

Mit einer miserablen Darmflora ist man gleich zweimal der Dumme: Dem Körper geht nicht nur eine Menge an vitalisierender Energie und Vitaminen ab, er tut sich auch schwer mit der Entsorgung der Abfallstoffe. Kein Wunder, dass man dann abends am liebsten vor dem Fernseher kleben bleibt …

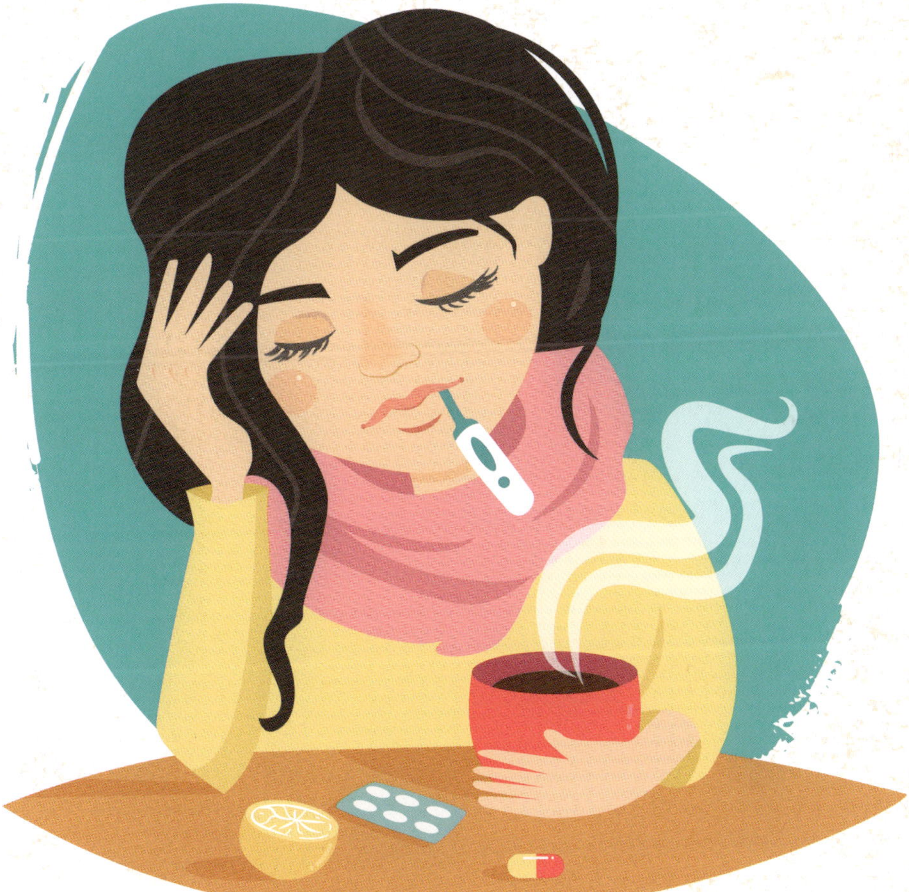

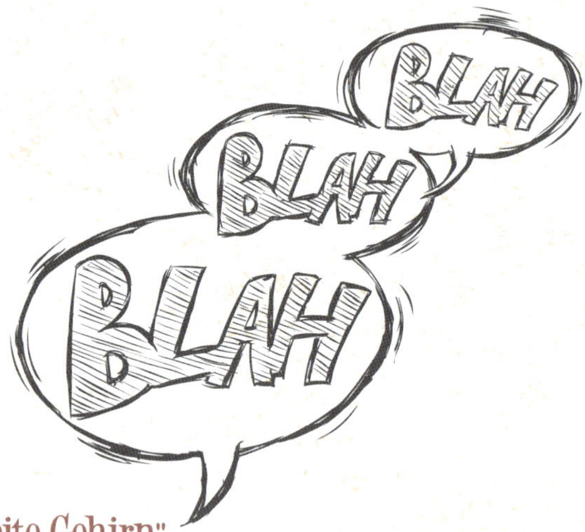

Das „zweite Gehirn"

Der Darm und das Gehirn stehen in direktem Kontakt miteinander. Und das merkt man. Nicht nur, weil bei manchen Menschen vorne Ideen herauskommen, die wir eher an der Körperrückseite erwartet hätten, sondern auch, weil der Darm wichtige Stoffe produziert, von denen ebenfalls das Gehirn profitiert.

Wussten Sie zum Beispiel, dass Serotonin und Dopamin im Körper des Menschen zu 95 bzw. 50 Prozent von der Darmflora hergestellt werden? Zumindest im Normalfall.

Etwas Nachhilfe in Biologie: Serotonin und Dopamin sind Botenstoffe, also Stoffe, die dem Gehirn Signale überbringen. Wird dem Gehirn ausreichend Serotonin zugeführt, dann fühlt man sich wohl, sicher und glücklich. Ist dies nicht der Fall, dann können Gefühle wie Stress, Unsicherheit und Depression entstehen.

Dopamin regt nicht nur das Denkvermögen an, sondern verstärkt auch die Eloquenz, die Konzentrationsfähigkeit und vermittelt Energie und Wohlbefinden. Es zählt zu jenen Stoffen, die mit einem Zustand in Verbindung gebracht werden, der „flow" genannt wird (angenehm konzentriertes und produktives Arbeiten, bei dem man die Zeit vergisst).

Dopaminmangel gehört zu den häufigsten Ursachen von ADHS bzw. deren Symptomen. Eine interessante Feststellung! Natürlich darf man keinen Kausalzusammenhang mit dem Zustand der Darmflora herstellen, aber auffällig ist, dass die Qualität unserer Darmflora seit Jahrzehnten rückläufig ist, während die Anzahl der festgestellten ADHS-Fälle im gleichen Zeitraum deutlich angestiegen ist … Es gibt Studien, die belegen, dass mit der Verabreichung von Probiotika an ADHS-Patienten eine positive Wirkung erzielt wird. [1] Auch Wissenschaftler, die das Phänomen Autismus untersuchen, interessieren sich immer mehr für die Auswirkungen einer gesunden Darmflora und die negativen Folgen etwa von Parasiten für die Autismus-Symptome.

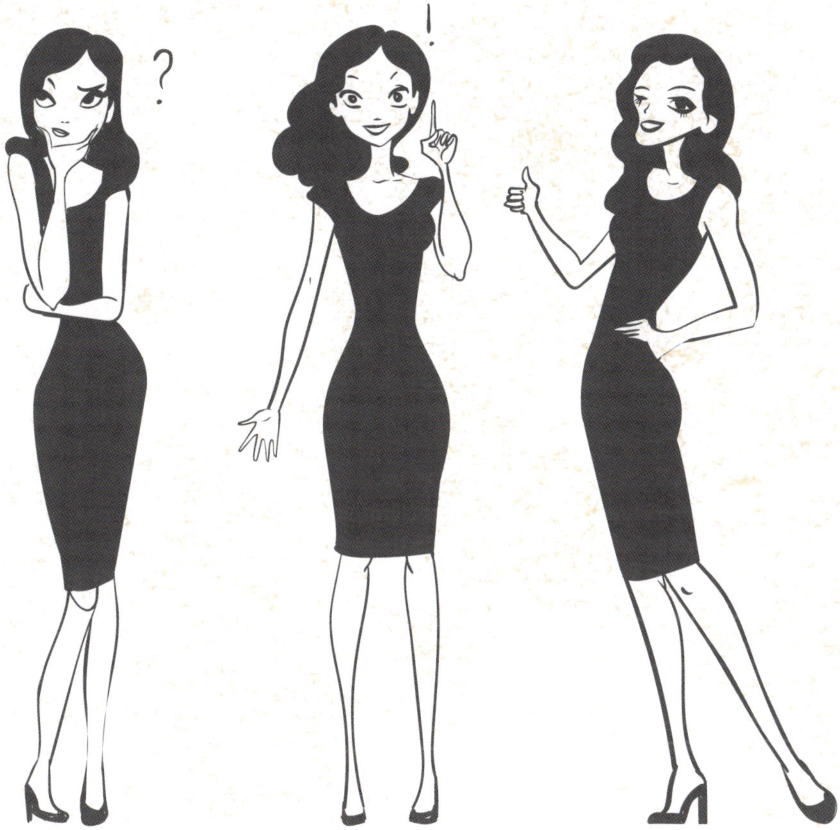

Natürlich ist es nicht so, dass schwere ADHS-Symptome sich einfach mit ein wenig Probiotika bekämpfen lassen und der Patient anschließend mit voller Konzentration ans Werk geht. Doch eine aus dem Gleichgewicht geratene Darmflora hilft bei ADHS oder anderen psychischen Problemen sicher ebenso wenig.

Und dann gibt es noch die Nervenzellen in unserem Darm – zahlenmäßig zwar weniger als in unserem Gehirn, aber mehr als in unserem Rückenmark. Auch sie spielen eine bedeutende Rolle bei diversen Vorgängen – von der Darmperistaltik bis hin zur Regulierung von Infektionen. Übrigens beeinflusst unser Gehirn auch die Darmgesundheit: Angst und Stress etwa setzen der Darmflora zu. So findet man sich schnell in einer Abwärtsspirale wieder, in der sich die Beschwerden quasi wie von selbst aufrechterhalten. Zum Glück nimmt die Forschung im Bereich komplexer Störungen wie Depressionen, chronischen Müdigkeitssyndroms und gar Autismus zunehmend auch die Darmflora, Ernährung und Probiotika als Randbereiche mit ins Visier.

---

[1] A possible link between early probiotic intervention and the risk of neuropsychiatric disorders later in childhood: a randomized trial. A. Pärtty et al. Pediatr Res. 2015; 77 (6): 823–8.

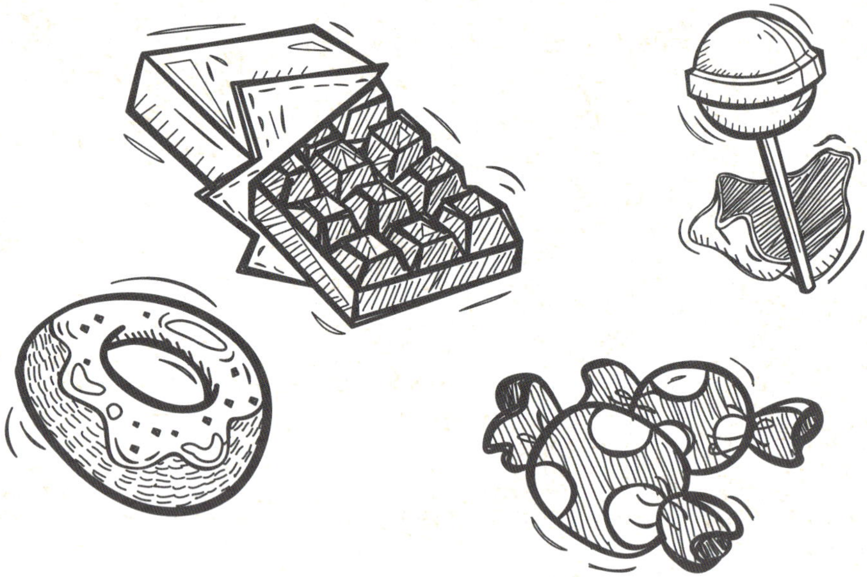

Darmflora und Übergewicht

Wird so mancher schon bei dem Gedanken an Essen dick, können andere ganze Berge verschlingen, ohne nur ein einziges Gramm zuzulegen. Wie ist das bloß möglich? Vielleicht findet sich die Antwort in der Darmflora. Wobei nicht die Bakterienmenge gemeint ist, die wir im Körper haben – immerhin zwei Kilogramm –, sondern die Zusammensetzung. Denn möglicherweise fördern manche das Dickwerden eher als andere. Ist doch toll! Somit haben Übergewichtige neben den „schweren Knochen“ noch eine weitere Ausrede: „Ich habe eine Darmflora, die dick macht, dafür kann ich doch nichts.“ Oder vielleicht doch?

Unwahrscheinlich, dass es bald ein Probiotikum gegen Übergewicht geben wird. Der wichtigste Bakterienstamm, mit dem sich Übergewicht eventuell vermeiden lässt, sind die Bacteroides, nur die lassen sich nicht einfach in einen Becher packen. Was kann man stattdessen tun? Die Bacteroides füttern. Denn sie lieben resistente Stärke (*siehe S. 141, Essen für die Darmflora*). Schon bei einem einen Monat alten Baby kann Mangel an diesem Bakterium zu verstärktem Körperwachstum führen. Was bei Babys noch kein großes Problem ist, kann sich später in Übergewicht niederschlagen.

Das wichtigste Dickmacher-Bakterium ist *Methanobrevibacter smithii*. Nicht nur Übergewicht geht auf sein Konto, sondern auch der Ausstoß von Methan im Körper, was sich als aufgeblähter Magen und Blähungen äußert. Ein interessantes Phänomen.

Ein schweres oder umfangreiches Problem?

Unlängst unterhielt ich mich mit jemandem über sein Gewicht. Er war ziemlich massig (oder besser gesagt: zu dick). Als er mir sein Gewicht nannte, war ich etwas irritiert. Ich konnte mir nicht vorstellen, dass er mich anlog, aber vielleicht trieb sein Darm Schindluder mit ihm. Er – wir nennen ihn Jan – wog etwa 125 Kilogramm. Für die meisten Menschen wäre das viel zu viel und für Jan auch, trotz seiner 190 cm Körpergröße.

Mehr als über sein Gewicht wunderte ich mich aber darüber, dass dieses Gewicht nicht mit seinem Erscheinungsbild zusammenpasste. Denn Jans Anblick ließ vermuten, dass er noch viel schwerer war. Durch seinen beachtlichen Bauchumfang wirkte Jan deutlich schwerer als er war.

Jans Problem: Luft. Und damit ist Jan nicht allein. Oft höre ich Frauen sagen, dass sie sich vorkommen, als wären sie schwanger – so stark sei der Bauch aufgebläht. Bei Männern wird dieses Phänomen meistens „Bierbauch“ genannt – auch bei denen, die gar kein Bier trinken. Da Jan ebenfalls gern Bier trinkt, liegt es auf der Hand, den Bauchumfang darauf zu schieben. Irrtum, denn wie die Frauen, die keineswegs schwanger sind, wird auch Jan einfach von seinem Darm geplagt.

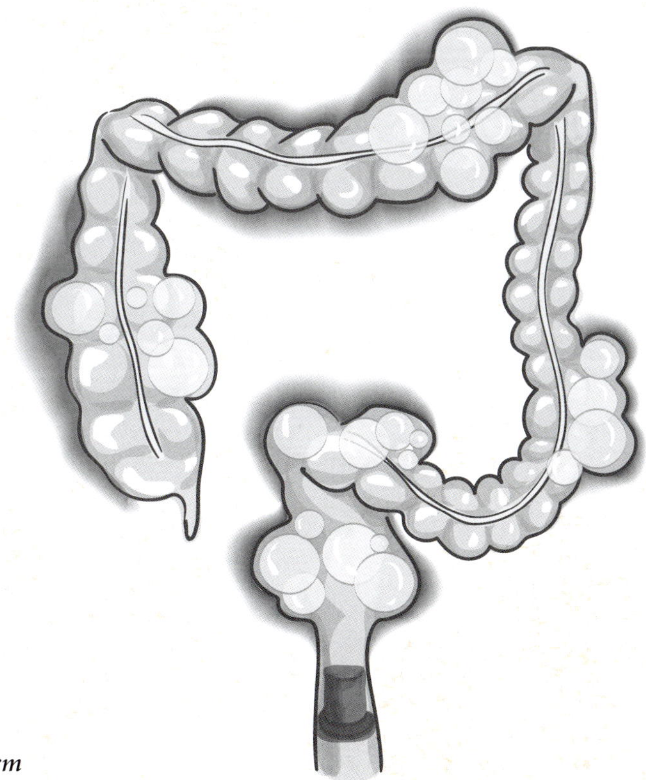

Luft im Darm

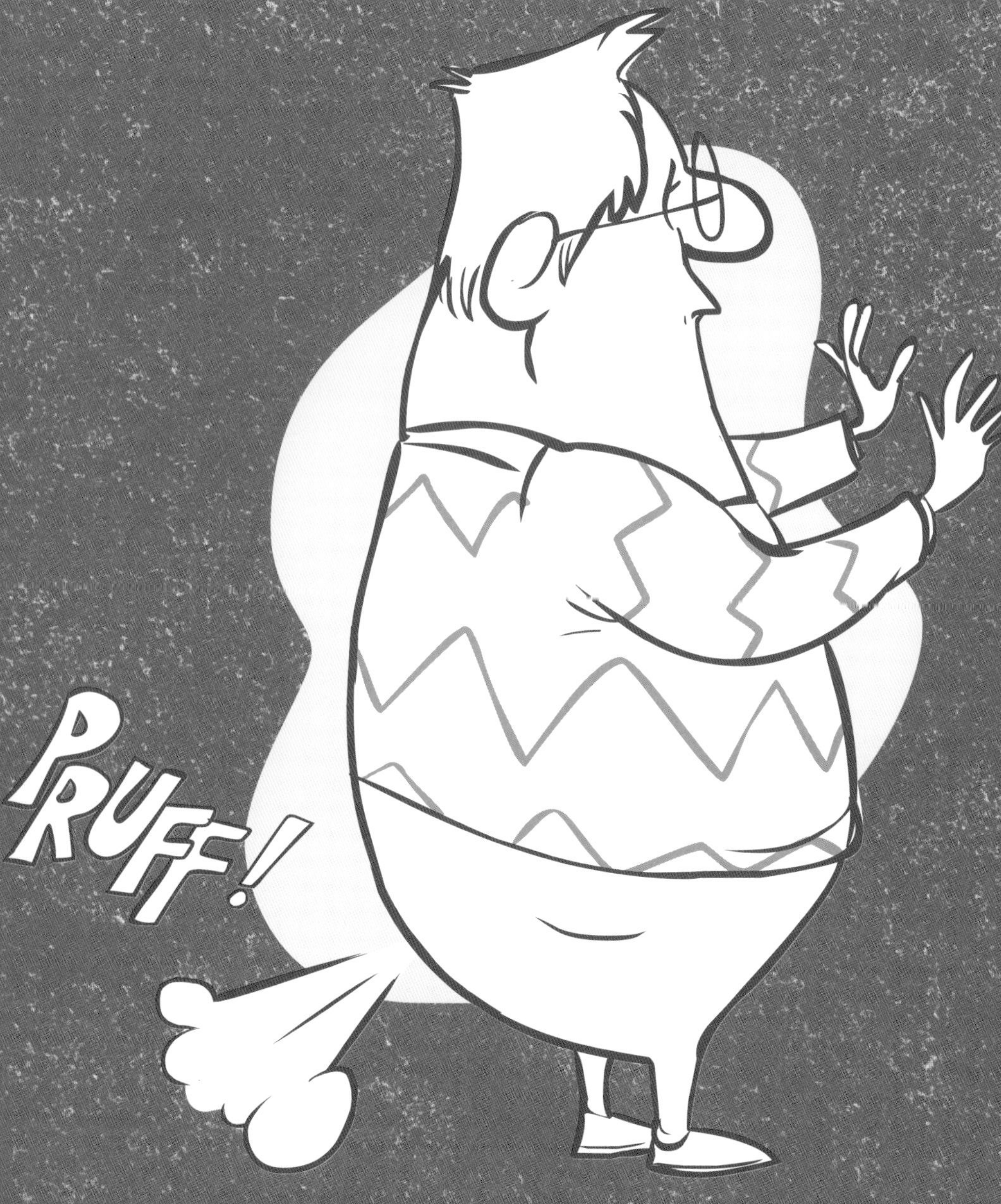
PRUFF!

Wie kommt Luft in unseren Darm? Meistens durch eine nicht gut funktionierende Verdauung. Etwa wenn die Vorverdauung nicht optimal verläuft: Die Nahrung ist ungenügend zerkaut und/oder der Magen hat zu wenig Magensäure oder Verdauungsenzyme produziert. Angesichts eines nicht vollends verdauten Speisebreis geraten die Bakterien im Dickdarm in Partylaune. Die gute Darmflora ist dafür jedoch nicht ausgelegt und stirbt stellenweise ab. Der frei gewordene Platz wird von anderen – Gas produzierenden – Bakterien eingenommen, die sich sofort über den unverdauten Speisebrei hermachen und als Dankeschön Gas hinterlassen. Die Folge schlechter Verdauung: ein Blähbauch und Blähungen obendrein.

Vor allem Kohlenhydrate fressende Bakterien sind wahre Meister dieses Fachs. Werden sie mit Kohlenhydraten (Zucker, Marmelade, Weißbrot, Nudeln, Kartoffeln) versorgt, dann erzeugen sie Gas in rauen Mengen. Ein Zustand, der sich nicht ignorieren lässt, denn die Blähungen verlassen den Körper als laute Winde oder – wenn man anstandshalber versucht, sie zu unterdrücken – erzeugen Gluckern im Bauch (der hart wird und sich aufbläht). Kein Wunder, dass so Bauchschmerzen entstehen und man sich unwohl fühlt. Überdies muss man ständig urinieren, da der aufgeblähte Darm auf die Blase drückt. Wenn man dann endlich die heimische Toilette erreicht hat, bahnen sich Luft und Stuhl oft unkontrolliert und unüberhörbar einen Weg ins Freie.

Wenn es darum geht, Luft und andere Unannehmlichkeiten zu produzieren, weiß *Candida albicans* oder ein naher Verwandter (*C. glabrata, C. krusei, C. tropicalis*) ein Wörtchen mitzureden. Candida ist ein Hefepilz, der im Normalfall im Darm lebt (vor allem *C. albicans*) und dort nützlich sein kann. Ist die Darmflora jedoch angegriffen, dann entzieht er sich der Kontrolle und macht, was er will. Er entwickelt sich zu einem Schimmelpilz und bringt einiges durcheinander. Auch Candida liebt schnellen Zucker über alles. Der Pilz genießt die zuckerhaltigen Häppchen, die er bekommt, und freut sich, wenn das so bleibt (möchte jemand Schokolade?). Im Tausch für all diese Köstlichkeiten gibt es … Gas.

Gas und Übergewicht – was tun?

Na toll! Lassen sich *Methanobrevibacter*, Candingsda und wie sie alle heißen nicht einfach zerstören? Nein, so einfach ist das leider nicht … Würden wir sie zerstören, wäre das Problem ja noch nicht gelöst und würde in Kürze erneut bestehen. Denn einen Grund für ihre Anwesenheit gibt es ja schließlich. Auch mit Probiotika lässt sich das Problem nicht dauerhaft lösen.

Nein, die Diskussion sollte sich in eine andere Richtung bewegen. Der Fokus sollte auf Abnehmen gerichtet sein und auf einen guten Lebensstil und gesunde Essgewohnheiten. So schlägt man zwei Fliegen mit einer Klappe: Sie bekommen eine intaktere Darmflora und ein gutes Körpergewicht (egal, ob Sie ab- oder zunehmen möchten). Insgesamt fühlen Sie sich gesünder und spüren, wie die Energie zurückkehrt. Sie haben auch Lust, für sich selbst zu kochen und sich mehr zu bewegen.

Das Thema Übergewicht beschäftigt uns als Gesellschaft schon seit mehr als 80 Jahren. Wären wir dieses Problem nicht längst los, wenn es eine Pille gegen Übergewicht gäbe? Für den, der auf eine Probiotika-Diät setzt, habe ich eine schlechte Nachricht: Eine Verbesserung der eigenen Darmflora und Gesundheit erzielt man nur durch Eigenleistung. Die Einnahme von ein paar Bakterien hat noch niemanden schlanker gemacht – aber umgekehrt ist eine miserable Darmflora wenig hilfreich, wenn man gerade abnehmen will!

Tipps bei Übergewicht

1. In der Vergangenheit wurde uns eingebläut, dass Fette schlecht sind: „Die machen dick!“ Eine etwas einfache Sichtweise, wie wir jetzt wissen, denn Fette führen nicht automatisch zur Gewichtszunahme. Entscheidend sind nicht die Fette an sich, sondern die Ernährung in ihrer Gesamtheit. Mehr noch: Ausreichend (gesunde) Fette erzeugen ein Darmmilieu, das gerade gute Bakterien schätzen.

2. Womöglich trägt das Bakterium *Methanobrevibacter* zum sogenannten Jo-Jo-Effekt bei. Denn dieses Bakterium ist ein Meister darin, aus Nahrung Energie zu gewinnen. So sehen wir nicht nur eine starke Zunahme dieses Bakteriums bei Menschen, die sich kalorienarm ernähren, wie etwa Magersüchtigen, sondern auch bei Liebhabern von Crash-Diäten. Wenn es aber mehr von diesen Bakterien gibt, holen die wieder mehr Energie aus der konsumierten Nahrung. Kurz: Je weniger man isst, umso mehr Kalorien entzieht man der Nahrung. Hungern, um abzunehmen, funktioniert also nicht!

3. Nicht die Fette, sondern die schnellen Kohlenhydrate fördern Übergewicht auf vielfältigste Art und Weise. Sie sind der Gaumenschmaus aller Methan produzierenden Bakterien und Schimmelpilze wie Candida. Die Folge: ein Blähbauch. Auch ein Glukose-Überschuss im Blut führt stärker zur Einlagerung von Körperfett als der übermäßige Verzehr von Fetten.

Mundflora

Die Darmflora ist übrigens nicht die einzige Bakterienkolonie in unserem Körper. Es befindet sich auch Mikroflora auf und in unserer Haut, in Ohren, Augen, Nase, Nabel, Penis/Vagina, unter den Nägeln und ebenfalls in unserem Mund. Es gibt auch Vermutungen, dass die Mundflora von großer Bedeutung ist für die Gesunderhaltung

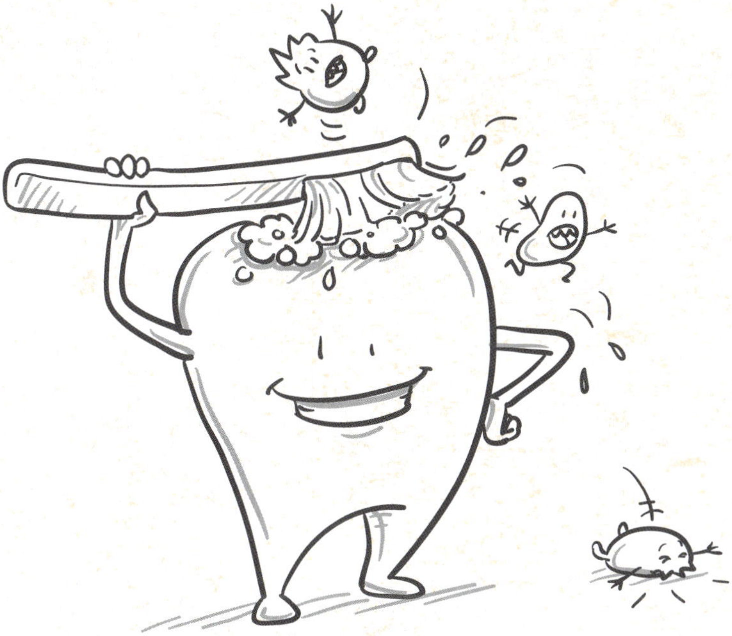

unserer Darmflora. Vermutungen, denn während die Darmfloraforschung noch in den Kinderschuhen steckt, steht die Mundfloraforschung noch nicht mal am Anfang. Leider wissen wir da noch wenig, aber zum Glück nimmt das Interesse derzeit stark zu. Die gängigsten Bakterienstämme, die unseren Mund bevölkern, sind identifiziert und es gibt Forscher, die bereits Aussagen über den Einfluss der Mundflora auf Erkrankungen wie Parodontitis (Zahnfleischentzündung) und Karies treffen.

Leider stehen meist die schlechten Bakterien im Fokus, was nicht ganz unlogisch ist, da diese sich ausbreiten, wenn es zu wenig gute Bakterien gibt. Die Industrie hat den neuen Markt bereits erkannt und bietet inzwischen neben Probiotika für die Darmflora auch welche für die Mundflora an.

Die Mundflora ist auch deshalb interessant, weil man im Mund gut verfolgen kann, wie Bakterien das Milieu, in dem sie leben, beeinflussen. Denn wer kennt das nicht: Man isst etwas Süßes und kurz danach fühlen sich die Zähne rau an. Dann sind sie mit einer dünnen, sichtbaren Schicht überzogen, die sich abkratzen lässt. Das ist Zahnbelag, eine Art Biofilm, den Bakterien aus Selbstschutzgründen bilden.

Es sind keine angenehmen Zeitgenossen, die diese Schicht bilden – sie führen zu Zahnstein und Karies und reagieren sofort auf Nahrung. Ein Selbstversuch beweist: Am Ende eines Tages, an dem weder Zucker noch Getreide oder stark verarbeitete Produkte verzehrt wurden, ist die Schicht deutlich dünner. Das erklärt, wieso ältere Mitglieder von natürlich lebenden Völkern oft noch all ihre Zähne besitzen – ohne moderne Zahnpflege.

SOMIT HABEN ÜBERGEWICHTIGE NEBEN DEN „SCHWEREN KNOCHEN“ NOCH EINE WEITERE AUSREDE: „ICH HABE EINE DARMFLORA, DIE DICK MACHT, DAFÜR KANN ICH DOCH NICHTS“.

Inwiefern Kompositfüllungen mit ihren antibakteriellen Eigenschaften die Gesundheit der Mundflora beeinträchtigen – und somit auch die Gesundheit der Darmflora –, ist nicht bekannt. Da die Faktenlage hier noch sehr rudimentär ist, lassen sich dazu keine verlässlichen Aussagen treffen. Das soll natürlich nicht heißen, dass man Zähne nicht mehr füllen lassen soll. Für mich bedeutet es aber, andere Wege zu gehen, die dazu führen, dass die Mundflora gesund bleibt, wie zum Beispiel gesunde Ernährung und Zahncreme ohne antibakterielle Inhaltsstoffe. Gutes Zähneputzen zur Gesundhaltung der Mundflora ist übrigens wichtiger als die Zahncreme, die man benutzt (sagt mein Zahnarzt).

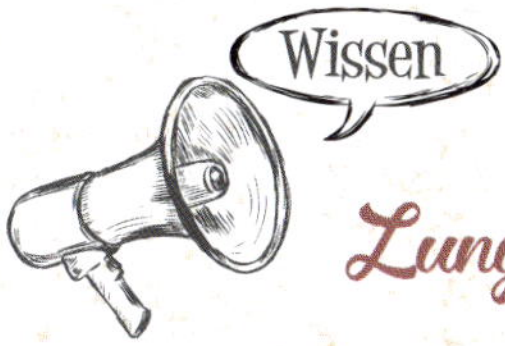

Zungenkuss

Wussten Sie, dass bei einem Zungenkuss etwa 80 Millionen Bakterien ausgetauscht werden? Nein, nicht gleich zur Mundspülung greifen! Denn unser Immunsystem bringt das so richtig in Schwung.

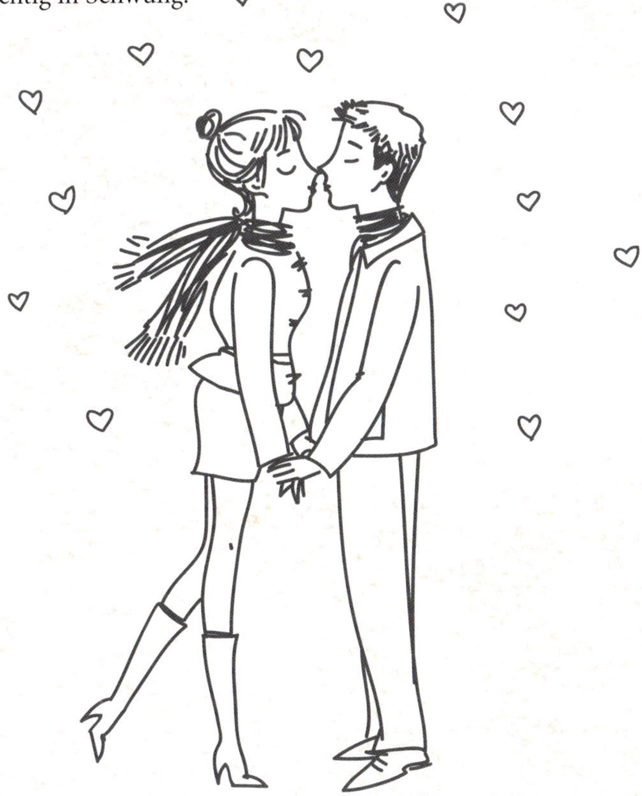

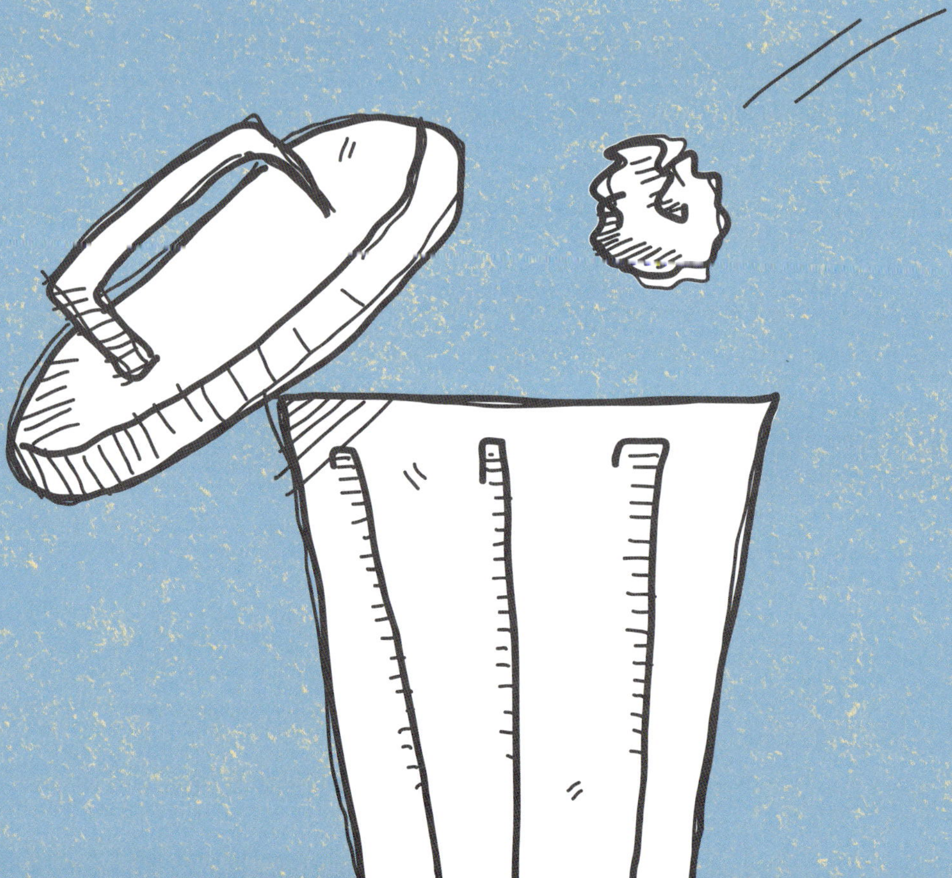

KAPITEL 4

Weg mit dem Zeug!

Dass die Darmflora sehr wichtig ist und dass man gut daran tut, sie zu pflegen, sollte inzwischen klar geworden sein. Doch wie macht man das am besten? Meines Erachtens setzt sich eine sinnvolle Darmflorapflege aus drei Bestandteilen zusammen:

- *Trash Food* vom Speiseplan verbannen und die Darmflora nicht mit Dingen belasten, die den guten Bakterien das Leben erschweren.
- Gesunde Nahrung (für einen selbst und für die guten Bakterien) in den Speiseplan aufnehmen.
- Den eigenen Lebensstil verändern, um die Darmflora zu unterstützen.

In diesem Kapitel richten wir den Fokus auf beliebtes *Trash Food* und auf die Frage, warum es besser ist, diese Art von Nahrungsmitteln öfter mal links liegen zu lassen.

Was ist *Trash Food*?

Ernährung zählt zu den wichtigsten Faktoren zur Gesunderhaltung unseres Darms. Eine (drastische) Veränderung des Speiseplans führt schon in wenigen Tagen zur Veränderung der Darmflora! Bakterien haben keine Wahl, sie können nur das essen, was man ihnen auftischt. Und in dem Dschungel unseres Darms gilt das Recht des Stärkeren: Nur der, der etwas zu essen bekommt, wächst auch. In einem Darm, der oft mit verarbeiteten Produkten, Weißbrot, Marmelade, Sirup und Chips gefüttert wird, gedeihen nur Bakterien, die solche Produkte lieben. Setzt man dagegen vermehrt auf Ballaststoffe, gesunde Fette und Gemüse, dann entwickeln sich andere Bakterien besser. Jetzt raten Sie mal, auf welche Produkte sich Ihr Darm mehr freut …

Das Thema Ernährung und ihr Einfluss auf unsere Gesundheit sind derzeit in aller Munde. Wenn Faktoren wie Wohnort, Umwelt, Lebensstil und der gesamte Speiseplan berücksichtigt werden, ist es oftmals schwer zu beweisen, dass etwas gesund oder ungesund ist. So entstehen Aussagen wie: „Äpfel sind nicht gesund, denn wer nur Äpfel isst, stirbt daran." Oder: „Ein Apfel ist nur deshalb gesund, weil man in dem Moment auf eine Krokette verzichtet."

Zum Glück gibt es neben der Wissenschaft auch noch so etwas wie den gesunden Menschenverstand. Und mit beidem kommt man schon ganz schön weit. Wenn wir nur die direkten Auswirkungen von Ernährung auf unseren Körper betrachten, dann lässt sich – leider – sagen, dass manche Produkte niemandem guttun. Sollte man sie dann gar nicht mehr essen oder ist mogeln erlaubt? Ich bin in vielem pedantisch, aber nicht, wenn es um Ernährung geht. Der Mensch ist stark und sehr anpassungsfähig und deshalb glaube ich ganz fest an die sogenannte 80-20-Regel: Wer zu 80 Prozent gesund isst, steckt die 20 Prozent ungesunde Nahrung locker weg.

Doch das Problem ist oft, dass wir tagtäglich deutlich mehr als 20 Prozent *Trash Food* verspeisen: ein Löffelchen Mayonnaise zum Abendessen, etwas Süßes zum Kaffee, ein Glas gesüßten Saft zwischendurch, eine Handvoll Chips vor dem Fernseher, ein Nachtisch mit ein paar nicht ganz so gesunden E-Nummern … Häufig sind es die kleinen Dinge, aber wer mal ein paar Tage darüber buchführt, was er so isst, wird feststellen, dass die 20-Prozent-Marke schnell erreicht ist!

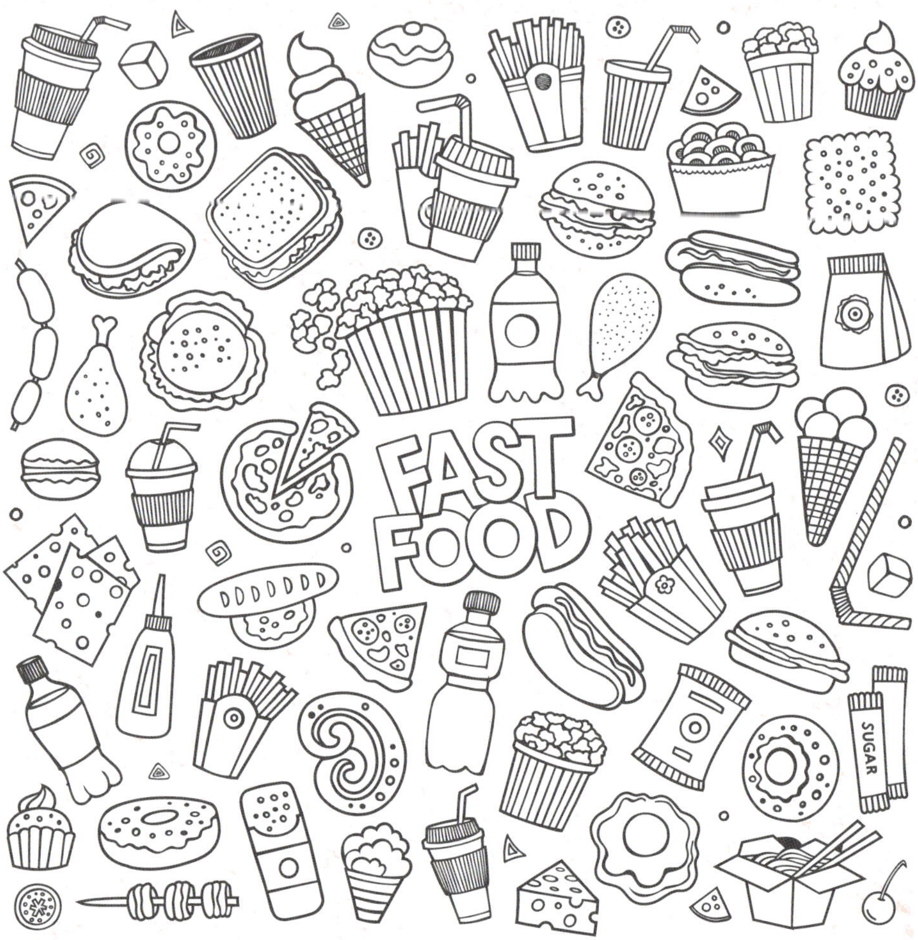

Rezept: Pommes mal ganz anders

Wir essen zu viele Kartoffeln. Höchste Zeit für eine Alternative! Hier ein Vorschlag für einen köstlichen und gesunden Abendsnack – ohne Kartoffeln, mit guten Fetten zum Frittieren und leckerer selbst gemachter Mayonnaise.
Es ist gar nicht so schwer, Essen zuzubereiten, das auch Kinder gerne mögen und dennoch gesund ist. Pommes will ich diese Sticks nicht nennen, da jeder damit Kartoffeln assoziiert – aber klar ist, was gemeint ist. Frittierte Gemüsestifte mit einer Art Mayonnaise – das sollte doch schmecken.
Den Anfang macht das richtige Fett. Schon seit etwa 15 Jahren kommt in Pommesbuden angeblich nur noch gutes Fett zum Einsatz: Sonnenblumenöl, Sojaöl, Erdnussöl oder ein anderes günstiges Pflanzenöl. Denn viele Menschen vertragen keine gesättigten Fettsäuren mehr. Für diese Praxis lässt sich allerdings kein Grund finden oder anders gesagt: Frittieren sollte man nur in gesättigten Fettsäuren, sonst sollte man es lieber bleiben lassen. All die tollen Alternativen und speziellen „gesunden" Sonnenblumenöle sind unsinnig. Besser ist es, einfach wie anno dazumal in (biologischem!) Rinderschmalz zu frittieren – oder in (Bio-)Kokosöl. Das ist gesünder und schmackhafter.
Die optimale Frittiertemperatur liegt knapp unter dem Rauchpunkt. Darüber entstehen Stoffe wie Nitrosamine oder Acrylamide, die krebserregend sind. Deshalb: 170 °C reichen in den meisten Fällen vollkommen aus!

Als Nächstes stellt sich die Frage, was man frittieren will? Zu den Gemüsesorten, die sich als Alternative zu Kartoffeln eignen, zählen:

- Süßkartoffeln: Sie ergeben zwar keine so festen Pommes wie normale Kartoffeln, köstlich sind sie dennoch. Kinder lieben den etwas süßlichen Geschmack. Passt gut als Beilage zu Herzhaftem wie Bohnenpfanne, gebackenen Champignons oder Fleisch.
- Kürbis – sowohl der grüne Kürbis als auch der orangefarbene Hokkaido-Kürbis sind geeignet. Da Kürbisfleisch relativ hart ist, sollte man die Stifte ziemlich dünn schneiden. Dann sind sie schneller gar. Vorher die Schale entfernen.
- Pastinaken: Nach dem Schälen kann man den unteren Teil der Wurzel im Ganzen verwenden und den oberen Teil in Stifte schneiden. Pastinakenpommes sind nicht sehr sättigend und somit eine ideale Beilage.

- Topinambur: Am besten schneidet man dieses Gemüse in Würfel oder Scheiben, denn Topinambur in Stifte zu schneiden, ist fast unmöglich. Außerdem zerfällt Topinambur ziemlich schnell während des Frittierens. Trotzdem lohnenswert wegen des tollen Geschmacks!
- Kohlrabipommes schmecken ganz anders als normale (versuchen Sie also besser nicht, sie Ihren Kindern so zu verkaufen!), doch der Geschmack ist wunderbar und ungewöhnlich.

Für sämtliche genannten Gemüsesorten gilt: in dünne Stifte schneiden. Für dicke belgische Pommes eignen sie sich alle nicht, dann bleiben sie innen zu hart. Ein noch besseres Ergebnis wird erzielt, wenn Gemüsepommes wie „echte" Pommes zweimal frittiert werden. Knollen- und Wurzelgemüse kann man, wenn man möchte, auch erst kurz blanchieren (vor dem Frittieren gut abtrocknen!). Nach dem Frittieren mit etwas Salz oder Sel de Fleur bestreuen – fertig!

Mayonnaise

Eigentlich sprengt dieses Thema den Rahmen dieses Buches. Tatsache ist aber, dass die meisten Menschen zu viel Linolsäure konsumieren. Diese Omega-6-Fettsäure ist unter anderem in Sonnenblumen-, Soja- und Rapsöl enthalten und somit auch in Margarine, Keksen, Salatdressing und etlichen verarbeiteten Produkten wie Mayonnaise. Wäre Mayonnaise unsere einzige Linolsäurequelle, hätten wir ein Problem weniger. Am besten stellen Sie daher Mayonnaise ohne Linolsäure her.

ZUTATEN:

- 1 Ei (Zimmertemperatur)
- 1 Eigelb (Zimmertemperatur)
- 1 EL Weißweinessig oder ½ EL Zitronensaft
- Kokosöl (ca. 10 EL oder 100 ml, geschmolzen)
- Olivenöl (10 EL oder 100 ml) (optional)
- Salz, Senf und Honig nach Belieben (optional)

SO WIRD'S GEMACHT:

- Das Ei mit dem Eigelb und dem Essig mit dem Handmixer kräftig verrühren.
- Dann das Kokosöl bei laufendem Motor ganz langsam (!) hinzufügen und unterrühren.
- Die Masse sollte schnell cremig werden.

Achtung: Da Kokosöl bei Zimmertemperatur fest wird, ist die abgekühlte Mayonnaise fester als gekaufte Mayonnaise. Wer es lieber etwas dünner mag, fügt einfach etwas Olivenöl hinzu (oder, wenn man Olivenöl nicht mag, Mandelöl oder ein anderes Nussöl).

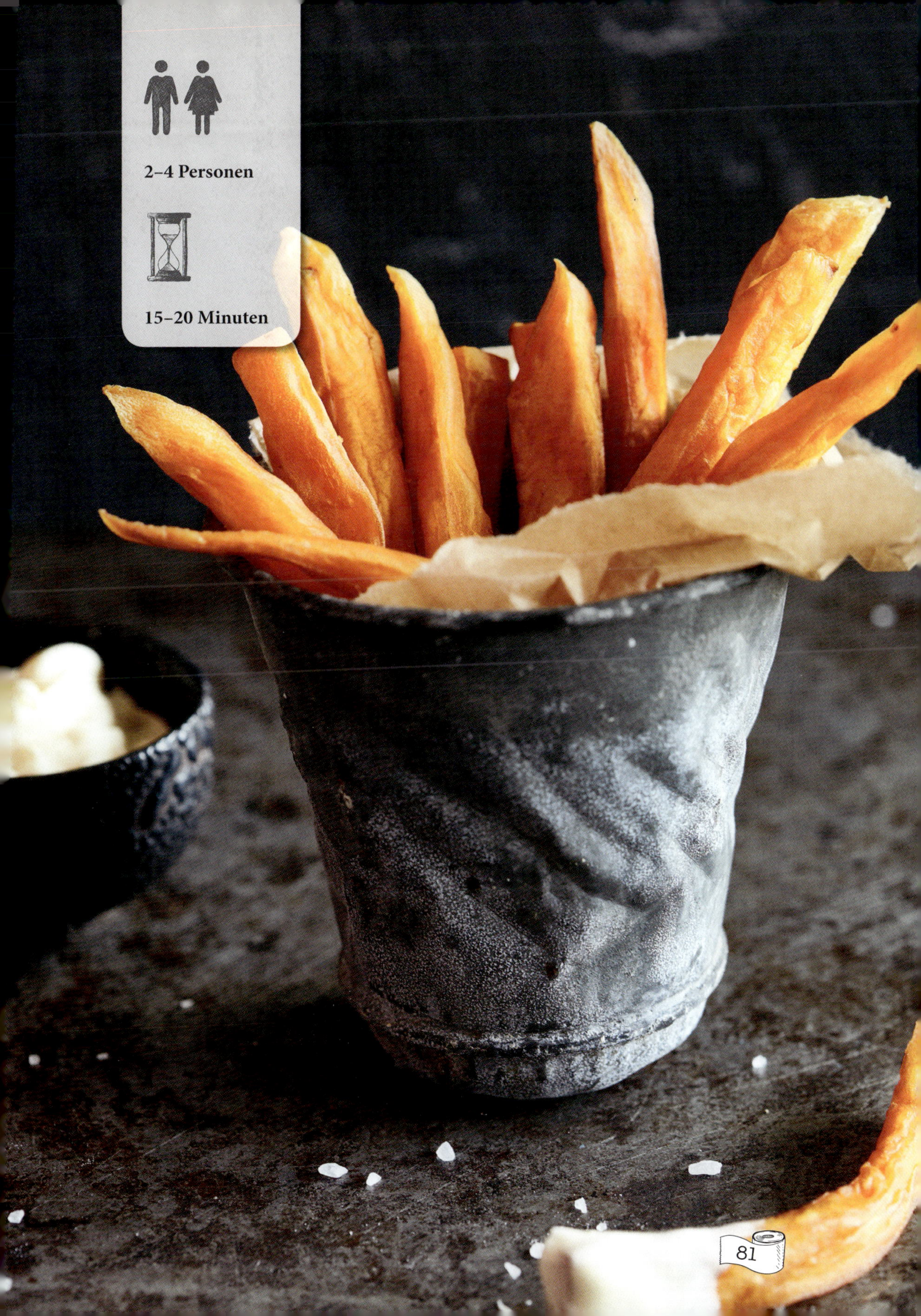

2–4 Personen

15–20 Minuten

BAKTERIEN HABEN KEINE WAHL.
SIE KÖNNEN NUR DAS ESSEN,
WAS MAN IHNEN AUFTISCHT.
UND IN DEM DSCHUNGEL UNSERES
DARMS GILT DAS RECHT DES
STÄRKEREN: NUR DER, DER ETWAS
ZU ESSEN BEKOMMT, WÄCHST AUCH.

Zu wenig Abwechslung

Nicht was wir essen, gehört zu den größten Ernährungsfragen unserer Zeit, sondern wie oft. Menschen sind Gewohnheitstiere: jeden Morgen den gleichen Weg mit dem Hund und das gleiche Ritual im Bad, jeden Tag das gleiche Cornflakes-Frühstück und die gleiche Reihenfolge beim Abspülen – erst die Tassen, dann die Teller. Und das schon seit Jahren – wieso sollte man es ändern? Vielleicht sollte man aber seine Gewohnheiten doch mal auf den Prüfstand stellen. Zum Beispiel, wenn es darum geht, was man jeden Tag mit großer Selbstverständlichkeit isst oder trinkt.

Jedes Lebensmittel enthält gute Nährstoffe, die unserem Körper bei der Gesunderhaltung des Bindegewebes, bei der Übermittlung von Signalen und bei der Zellerneuerung helfen. Doch in jedem Lebensmittel sind auch Stoffe, die der Körper nicht braucht: Ballaststoffe. Diese Stoffe müssen auf bestimmten Wegen abgebaut werden (etwa über Leber und Nieren). Zum Abbau braucht der Körper Enzyme, die aus Vitaminen, Aminosäuren und andere Nährstoffen bestehen.

Ist der Speiseplan wenig abwechslungsreich, dann werden immer dieselben Abbauwege beansprucht. Die mögliche „Abnutzung" löst nicht selten einen Mangel an jenen Nährstoffen aus, die auf dem jeweiligen Weg benötigt werden. Und das passiert schnell, wenn man sich die normalen Essgewohnheiten anschaut: morgens Cornflakes oder Müsli, mittags einige Sandwiches, zwischendurch ein Stück Kuchen oder Torte im Büro oder etwas Süßes zum Kaffee, zum Abendessen Nudeln und vor dem Fernseher noch einen kleinen Snack. Kein außergewöhnliches Essverhalten, aber fünfmal Weizen am Tag. Darüber hinaus trinken viele Menschen täglich Kaffee oder Milch, nehmen ein anderes Milchprodukt zu sich, essen jeden zweiten Tag Kartoffeln und an den restlichen Reis oder Nudeln. So entsteht ein Speiseplan, der gar nicht so abwechslungsreich ist, wie viele meinen.

Ebendiese Einseitigkeit ist aber schlechter als jedes Nahrungsmittel für sich. Eine Tasse Kaffee pro Woche oder mal ein Sandwich zwischendurch löst keine Beschwerden aus, der tägliche Konsum solcher Produkte jedoch schon. Im Folgenden wollen wir einige gern konsumierte Nahrungsmittel näher betrachten.

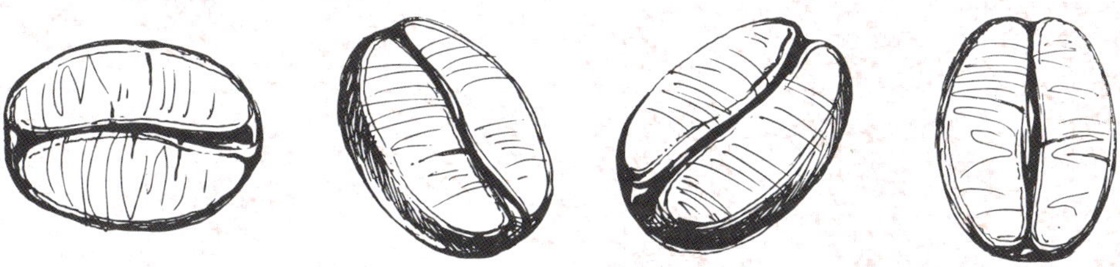

Rezept: Egg McNuffig

Kein Brot mehr in der Mittagszeit? Gut, aber was dann? Eier sind eine wunderbare Alternative. Sie sättigen, enthalten viele gesunde Stoffe und bilden ein ideales Fundament für Gemüse. Diese Eiermuffins schmecken kalt wie warm und eignen sich bestens zum Mitnehmen!

Zutaten (für 6 Stück):

- 3 Eier
- etwas (Kokos-)Sahne
- 1 TL Backpulver
- Salz und Kräuter nach Belieben
- 50 g fein geschnittenes Gemüse (frisch oder TK), kurz angebraten
- Optional: Bio-Speckwürfel, -Ziegenkäse oder -Gorgonzola

So wird's gemacht:

- Die Eier mit der Sahne cremig schlagen.
- Backpulver, Salz und Kräuter hinzugeben.
- Ein Muffinblech mit Butter (nicht mit Backspray!) einfetten.
- Jede Vertiefung zur Hälfte mit dem Teig füllen.
- Gemüse wie zum Beispiel gebackene Champignons, Paprika, Zwiebel auf den Teig geben und eventuell Speckwürfel oder Käse darauf verteilen.
- Muffins im 160 °C warmen Backofen etwa eine Viertelstunde backen.
- Während des Backens dehnen sich die Muffins immer etwas aus, beim Abkühlen sacken sie dann wieder ein. Macht nichts, schmeckt trotzdem!

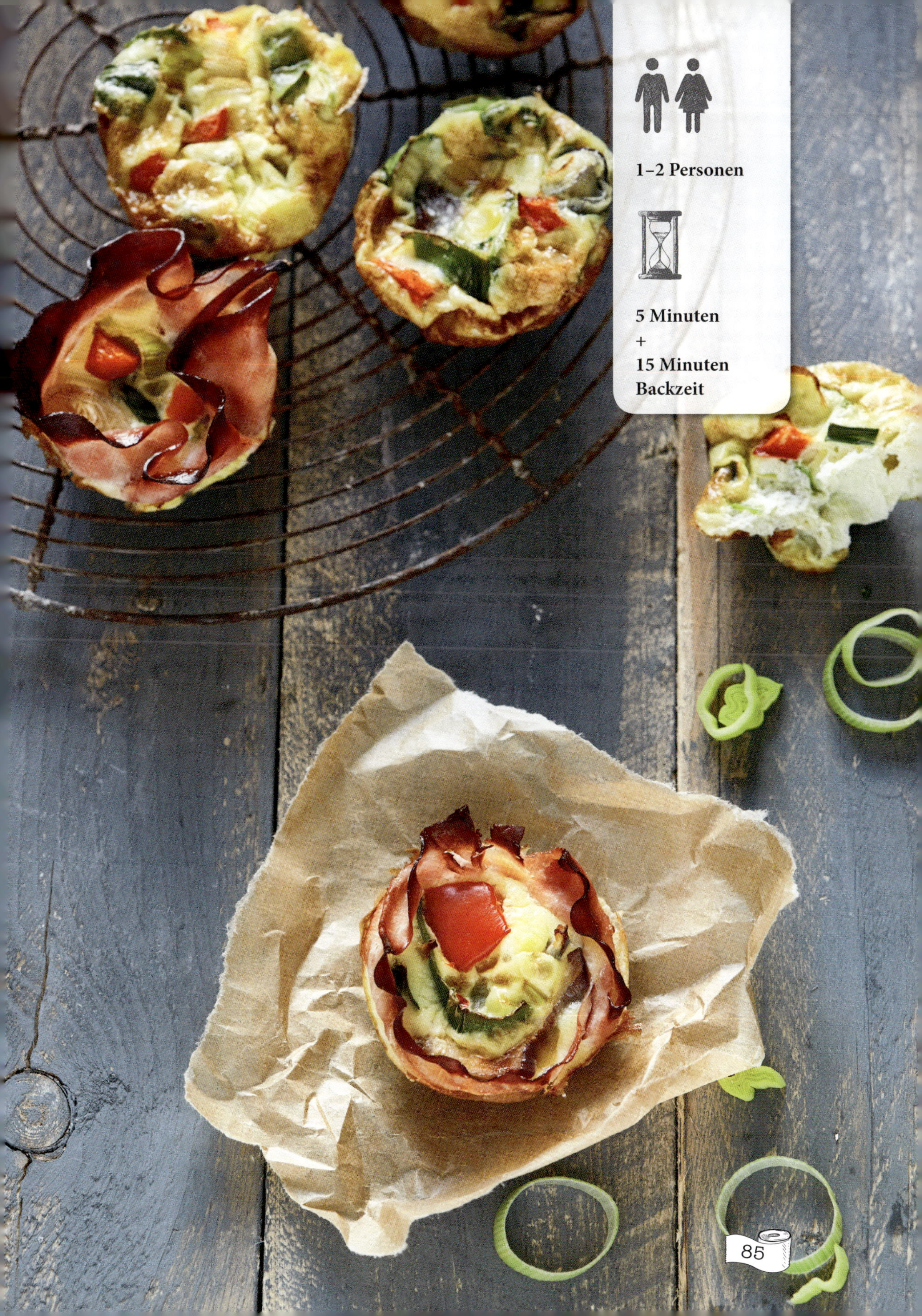

1–2 Personen

5 Minuten
+
15 Minuten
Backzeit

Kaffee

Kaffee ist unsere Lieblingsdroge. Das ist uns nicht wirklich bewusst, weil fast jeder Kaffee trinkt. Wenn es nach mir geht, braucht niemand damit ganz aufzuhören. Ich möchte aber auf einige mögliche Folgen des Kaffeekonsums hinweisen und dafür plädieren, Kaffee nicht mehr gewohnheitsgemäß zu trinken.
Wussten Sie, dass Kaffee eine abführende Wirkung hat? Er regt den Darm ganz schön an. Manche Menschen (mit Verstopfung) brauchen erst eine Tasse Kaffee, damit der Toilettengang erfolgreich verläuft. Bei einem chronisch dünnen Stuhl sollte man sich allerdings fragen, ob Kaffee nicht ein Teil des Problems ist.

Kaffee bei dünnem Stuhl

Menschen mit einem chronisch dünnen Stuhl und Magenproblemen sollten besser keinen Kaffee trinken. Verantwortlich für die abführende Wirkung von Kaffee ist das Koffein. Studien zu diesem Thema gibt es leider nicht sehr viele, aber in einer Arbeit konnte nachgewiesen werden, dass Kaffee um 60 Prozent stärker abführend wirkt als Wasser und um 23 Prozent stärker als entkoffeinierter Kaffee. Mit anderen Worten: Koffein scheint ein Auslöser für die abführende Wirkung von Kaffee zu sein, jedoch nicht der einzige, wie der entkoffeinierte Kaffee zeigt. [1]

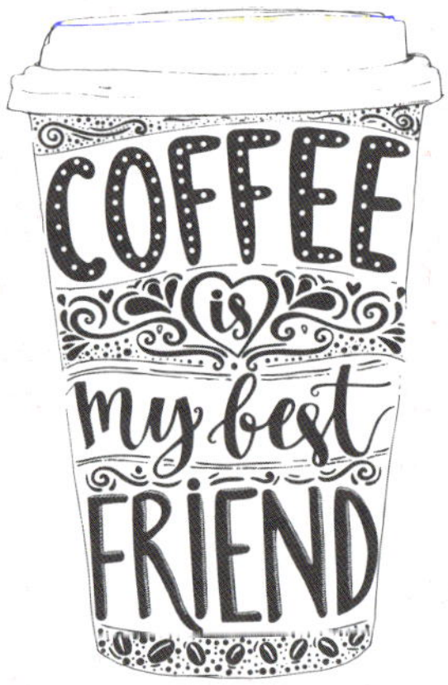

Kaffee bei Verstopfung

Doch auch bei Verstopfung kann Kaffee zu den Ursachen zählen. Denn die abführende Wirkung ist die Folge einer (zu) starken Reizung der Darmwandmuskulatur. Eine solche übermäßige Reizung, vor allem wenn sie tagtäglich mehrmals stattfindet, kann dazu führen, dass der Darm „faul" wird und seine Aktivität herunterfährt. In dem Fall benötigt der Darm erst eine Tasse Kaffee, bevor er seine Arbeit wieder aufnimmt. Menschen mit Verstopfung neigen dazu, genau zu diesem „bewährten" Mittel zu greifen. Schlimmstenfalls werden aus einer Tasse dann zwei oder gar drei. Denn wenn kein Kaffee, dann kein Stuhl …

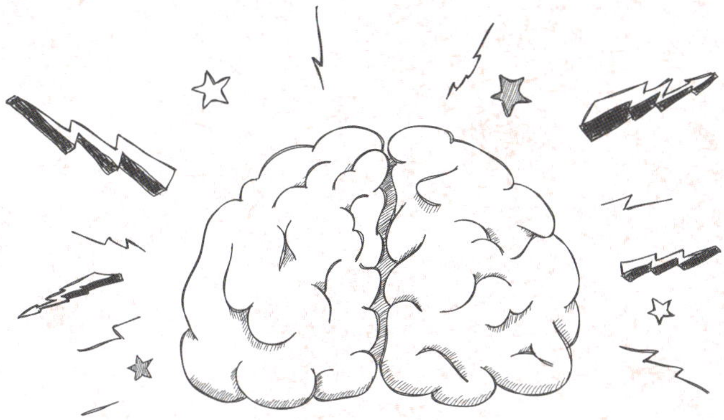

Kaffee hat auch eine stressfördernde Wirkung. Haben Sie sich schon mal gefragt, wieso Kaffee wach macht? Kaffee (oder besser gesagt das Koffein, daher gilt dies auch für Cola, starken Schwarztee und Energydrinks) treibt die Neuronenaktivität unkontrolliert in die Höhe. Mit anderen Worten: Die Gehirnzellen beschießen einander mit Signalen, obwohl es eigentlich dazu keinen Anlass gibt. Das führt zur Produktion von Adrenalin, jenem Stoff, der einen wach und aufmerksam macht. [2] Leider ist (zu viel und dauerhafter) Stress fatal für die Darmflora. Viele Menschen haben ohnehin schon genug Stress im Alltag – wieso dann noch mehr Stress durch Kaffee-Adrenalin? Erschwerend kommt hinzu, dass Kaffee eine Suchtwirkung hat: Sobald die Wirkung des Adrenalins nachlässt, kehrt der Körper in den Ruhemodus zurück und fängt an, Vorräte aufzufüllen. Die Folge: Man wird müde. Also höchste Zeit für eine Tasse Kaffee …

Kaffee ist appetitanregend. Nicht nur, weil sich der Magen nach Kaffeekonsum schnell entleert, sondern vor allem, weil Kaffee den Blutzuckerspiegel sinken lässt. Auf diese vermeintliche Stresssituation reagiert der Körper sofort, indem er anfängt, das Gehirn und die Muskeln mit Blutzucker zu versorgen. **Ein niedriger Blutzuckerspiegel regt den Appetit an, vor allem auf zuckerhaltige Produkte, die das Blutzuckerdepot schnell wieder auffüllen.** Ein Keks hier, ein Stück Kuchen oder Schokolade da … Wieso das nicht gut ist, bedarf ja wohl keiner Erklärung.

Kaffee ruft Schlafstörungen hervor. Sie sind die Folge eines gestörten Adrenalinsystems. Schlafstörungen können zu Übergewicht und Veränderungen der Darmflora führen. [3]

Kaffee weist eine Ähnlichkeit mit Gluten auf. Wobei es korrekt heißen sollte: Die Proteine im Koffein weisen eine Ähnlichkeit auf mit den Proteinen von Gluten und Milch. Wer auf Gluten oder Milch reagiert, wird dies auch bei Kaffee tun. So kann Kaffee bei Menschen mit einer schweren Glutenunverträglichkeit oder -allergie (Zöliakie) oder einer Autoimmunerkrankung zu Problemen führen.

---

[1] Why does coffee make me poop? One Medical Group, http://www.onemedical.com/blog/live-well/why-coffee-makes-me-poop/.

[2] The hidden dangers of caffeine. D. Veracity. Natural News http://www.naturalnews.com/012352_caffeine_coffee.html.

[3] Circadian disorganisation alters intestinal microbiota. R. M. Voigt et al. PLoS One. 2014 May 21; 9(5): e97500.

Rezept: Golden Milk

„Golden Milk" ist ein fernöstlicher Klassiker und reich an Antioxidantien und gesunden Fetten. Ein köstliches Getränk, das sich als „Kaffee-Ersatz" eignet, aber auch zum Beispiel als Nachspeise in der Mittagszeit!

Ernährung (und Lebensstil) beeinflussen unsere Gesundheit. Gewürze bereichern den Speiseplan und sind gut für die Gesundheit. Kurkuma zum Beispiel ist reich an Antioxidantien und Bitterstoffen, die die Leber dazu anregen, mehr Abfallstoffe abzubauen. Außerdem hat Kurkuma eine entzündungshemmende Wirkung und beugt der Freisetzung von Histamin (*siehe S. 103, Die üblichen Verdächtigen*) vor.

ZUTATEN:

- 1 Dose (200 ml) Bio-Kokosmilch
- 1 gehäufter TL Kurkuma (Gelbwurzel)
- ½ TL Zimt
- ¼ TL schwarzer Pfeffer aus der Mühle
- ¼ TL Kardamom
- 1 Prise Salz
- 1 gehäufter TL Honig

SO WIRD'S GEMACHT:

- Die Kokosmilch erhitzen (nicht zum Kochen bringen).
- Die warme Milch mit den restlichen Zutaten in eine Küchenmaschine geben.
- Kurz mischen und fertig!

TIPPS:

- Ist Ihnen die Milch zu intensiv? Dann die Kurkumamenge etwas reduzieren.
- Zur Abwechslung können Sie auch andere Gewürze wie zum Beispiel Vanillepulver (gemahlene Vanilleschote, kein Vanillezucker!), Piment, Muskatnuss oder Ingwer verwenden.
- Ein paar Löffel kalte Kokosmilch abmessen und aufschäumen – so hat man im Handumdrehen einen goldenen Latte macchiato. Exquisiter geht es nicht!
- Am besten vorab eine größere Menge der Lieblingsgewürzmischung auf Vorrat anfertigen. Für die Golden Milk werden 1–2 Teelöffel benötigt.

1 Person

5 Minuten

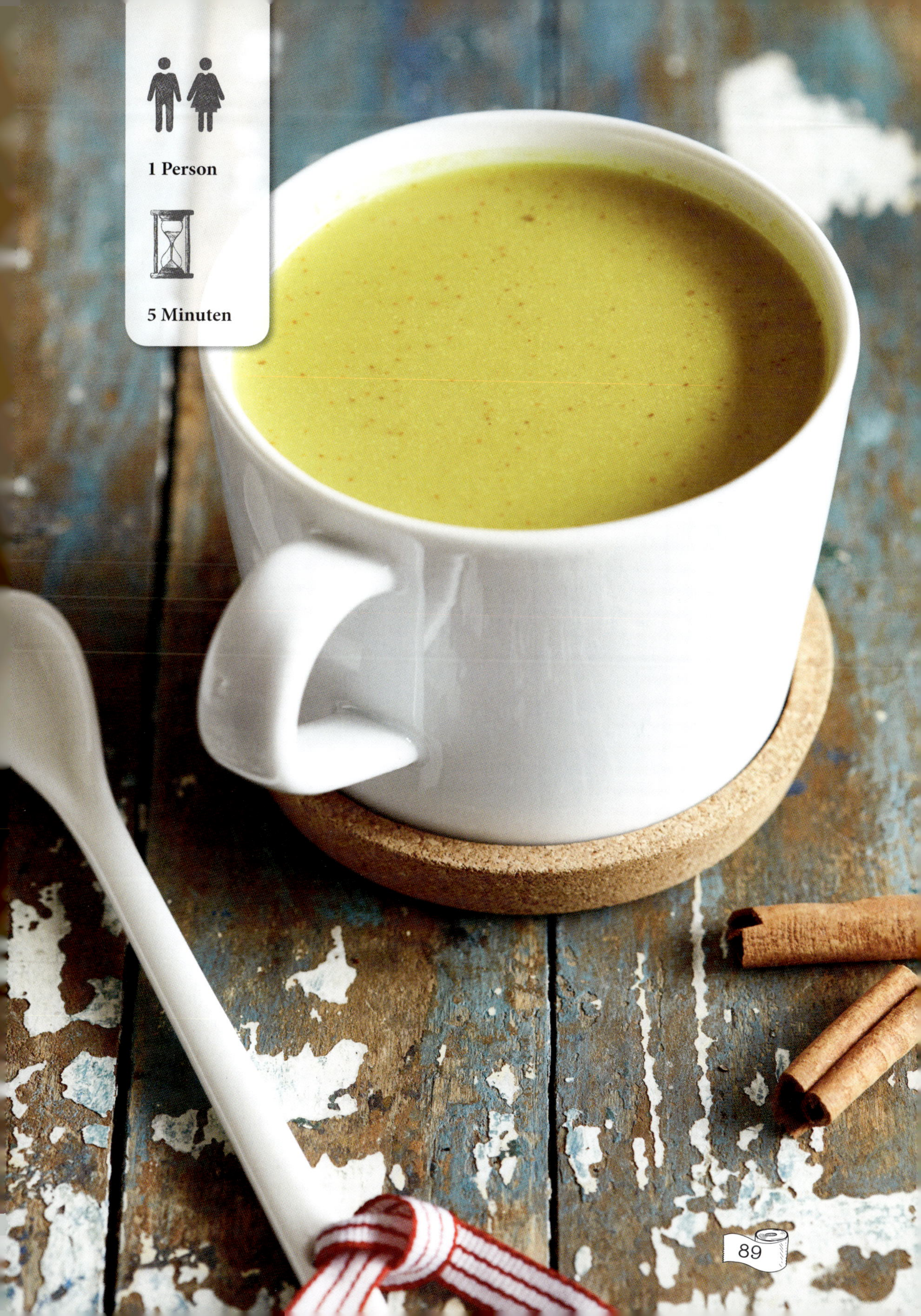

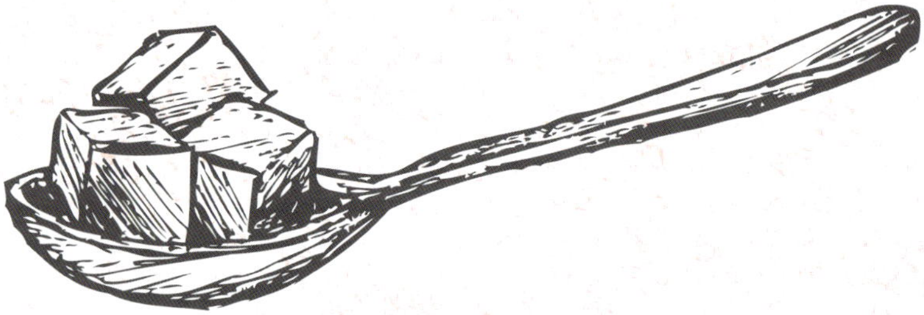

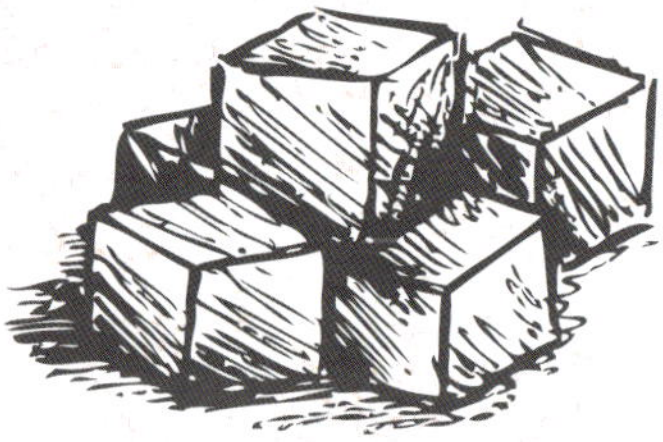

Zucker, der neue Sündenbock

Galt noch vor einiger Zeit Fett als Hauptverursacher all unserer gesundheitlichen Probleme, ist heute Zucker der Prügelknabe. Nicht ohne Grund, denn Zucker wirkt sich tatsächlich auf zahlreiche Prozesse in unserem Körper negativ aus.

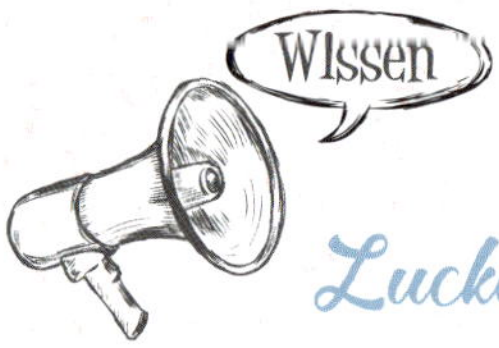

Zucker versus Kohlenhydrate

Gut zu wissen: Es geht nicht um alle Arten von Zucker, sondern nur um raffinierten bzw. Haushaltszucker. Andere Kohlenhydrate (gerade die langkettigen) können durchaus gesund sein. So gibt es sogar Ballaststoffe, die sich aus extrem langkettigen Kohlenhydraten zusammensetzen.

Haushaltszucker kann das Darmmilieu angreifen und dazu führen, dass schlechte Bakterien die Oberhand gewinnen. [1] Diese lieben Haushaltszucker nämlich über alles und vermehren sich stark, wenn viel davon konsumiert wird. Ein Speiseplan mit großen Mengen Haushaltszucker trägt zur schnellen Vermehrung von Clostridien bei. [2] Die verursachen oft Darmbeschwerden und erhöhen langfristig das Dickdarmkrebsrisiko. [3]

Ob Haushaltszucker auch das Wachstum von Candida-Hefepilzen ankurbelt (wie häufig angenommen wird), darüber sind sich die Wissenschaftler nicht einig. Manche sagen ja [4], andere weisen einer zuckerhaltigen Ernährung nur eine untergeordnete Rolle zu. [5]

Aus eigener Erfahrung kann ich sagen, dass etwa 70 Prozent aller Menschen, die zu mir kommen, mehr Probleme mit Candida-Hefepilzen (Müdigkeit, Blähbauch, Luft/Gas im Darm) haben, wenn sie viel Haushaltszucker konsumieren, als wenn sie ihn komplett weglassen. Auch gute Bakterien brauchen natürlich Zuckerketten, aber Haushaltszucker macht sie nicht glücklich. Sobald sich schlechte Bakterien im Darm breitmachen, haben unangenehme Besucher wie Candida und auch Parasiten und schlechte Bakterien es leichter, sich zu vermehren. Auf künstliche Süßstoffe umzuschwenken hilft übrigens nichts, denn auch die wirken sich nicht gerade positiv auf unsere Darmflora aus. [6] & [7]

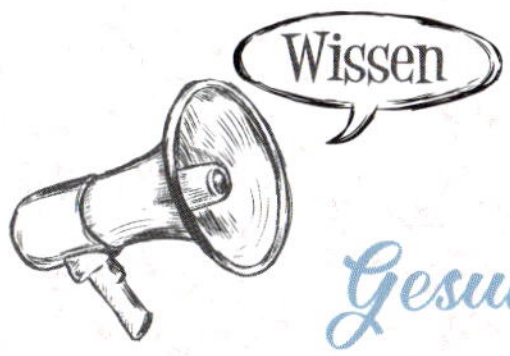

Gesunde Alternativen

Auch wenn es gesündere Alternativen gibt, ist es zunächst einmal wichtig, sich Zuckerkonsum abzugewöhnen. Wer dann gut ohne Haushaltszucker auskommt und einen stabilen Blutzuckerspiegel hat, der kann durchaus mal etwas Zucker zu sich nehmen, ohne negative Konsequenzen fürchten zu müssen. Wieder kommt es auf die Menge an, ein wenig davon ist für die meisten gesunden Menschen kein Problem.

Gesünder als Haushaltszucker sind zum Beispiel Kokosblütenzucker, Palmzucker und (Bio-Roh-)Honig. Auch bei ihnen ist die Menge entscheidend. Denn ebenso viel davon zu verzehren, wie man es von Haushaltszucker gewohnt war, ist keine gute Idee – dann sind Probleme mit Darmflora und Gesundheit vorprogrammiert. Daher: Die richtige Dosierung ist das A und O. Sorgen Sie auch dafür, dass der Blutzuckerspiegel stabil bleibt, indem Sie zum Beispiel komplexe Kohlenhydrate aus Gemüse, etwas Obst und vor allem Ballaststoffe zu sich nehmen.

---

[1] Effect of diets low and high in refined sugars on gut transit, bile acid metabolism, and bacterial fermentation. W. Kruis et al. Gut, 1991: 32; 367–371.

[2] Diet induced dysbiosis of the intestinal microbiota and the effects on immunity and disease. K. Brown et al. Nutrients. 2012 Aug.; 4(8): 1095–1119.

[3] Carbs and microbiota fuel colon cancer. N. Akpan, ScienceNews 22/07/2014 https://www.sciencenews.org/article/carbs-and-gut-microbes-fuel-colon-cancer.

[4] Modulating effect of dietary carbohydrate supplementation on Candida albicans colonization and invasion in a neutropenic mouse model. S. L. Vargas et al. Infect Immun. 1993; 61(2): 619–26.

[5] Limited effect of refined carbohydrate dietary supplementation on colonization of the gastrointestinal tract of healthy subjects by Candida albicans. M. Weig et al. Am J Clin Nutr. 1999 Jun; 69(6): 1170–3.

[6] Sugar Substitutes, Gut Bacteria, and Glucose Intolerance. A. Azvolinsky, The Scientist 17/09/2014. http://www.the-scientist.com/?articles.view/articleNo/41033/title/Sugar-Substitutes--Gut-Bacteria--and-Glucose-Intolerance/.

[7] Splenda alters gut microflora and increases intestinal p-glycoprotein and cy-tochrome p-450 in male rats. M. B. Abou-Donia et al. J Toxicol Environ Health A. 2008; 71(21): 1415–29.

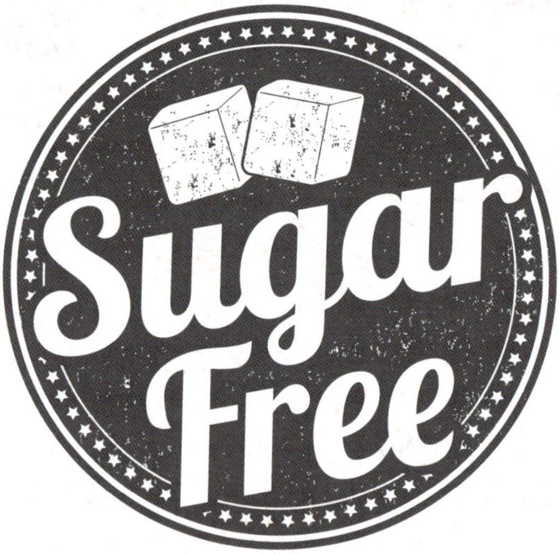

In fünf Schritten zum zuckerfreien Leben

Es wird sehr viel über die Entwöhnung von Haushaltszucker geschrieben: Wie schwer es ist, was man darf und nicht darf und welche Alternativen es gibt. Da ich keine Psychologin bin, beschäftige ich mich nicht mit der psychischen Seite der Haushaltszuckersucht, die oft zum Scheitern der Entwöhnung führt. Wer Probleme damit hat, sollte fachmännischen Rat einholen.

Die fünf Schritte zu einem zuckerfreien Leben:

1. ***Die Sache bewusst angehen.*** Führen Sie ein Ernährungstagebuch und studieren Sie Produktetiketten. Achten Sie darauf, was Sie trinken (Erfrischungsgetränk, Limo, süße Fruchtsäfte, Cocktails, Milchgetränke, gesüßten Kaffee und Tee). Erst analysieren, weglassen folgt später! Informieren Sie sich darüber, was Zucker im Körper anrichtet. Oft vergeht einem die Lust darauf dann von selbst.

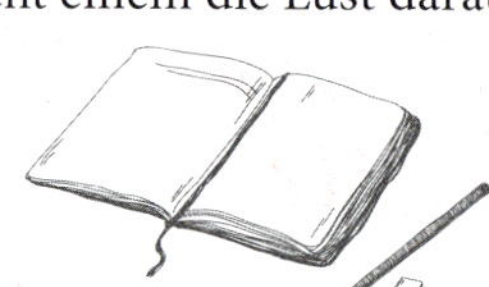

2. ***Einfach beginnen.*** Lassen Sie Kekse und Schokolade weg. Süchtig danach? Dann erst die Ursachen bekämpfen. Diese können psychischer (Trostessen, Nervennahrung), aber auch physischer Natur sein (weil der Blutzuckerspiegel nach dem Zuckerverzehr in die Höhe schnellt und danach wieder im gleichen Tempo heruntersaust – und man Lust auf noch mehr Zucker bekommt). Alternativen wie Kokosblütenzucker

einkaufen, aber nicht zu viel. Jeden Tag ausreichend gesunde Fette, Proteine und langsame Kohlenhydrate essen, damit der Blutzuckerspiegel und der Magen gleichermaßen zufrieden bleiben.

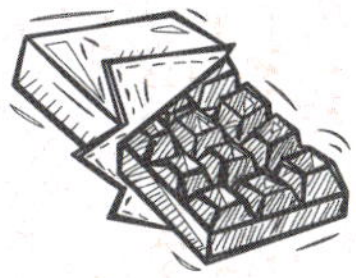

3. ***Greifen Sie zu zuckerfreien Getränken.*** Aus Schritt 1 kennen Sie bereits die Problemfälle, schwierig zu erkennen sind die nicht. Trinken Sie einfach mal Wasserkefir statt Limo (*siehe S. 141, Essen für die Darmflora*) und süßen Sie Tee oder Kaffee sukzessive weniger. Genießen Sie höchstens ein Glas (echten!) Saft pro Tag und reduzieren Sie diese Menge langsam. Gegen ein gelegentliches Glas Saft ist nichts zu sagen, wenn es dabei bleibt.

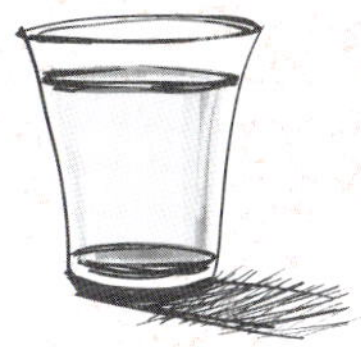

4. ***Schnelle Kohlenhydrate vermeiden.*** Außer Zucker gibt es noch zahlreiche andere schnelle Kohlenhydrate, die genauso zur Blutzuckerspiegel-Achterbahnfahrt führen, zum Beispiel Weißbrot, Nudeln, Kekse, weißer Reis. Achten Sie auch auf versteckten Zucker in Fertigprodukten, Salatsaucen, Chips, Wurst, Aufschnitt und Fertigsalaten etc.

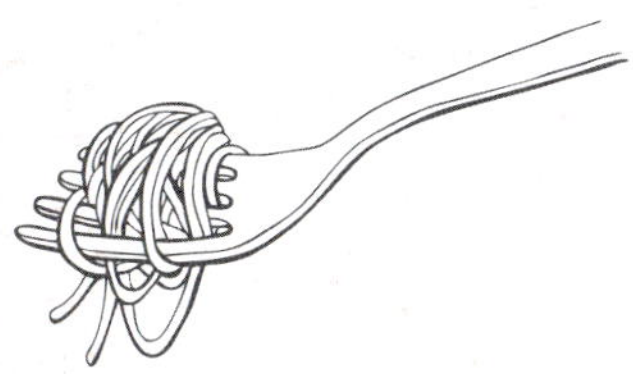

5. ***Durchhalten.*** Wenn Sie gerade erst anfangen, sich an ein zuckerfreies Leben zu gewöhnen, ist die Gefahr eines Rückfalls groß. Rücksichtnahme Ihres Umfelds hilft beim Durchhalten: „Lieb, dass du eine Tafel Schokolade mitgebracht hast, aber ich versuche gerade, zuckerfrei zu leben. Magst du ein Stück zuckerfreien Apfelkuchen probieren?“

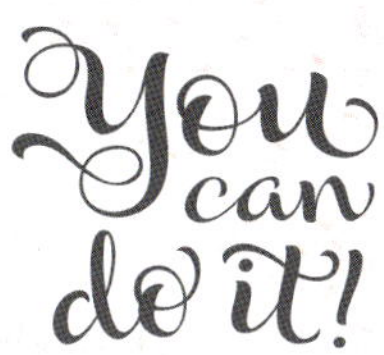

Sobald der Blutzuckerspiegel stabil ist, können Sie durchaus wieder mal einen Keks essen, sofern Sie nicht die ganze Packung vertilgen. Gelingt das (noch) nicht, sollten Sie Kekse weder kaufen noch essen.

Alkohol

Auch Alkohol ist so ein zweifelhaftes Vergnügen, das viele Menschen sich regelmäßig gönnen. Ich nicht, denn Alkohol hat mir noch nie etwas bedeutet. Vielleicht stehe ich dem Konsum deswegen auch etwas objektiver gegenüber. Alkohol ist uns so wichtig, dass Studien in Auftrag gegeben wurden, die beweisen, dass „ein Gläschen pro Tag" nicht schadet (oder gar gesund ist). [1] Die Beweislage ist allerdings dünn, während es immer mehr Argumente dagegen gibt.

So ist die Überzeugung, dass ein Gläschen Rotwein pro Tag gesund ist, längst widerlegt. Begründet wurde der Effekt mit dem Antioxidans *Resveratrol*, das in Traubenschalen enthalten ist. Für den in Tierversuchen nachgewiesenen Effekt müsste ein Mensch jedoch täglich 1000 Liter Rotwein trinken. [2]

Wohin der tägliche Alkoholkonsum dagegen sicher führt, ist zu Mehrarbeit für die Leber. Sie verfügt über sechs Enzymsysteme, kleine „Fabriken", zum Abbau von Abfallstoffen. Jede Fabrik hat ihre eigenen Abfallstoffe, für die sie zuständig ist. Alkohol wird in den gleichen Fabriken abgebaut wie Kaffee und Medikamente wie Paracetamol – aber auch Hormone, Schwermetalle und Pestizide. [3]

Ist die Leber mit dem Abbau von Alkohol beschäftigt (weil das Gläschen sein musste), dann geht das zu Lasten anderer Entgiftungsprozesse. Somit werden andere Schadstoffe weniger effektiv entsorgt und es entsteht ein Rückstau, ein Zustand, der Entzündungen im Körper fördern kann (die Folgen haben wir schon einige Male behandelt).

Zudem beeinträchtigt Alkohol die Darmgesundheit unmittelbar. „Schon ein alkoholisches Getränk pro Tag (bei Frauen, zwei bei Männern) kann im Dünndarm zu übermäßigem Bakterienwachstum führen (Dünndarmfehlbesiedelung) und zu Magen-Darm-Beschwerden wie Blähbauch, Gas im Darm, Bauchschmerzen, Verstopfung und Durchfall." [4]

Und: Alkohol desinfiziert. Er tötet Bakterien. Auch in der Mundhöhle. Während wir langsam zu der Erkenntnis gelangen, dass eine gesunde Mundflora immens wichtig ist für eine gesunde Darmflora, verübt das tägliche Gläschen Alkohol einen regelrechten „Genozid" im Mund. Leicht auszumalen, was in einer feuchtfröhlichen Nacht passiert …

Als wäre das noch nicht genug, führt Alkohol überdies zu Magenverstimmungen, zum Produktionsrückgang von Verdauungsenzymen und zur Steigerung des Dickdarmkrebsrisikos. [5] So, spätestens jetzt findet mich niemand mehr nett. Egal. Wer das einmal gelesen hat, kann zumindest nicht mehr sagen, er hätte es nicht gewusst.

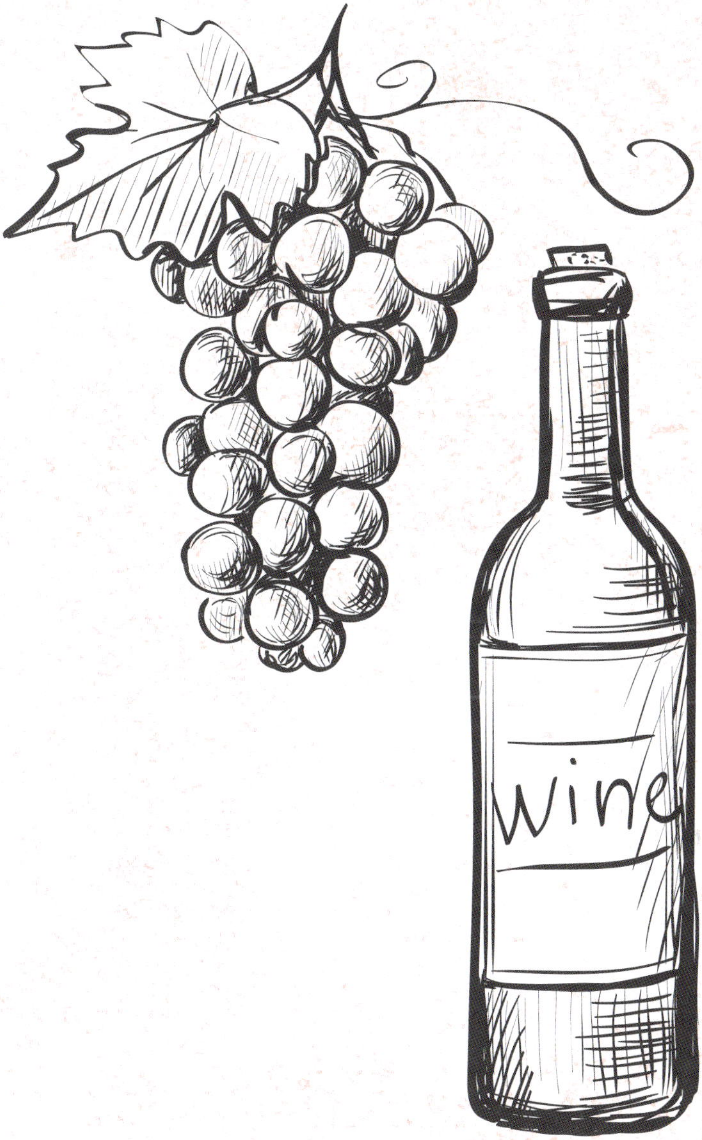

[1] What are the health benefits of alcohol consumption? Greenfacts.org http://www.greenfacts.org/en/alcohol/l-2/04-health-effects-alcohol.htm.

[2] Red wine and resveratrol, good for you heart? Mayoclinic in depth http://www.mayoclinic.org/diseases-conditions/heart-disease/in-depth/red-wine/art-20048281.

[3] Leverontgiftingspaden. M. de Waal-Malefijt. Wat heb je op je lever? Ankh-Hermes 1995.

[4] Moderate alcohol consumption is associated with small intestinal bacterial overgrowth. American College of Gastroenterology, 28/11/ www.sciencedaily.com/releases/2011/10/111031114949.htm.

[5] Think before you drink. M. Hum, Institute for Optimum Nutrition. 2005.

Rezept: Kräuterwasser

Zuckerverzicht bedeutet: keine Erfrischungsgetränke oder Fertigsäfte. Aber, was stattdessen? Wasser ist ja nur Wasser … Dieses Rezept zeigt Ihnen, wie Sie Ihr Wasser aufpeppen können, damit Sie den ganzen Sommer lang immer ein köstliches Getränk parat haben. Die Zubereitung der Basisversion ist kinderleicht. Erstaunlich, dass Sie da noch nicht selbst draufgekommen sind. So geht's:

- Kräuter, Blüten, Obst oder Gemüse ernten.
- In eine Kanne geben.
- Wasser hinzufügen.
- Eine Nacht im Kühlschrank ziehen lassen.
- Abseihen und fertig!

Das ist alles? Ja. Die Kanne höchstens zu einem Viertel oder einem Drittel mit frischen Kräutern etc. füllen, das reicht. Dann mit Wasser auffüllen. Danach ein paar Stunden oder eine Nacht im Kühlschrank ziehen lassen. Manche Kräuter sind aromatischer und geben schneller Geschmack als andere – Übung macht den Meister.

Kombinationen

Was schmeckt gut in Wasser?

- Holunder mit Zitrone (oder Zitronenmelisse)
- Erdbeere mit Pfefferminz
- Heidelbeere mit Thymian
- Mango mit Chili
- Salatgurke mit Minze
- Gänseblümchen mit Basilikum (und 1 Prise Salz)
- Apfel mit Ananas und Erdbeere
- Erdbeere mit Rosenblütenblättern
- Brennnessel mit Anissamen (etwas zerstoßen)
- Brombeere mit Vanilleschote (kleines Stück)

Es gibt natürlich noch viel mehr gute Kombinationen. Lassen Sie Ihrer Fantasie freien Lauf. Wem das aromatische Wasser zu wenig kräftig ist, der ersetzt einfach ein Drittel des Wasseranteils durch Apfelsaft.

2–4 Personen

5 Minuten + 1 Nacht
im Kühlschrank

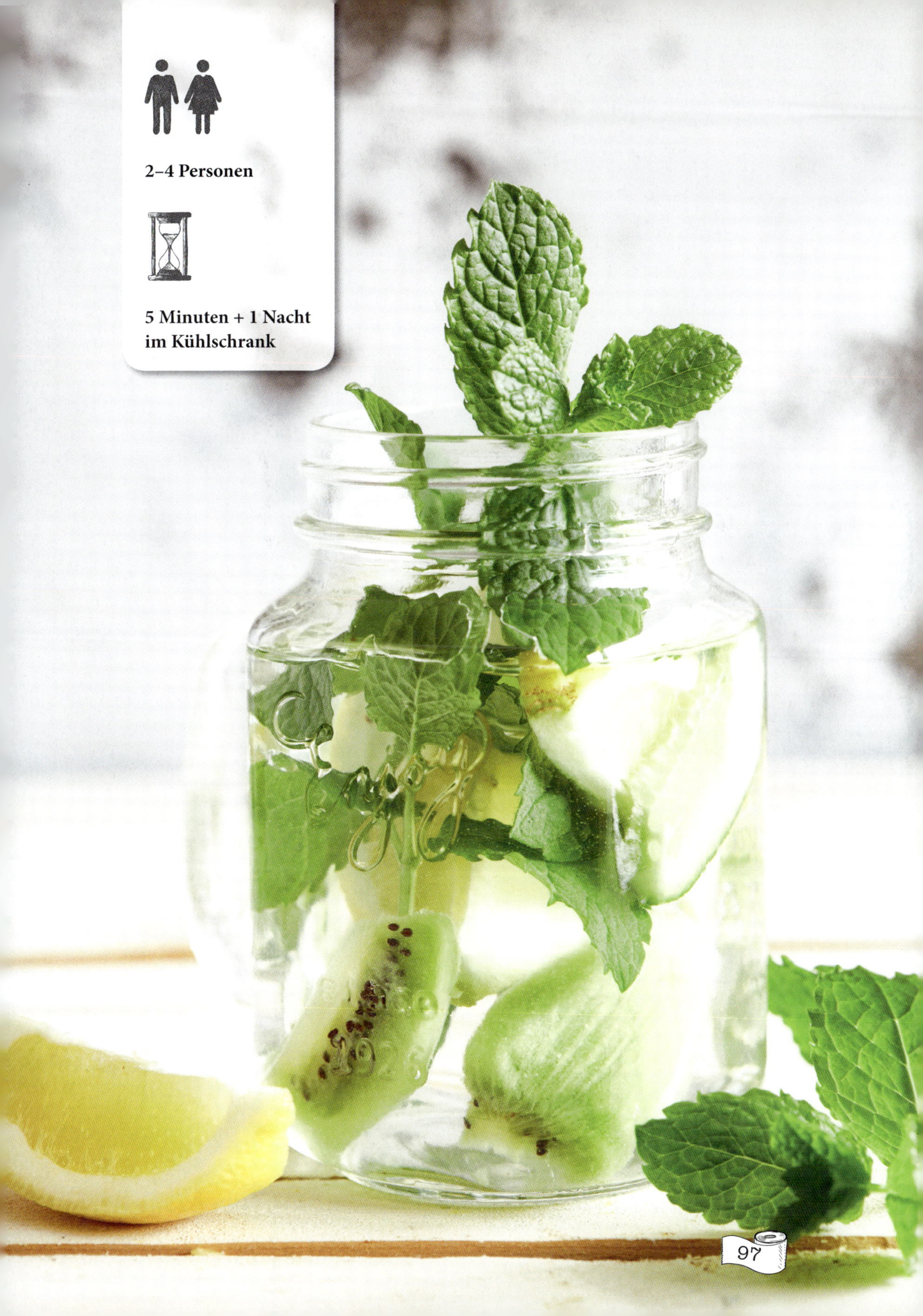

Rauchen

Dass Rauchen schlecht ist für die Gesundheit, muss nicht eigens erwähnt werden, das weiß jeder. Deshalb möchte ich mich hier auf die Folgen des Rauchens für den Verdauungstrakt beschränken. Und die gibt es. So trägt Rauchen zum Beispiel zu einer Vermehrung unerwünschter Entzündungen im Körper bei. [1] Außerdem kann es zu Mangelerscheinungen führen, was nicht nur dem Körper schadet, sondern auch der Darmflora (die weiterhin Nährstoffe verbraucht) und den Verdauungsenzymen (die Vitamine und Mineralstoffe benötigen). [2]

Zudem (und darüber hört man eigentlich wenig) führt Rauchen zu einer Veränderung der Mundflora. Kein Wunder, denn der Rauch gelangt schließlich erst über den Mund in die Lungen. Mit ein paar Schluckbewegungen wird der Rauch (und alle Giftstoffe wie zum Beispiel Nikotin, Teer und was eine Zigarette sonst noch so enthält) schnurstracks in den Magen und in den Darm befördert. Zum Glück lässt sich dieser Schaden dadurch beheben, dass man mit dem Rauchen aufhört. [3] Ach ja, Rauchen führt übrigens auch zu Faltenbildung und einer Verschlechterung des Geschmackssinns. Soll ich weitermachen?

---

[1] Cigarette smoking and inflammation: cellular and molecular mechanisms. J. Lee et al. J Dent Res. 2012; 91(2): 142–9.

[2] Monitoring micronutrients in cigarette smokers. C. A. Northrop-Clewes et al. Clin Chim Acta. 2007; 377(1-2): 14–38.

[3] Smoking cessation induces profound changes in the composition of the intestinal microbiota in humans. Biederman et al. 14/03/2013. PLoS One. http://journals.plos.org/plosone/article?id=10.1371/journal.pone.0059260.

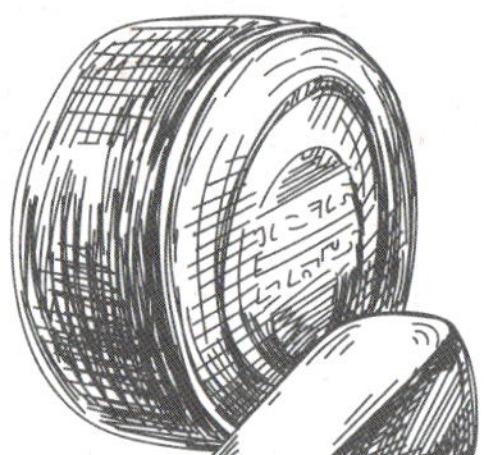

Nahrungsmittelüberempfindlichkeit

Die Ursache einer nicht optimal funktionierenden Darmflora liegt oft in einer Nahrungsmittelüberempfindlichkeit. Umgekehrt kann eine solche Darmflora eine Überempfindlichkeit auch fördern (*siehe S. 32, „Undichter Darm“*). Ein Teufelskreis.

Eine Überempfindlichkeit kann durch ganz unterschiedliche Nahrungsmittel entstehen. In diesem Buch werden wir sie nicht alle behandeln können, aber es schadet nicht, mögliche Auswirkungen zu kennen. Für den Fall, dass Sie selbst darunter leiden oder jemanden zu Besuch haben, der diese Beschwerden kennt

Die Definitionen, die dafür verwendet werden, wie Menschen auf Nahrungsmittel reagieren, sind leider nicht einheitlich. Begriffe wie Allergie, Intoleranz und Überempfindlichkeit werden regelmäßig verwechselt. Folgende Definitionen, die ich selbst verwende, sollen etwas Klarheit schaffen:

Reaktion	Bedeutung	Symptome
Intoleranz (Laktoseintoleranz, Fruktoseintoleranz)	Die Unfähigkeit, gewisse Nährstoffe zu verdauen. Dass diese Stoffe nicht oder ungenügend aufgespalten werden, ist meistens die Folge von Enzymmangel. Diese Reaktion findet vor allem im Verdauungstrakt statt.	Vor allem Magenbeschwerden: Bauchweh, dünner Stuhl, manchmal Verstopfung, stark riechender Stuhl (nicht selten mit Essensresten), Blähbauch, Gas im Darm. Intoleranz kann zu Erschöpfung führen.
Überempfindlichkeit (Glutenüberempfindlichkeit)	Eine milde (und etwas irreführende) Allergieform, die durchaus zahlreiche Beschwerden hervorrufen kann. Es ist mehr eine Art Sammelbegriff. Manchmal ist eine Immunreaktion gemeint (allerdings milder in der Ausprägung als eine Allergie), manchmal eine Kombination aus Intoleranz und Autoimmunreaktion (wie dies häufig der Fall ist bei Glutenüberempfindlichkeit, *siehe S. 103, Die üblichen Verdächtigen*).	Symptome: sehr unterschiedlich. Magenbeschwerden (dünner Stuhl, aber auch Verstopfung), Gas im Darm, Verschlimmerung entzündungsbedingter Erkrankungen wie Ekzem, Asthma, Gelenksbeschwerden, Akne. Oft auch Müdigkeit.
Allergie (Kuhmilchallergie, Erdnussallergie, Sojaallergie)	Eine Reaktion des Immunsystems. Bei einer Allergie handelt es sich immer um Proteine, die vom Körper fälschlicherweise als Eindringlinge betrachtet werden. Diese Reaktion findet nicht nur im Magen statt, sondern auch im Rest des Körpers, denn das Immunsystem befindet sich fast überall.	Oft (aber nicht immer) Magenbeschwerden und Symptome in anderen Bereichen des Körpers (Müdigkeit, Verschlimmerung entzündungsbedingter Erkrankungen wie Ekzem, Asthma, Gelenksbeschwerden, Akne), manchmal Autoimmunerkrankungen wie Schilddrüsenerkrankungen.
Histaminintoleranz (biogene Amine)	Die Unfähigkeit, Histamin in der Nahrung und im Darm abzubauen. Dieser Vorgang kann sich im Darm und in anderen Bereichen des Körpers abspielen.	Unter anderem Blähbauch, dünner Stuhl, Gas im Darm, Bauchweh; bisweilen auch andere Symptome (Müdigkeit, Heuschnupfen).

Rezept: Schwarze-Bohnen-Brownies

Dürfen Menschen mit einer Glutenüberempfindlichkeit keinen Kuchen mehr essen? Doch. Zum Glück gibt es brauchbare Alternativen. Diese dunkelbraunen Brownies zum Beispiel, die aus schwarzen Bohnen bestehen – aber das schmeckt man nicht! Sie sind einfach köstlich, süß, weich und frei von Gewissensbissen. Die perfekte Lösung – zucker- und glutenfrei. Unbedingt probieren!

ZUTATEN:

- 1 Dose schwarze Bohnen (aus dem Supermarkt – oder zuckerfrei aus dem Bioladen)
- ½ Päckchen Heubutter
- 1 Tasse Bio-Kakao
- 1 Tasse Kokosblütenzucker (oder nach Belieben)
- 3–4 Eier
- 1 EL Speisestärke (Pfeilwurzmehl oder Tapiokastärke)
- eventuell 1 gehäufter TL Vanillepulver
- 1 gehäufter TL Backpulver
- 1 gehäufter TL (Apfel-)Essig

SO WIRD'S GEMACHT:

- Die Bohnen in ein Sieb geben und gut abspülen, um die Lektine und Saponine möglichst gut zu entfernen. Ich verwende immer heißes Wasser, dann wird die Butter im Anschluss gleich etwas weicher.
- Die Bohnen mit der weichen Butter in die Küchenmaschine geben und mischen.
- Die Masse in eine Schüssel füllen und Kakao, Kokosblütenzucker, Eier, Speisestärke und eventuell Vanillepulver unterrühren. Die Masse sollte dickflüssig sein.
- Probieren, um festzustellen, ob noch Kakao oder Kokosblütenzucker fehlt.
- Backpulver hinzugeben und gut vermischen. Essig ebenfalls gut unterrühren. Essig aktiviert das Backpulver und macht das Ergebnis etwas lockerer. Allerdings sollte man kein luftiges Gebäck erwarten, denn es sind *moist brownies*.
- Die Masse in eine mit Backpapier ausgekleidete Backform gießen und in den 160–170 °C heißen Ofen stellen.
- Den Kuchen 40–60 Minuten backen. Die exakte Backzeit ist je nach Ofen verschieden. Achtung: Der Kuchen ist ziemlich plötzlich durch, deshalb den Gargrad unbedingt regelmäßig mit einem Stäbchen kontrollieren. Einfach mit einem Holz- oder Metallspieß in den Teig stechen. In den ersten 30–35 Minuten bleibt am Spieß noch Teig kleben, der Kuchen ist also nicht fertig. Wenn kein Teig mehr am Spieß kleben bleibt, ist der Kuchen gar und man sollte ihn sofort aus dem Ofen nehmen.

4–8 Personen

10 Minuten +
40–60 Minuten Backzeit

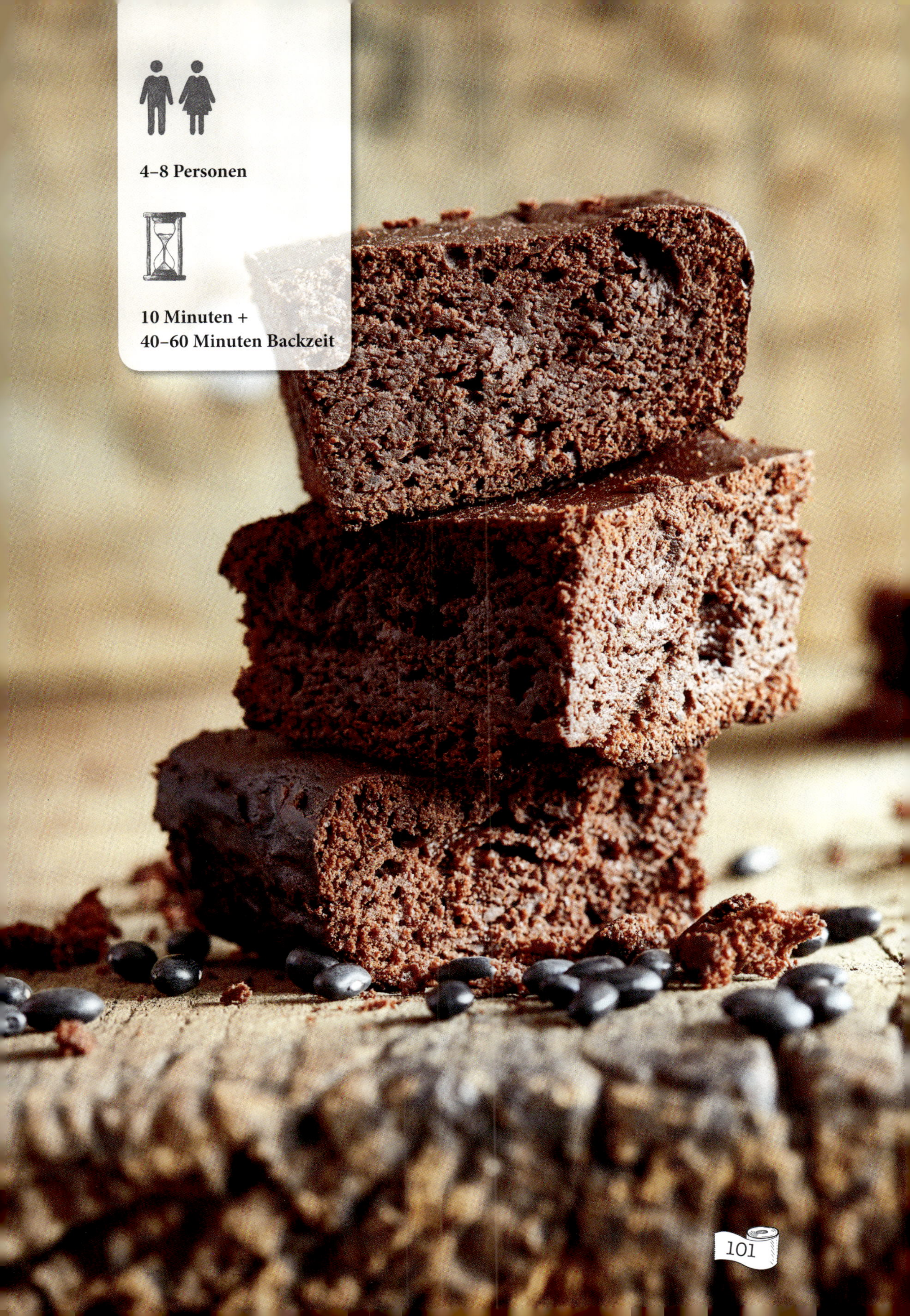

Wissen

Hilfe, mein Besuch ist intolerant!

Für Laien sind die unterschiedlichen Ausprägungen, wie Menschen auf Nahrungsmittel reagieren, manchmal ganz schön verwirrend. Wenn jemand zu Besuch kommt, der intolerant, allergisch oder überempfindlich ist, tut man gut daran, nachzufragen, auf welche Nahrungsmittel er oder sie denn reagiert. Bei manchen Lebensmittelallergien zum Beispiel werden höchste Anforderungen an die Zubereitung gestellt, da bereits winzige Spuren des jeweiligen Nahrungsmittels lebensbedrohlich sein können. Menschen mit Laktoseintoleranz dürfen zwar keine Milch verzehren, aber Butter oder Ghee (geklärte Butter) schon. Deshalb ist es wichtig zu wissen, wie weit die Rücksichtnahme gehen muss. Und was, wenn man selbst der Besuch ist? Informieren Sie Ihre Gastgeber darüber, was Sie essen dürfen und was nicht und wie streng darauf zu achten ist.

Selbstversuche bei Nahrungsmittelüberempfindlichkeit

Die beste Methode, um herauszufinden, ob man überempfindlich auf Nahrungsmittel reagiert, ist der Selbstversuch. Wenn es um einen selbst geht, ist man allerdings selten objektiv. Wer führt schon Buch über seine Beschwerden? Und was ist, wenn diese erst Tage nach dem Verzehr eines Nahrungsmittels auftreten? Labortests wären eine gute Alternative, sind aber umständlich und teuer.

Wer eine ärztliche Untersuchung scheut, kann versuchen, bestimmte Nahrungsmittel vorübergehend aus dem Speiseplan zu streichen. Allerdings sollte einem bewusst sein, dass diese Methode nicht immer zielführend ist, da man auf endlos viele Stoffe reagieren kann – mehr als ich hier beschreiben kann. Wenn man nach Feststellung der Überempfindlichkeit jene Nahrungsmittel weglässt, die dafür verantwortlich sind, tritt meist eine deutliche Verbesserung der Beschwerden ein. Im Falle von Beschwerden sollte man ruhig erst mal den Speiseplan einer kritischen Prüfung unterwerfen.

Weglassen bedeutet, vorübergehend – zwei bis drei Wochen – konsequent auf ein Produkt oder eine Zutat (und alle Produkte, die sie enthalten) zu verzichten. Stehen gleich mehrere Nahrungsmittel in Verdacht, lässt man sie alle gleichzeitig weg und nimmt sie später eines nach dem anderen wieder in den Speiseplan auf. Treten dann Beschwerden auf, ist schnell klar, welches Nahrungsmittel dafür verantwortlich ist.

Kann man Nahrungsmittel einfach mal so weglassen?

Die vorübergehende Verbannung eines Nahrungsmittels vom Speiseplan wird nicht zu Mangelerscheinungen führen. Erst wenn man eine Unverträglichkeit feststellt und ein dauerhafter Verzicht unumgänglich ist, sollte man fachmännische Hilfe in Anspruch nehmen, um Alternativen zu finden.
Es ist übrigens nicht zu befürchten, dass nach dem kurzzeitigen Verzicht eine besonders heftige Reaktion auf ein Produkt erfolgt. Allerdings ist es möglich, dass man die Reaktion etwas deutlicher spürt – nur bestand die Überempfindlichkeit dann auch schon vor dem Verzicht. Denn eine Allergie auf ein Nahrungsmittel entsteht nicht dadurch, dass man eine Weile darauf verzichtet. Schließlich reagiert man nicht plötzlich allergisch auf Brokkoli, weil man ihn drei Wochen nicht gegessen hat …

Die üblichen Verdächtigen

Nahrungsmittel, die allergische Reaktionen auslösen, gibt es viele. In meiner Praxis bin ich Menschen begegnet, die sogar auf Kürbis, Brechbohnen oder Rosinen allergisch reagiert haben. Das muss man erst einmal herausfinden! Die Suche wird noch erschwert dadurch, dass die Reaktion manchmal erst Tage nach dem Verzehr erfolgt: Hat das Brötchen, das man morgens gefrühstückt hat, die Beschwerden ausgelöst oder war es der Blumenkohl vom Vorabend?

Es ist unmöglich, im Rahmen dieses Buches alle Reaktionen auf Nahrungsmittel zu erläutern. Es gibt jedoch Nahrungsmittel, die häufiger als Übeltäter auftreten als andere. Wer auf Essen öfter mit Beschwerden reagiert, könnte testen lassen, welche Nahrungsmittel dafür verantwortlich sind. Wie bereits erwähnt, hat sich der vorübergehende Verzicht von etwa drei Wochen ebenfalls bewährt. Konsumiert man ein Nahrungsmittel wieder, merkt man schnell, ob man es verträgt oder nicht.

Getreide und Gluten

Weizen steht schon seit Jahren in der Kritik. Wenn die nicht aus der Zöliakie-Ecke kommt, dann aus der Paleo-Ecke („Steinzeiternährung", die sich an Essgewohnheiten früher Vorfahren orientiert). Aber ist Weizen wirklich so schlecht wie sein Ruf? Sollte man Getreide und Gluten grundsätzlich meiden? Lassen Sie uns erst einmal ansehen, wie unterschiedlich man auf Getreide und Gluten reagieren kann:

- **Zöliakie** oder **Glutenunverträglichkeit**. Schon eine winzige Menge Gluten kann ernsthafte Beschwerden auslösen (*siehe Die üblichen Verdächtigen*). Bis Betroffene eine Diagnose erhalten, sind oftmals schon die Darmzotten beschädigt, die Nährstoffaufnahme ist reduziert, und sie leiden an Müdigkeit und Magen-Darm-Beschwerden.

IN MEINER PRAXIS BIN ICH
MENSCHEN BEGEGNET,
DIE SOGAR AUF KÜRBIS,
BRECHBOHNEN ODER ROSINEN
ALLERGISCH REAGIERT HABEN.
DAS MUSS MAN ERST EINMAL
HERAUSFINDEN!

Zöliakie-Patienten dürfen kein Gluten zu sich nehmen – der Verzehr kann schwerwiegende Folgen haben. Diagnostiziert wird Zöliakie anhand einer Blut- oder Stuhlprobe (Antikörper gegen Gewebstransglutaminase), während etwaige Beschädigungen der Darmzotten (*Villi intestinales*) mit einer Darmbiopsie festgestellt werden können.

- **Nichtzöliakische Glutensensitivität.** Diese Reaktion tritt bei Menschen auf, die Gluten zwar nicht gut vertragen (und häufig auch Beschwerden haben), deren Darmzotten jedoch noch intakt sind. Leider wird ihnen oft gestattet, Weizenvollkornbrot zu essen, da schließlich keine Zöliakie vorliegt. Dabei wird verkannt, dass die Reaktion auf Gluten sehr unterschiedlich sein kann – was zwar jahrelang bezweifelt wurde, aber sich inzwischen gut belegen lässt. Ermittelt wird diese Art der Sensibilität mit dem sogenannten Gliadin-Antikörper-Test (bei dem ein anderer Wert bestimmt wird als bei der Zöliakie-Untersuchung), der heutzutage kaum noch Anwendung findet, da er als veraltet gilt. Menschen mit einem hohen Gliadin-Antikörper-Wert hilft es oft sehr, komplett auf Gluten zu verzichten. Die Reaktionen bei dieser Form der Glutensensitivität sind ganz verschieden: Mancher kann sich problemlos ab und zu einen Keks gönnen, während andere schon bei einer geringen Menge Gluten Magenschmerzen bekommen.
- **Weizenallergie.** Es gibt auch Menschen, die auf andere Weizenproteine reagieren. So kann es passieren, dass man Gluten zwar gut verträgt, aber Weizen nicht. In dem Fall schaffen Dinkel und andere Alternativen Abhilfe. Auch diese Form der Sensitivität lässt sich über eine Blutuntersuchung nachweisen.

Muss man sich mit Zöliakie abfinden?

Mit 24 Jahren kam Simone als junge Mutter zu mir. Ihr tägliches Leben wurde so stark von Magenschmerzen und gelegentlichem Stuhlverlust beeinträchtigt, dass sie sich nicht mehr vor die Tür traute. Der Hausarzt hatte sie zwar untersucht, konnte aber keine Zöliakie feststellen. Daraufhin hatte er ihr geraten, nicht auf Vollkornbrot zu verzichten – wegen der Ballaststoffe. Bei einer Stuhlprobe in meiner Praxis zeigte sich, dass die Werte, die auf Zöliakie schließen lassen würden, zwar nicht erhöht waren, der Gliadin-Antikörper-Wert indes schon. Seit dem generellen Glutenverzicht hat sich ihr Bauch wieder größtenteils beruhigt und Simone kann wieder ganz normal am Leben teilnehmen. Ich bin zwar kein großer Freund von Wundergeschichten, nur finde ich es erstaunlich, dass eine 24-jährige Frau mit der lapidaren Feststellung abgespeist wurde, sie müsse sich mit ihren Beschwerden abfinden, als die Untersuchungen noch am Anfang standen.

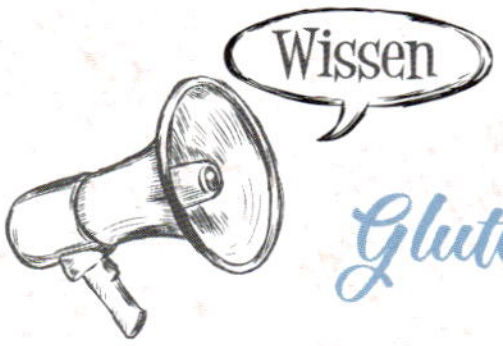

Glutenfrei – was ist erlaubt und was nicht?

Vermeiden (da der hohe Glutengehalt zu Beschwerden führt):
Weizen, Dinkel, Roggen und Gerste.
Nicht zu viel (der Glutengehalt ist so hoch, dass die meisten Menschen kein Problem haben; den Weizen nicht komplett dadurch ersetzen):
Mais, Reis, Teff (Zwerghirse) und Hafer.
Achtung: Hafer enthält zwar an sich kein Gluten, ist aber häufig mit Getreide kontaminiert, mit dem er auf dem Feld oder beim Verarbeiter in Kontakt kam.
Erlaubt (da glutenfrei):
Buchweizen, Amarant, Quinoa und Bohnen.

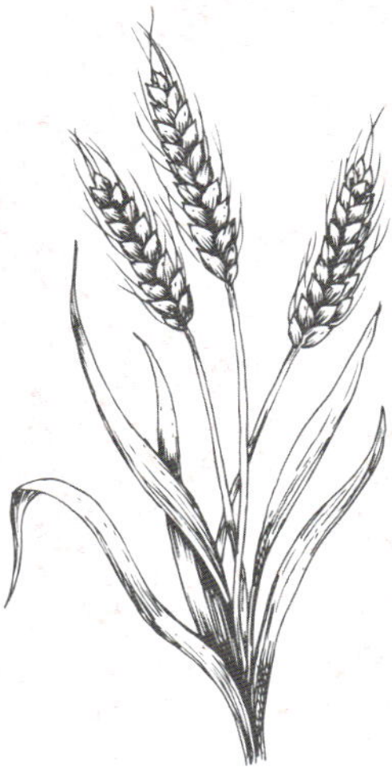

- Fast alle Getreidearten enthalten Gluten, in einigen von ihnen ist der Anteil jedoch geringer, in manchen höher. Diese Getreidearten (*siehe Vermeiden*) sollte man bei Beschwerden auf jeden Fall vermeiden.
- Vorsicht ist bei verarbeiteten Produkten wie mariniertem Fleisch, Fertigsuppen und -saucen, Aufschnitt etc. geboten. Oft enthalten diese Produkte Weizen(-stärke) und somit Gluten. Deshalb: immer schön die Allergeninformation lesen.
- In glutenfreien Produkten befinden sich oft unnötige Inhaltsstoffe wie zum Beispiel Zucker. Vorübergehend eignen sie sich durchaus, aber längerfristig sollten Sie Alternativen suchen oder Produkte selbst herstellen.
- Hafer, Quinoa, Reis und Amarant gibt es auch in Flockenform. Aus Reis, Mais und Quinoa werden sogar Nudeln hergestellt. Sind sie nicht mit anderen Getreidearten vermischt, eignen sie sich auch für einen glutenfreien Speiseplan.

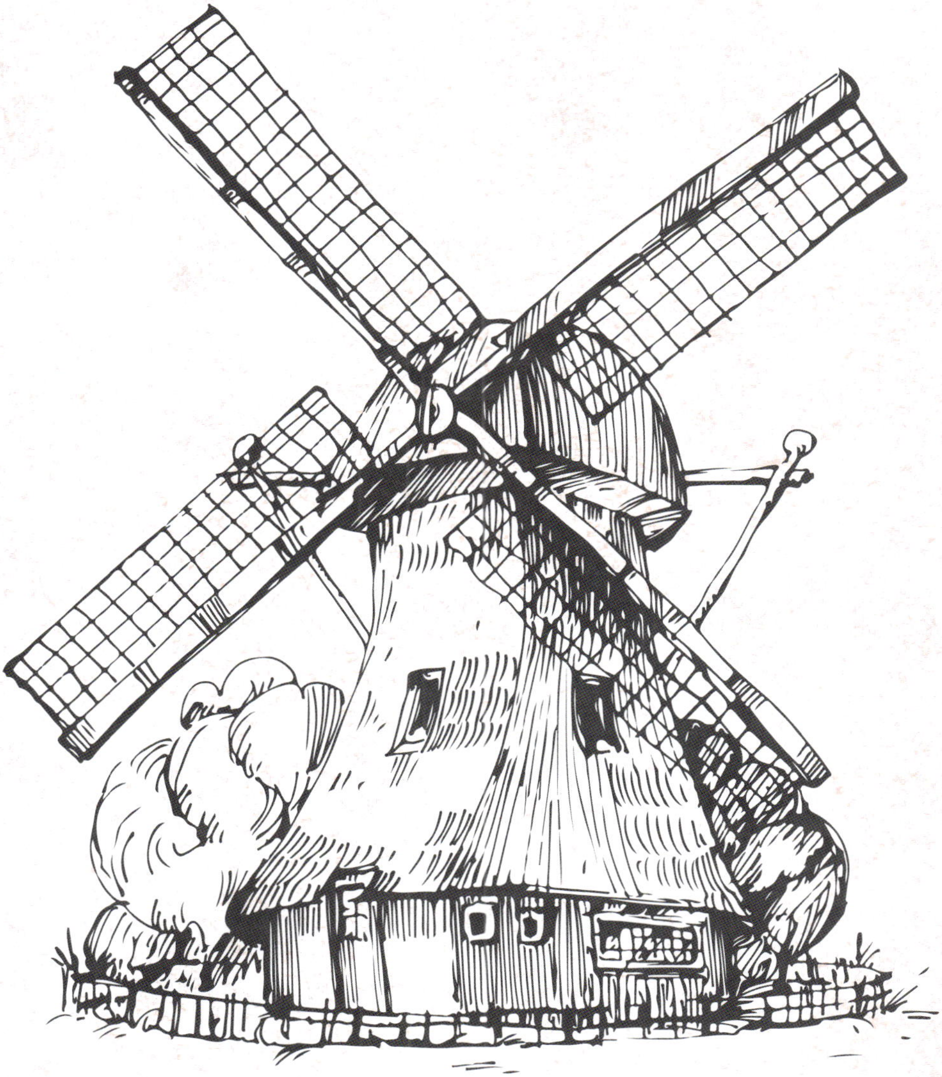

Sollten wir alle glutenfrei leben?

Wenn man sich umhört, könnte man meinen, alle Menschen seien plötzlich glutenintolerant geworden. Meines Erachtens ist dies nicht der Fall. Weder belegen Studien dies, noch lassen die Beschwerden vieler Menschen einen solchen Schluss zu. Ein gesunder Mensch mit einem gesunden Darm verträgt durchaus eine gewisse Menge Gluten. Übrigens ist Gluten keineswegs etwas Unnatürliches: Bereits in den Zähnen unserer frühesten Vorfahren wurden Getreidespuren nachgewiesen.

Der Unterschied zu damals: Wir pflegen einen unnatürlichen Umgang mit Getreide. Nie zuvor wurde Getreide so unnatürlich angebaut, verarbeitet und gegessen wie heute. In manchen Ländern herrscht ein wahrer Getreidewahn: Müsli zum Frühstück, Brot zur Mittagszeit, Brot zwischendurch, Nudeln am Abend ... Ein solcher Speiseplan ist alles andere als natürlich. Kein Wunder, dass die Verdauungsprobleme heute größer sind als noch vor etwa 200 Jahren, als Getreide noch ganz anders angebaut und verarbeitet (und weniger gegessen) wurde.

Kurzum: Ich glaube nicht, dass wir uns glutenfrei ernähren sollten. Bei Darmbeschwerden wäre ein glutenfreier Speiseplan jedoch eine der ersten Maßnahmen, die ich ergreifen würde. Sowohl für eine Untersuchung als auch für die Zusammenstellung eines glutenfreien Speiseplans empfiehlt sich die Unterstützung eines Experten.

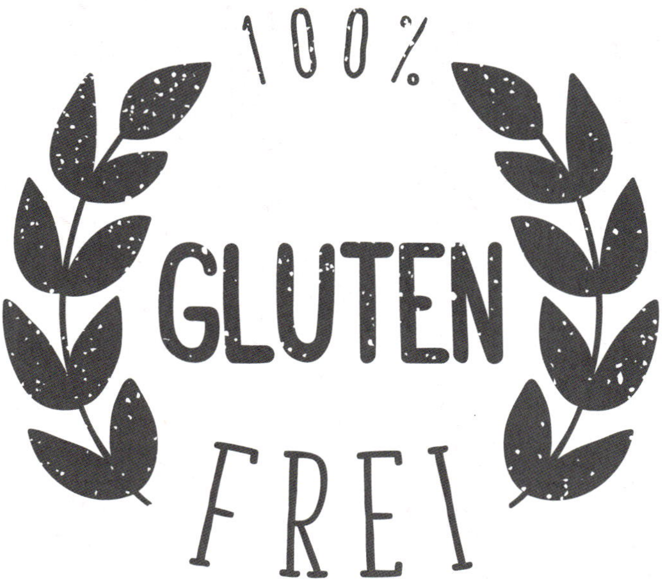

Vollkorn?

„Vollkorn, meine Herrschaften, ist wichtig – da sind viele gute Ballaststoffe drin und die brauchen wir für eine angenehme Darmpassage." Ballaststoffmangel ist eine der Ursachen von Obstipation – Verstopfung. Außerdem braucht die Darmflora Ballaststoffe für eine gute Entwicklung. Dass eine Unterversorgung mit Ballaststoffen Darmkrebs auslösen kann, ist bereits belegt. Nur: Müssen es denn immer Ballaststoffe aus Vollkornbrot sein? Auf die Frage, woher die Ballaststoffe stammen, werden viele Menschen wahrscheinlich mit „Vollkornbrot" antworten – und erst dann mit Frühstücksgetreideflocken und Joghurtgetränken mit zugesetzten Ballaststoffen. Und dann kommt ganz lange nichts mehr und danach erst Gemüse und Obst. Denn die enthalten ebenfalls Ballaststoffe. Mehr wissen wir oft nicht über sie, die Ballaststoffe.

Das heißt aber noch nicht, dass Vollkornbrot und -nudeln die einzigen Ballaststoffquellen sind. Mehr noch: Diese Art Ballaststoffe sind durchaus umstritten. Nicht nur, weil sie überwiegend aus Weizen stammen, wie so viele andere Produkte, die wir tagtäglich verzehren. Nein, auch deshalb, weil der Verzehr ganzer Getreidekörner mit ihren scharfkantigen Fasern womöglich die Darmschleimhaut aufscheuert. Was? Wirklich? Um Missverständnissen vorzubeugen: Noch ist der Beweis nicht erbracht. Gut möglich, dass dieses Aufscheuern sogar gesund ist, da es die Darmzellen anregt, mehr gesunden Schleim zu produzieren. Stoff zum Nachdenken liefert das allemal …

Gute Ballaststoffe?

Nur, was dann? Zurückkehren zu den anderen Ballaststofflieferanten Gemüse und Obst natürlich. Die enthalten oft deutlich mehr davon als Getreide. Außerdem sind sie reicher an löslichen Ballaststoffen als Vollkornprodukte (*siehe S. 141, Essen für die Darmflora*). Und das ist gut. Denn die Darmflora liebt diese köstlichen Ballaststoffe. Außerdem wirken sie wie eine Hungerbremse, sodass man die Snacks zwischendurch gar nicht mehr braucht.

Rezept: präbiotische Pizza

Mal angenommen, es gäbe ein Rezept für einen Pizzaboden, der nicht nur gluten- und getreidefrei, präbiotisch, vegan, Paleo und himmlisch wäre, sondern auch noch einfacher herzustellen als „normaler" Pizzaboden. Würde uns das freuen? Wer es versucht hat, wird sich fragen: Wieso erst jetzt? Ein perfektes Rezept: glutenfrei, laktosefrei, eifrei … Und dennoch knusprig wie eine „normale" Pizza. Gut für die Darmflora ist das Ganze obendrein – dank der Stärke aus der Maniokwurzel. Also dann, los geht's. Präbiotischer Pizzateig in sechs Schritten.

ZUTATEN:

- 1 große Maniokwurzel
- 2–3 EL Bio-Kokosöl oder Bio-Butter
- 1–2 TL graues Meersalz
- etwas Stärke (Pfeilwurz-, Tapioka-, Maisstärke etc.)

SO WIRD'S GEMACHT:

- Die Maniokwurzel mit einem scharfen Messer schälen und in ca. 3 × 3 cm große Würfel schneiden.
- Die Stücke weich kochen und abgießen.
- In eine Küchenmaschine geben und das Kokosöl hinzufügen. Wenn nötig, kann man später noch etwas mehr Kokosöl dazugeben.
- Alle Zutaten gut vermischen. Statt mit einer kräftigen Küchenmaschine lässt sich die Masse auch mit einem Stabmixer pürieren. In nur wenigen Sekunden sind die Maniokstücke in einen tollen Teig verwandelt.
- Den Teig auf ein geöltes Backblech geben, auseinanderziehen und abkühlen lassen.
- Fertig. Jetzt lässt sich der Teig gut kneten und verarbeiten. Mit einem Teigroller zu einem großen Pizzaboden oder zu kleineren Minipizzen oder Pizzabrötchen ausrollen. Kaum vom echten Pizzateig zu unterscheiden!

TIPPS:

- Ist der Teig zu klebrig? Dann einfach noch etwas Kokosöl dazugeben oder den Teig mit Tapiokamehl (oder einer anderen Stärke) bestreuen, um die überschüssige Flüssigkeit zu binden.
- Es kann sein, dass der Teig nicht ganz homogen wird. Das ist nicht weiter schlimm, solange die Stückchen nicht zu groß sind. Wichtig beim Vorbereiten der Maniokwurzel: das faserige Innere, das sich wie ein Draht in der Mitte der Wurzel befindet, entfernen.
- Da der Teig vor der weiteren Verarbeitung völlig abgekühlt sein muss, ist dieses Rezept nicht für spontane „Kochanfälle" geeignet. Mittags herstellen und abends genießen oder abends herstellen und am nächsten Tag genießen.
- Gut abgedeckt hält sich der Teig einige Tage im Kühlschrank.
- Minipizzen oder Pizzabrötchen sind eine wunderbare – glutenfreie – Mittagsmahlzeit.
- Der Teig wird noch würziger, wenn man ihn mit Kräutern und Salz bestreut.

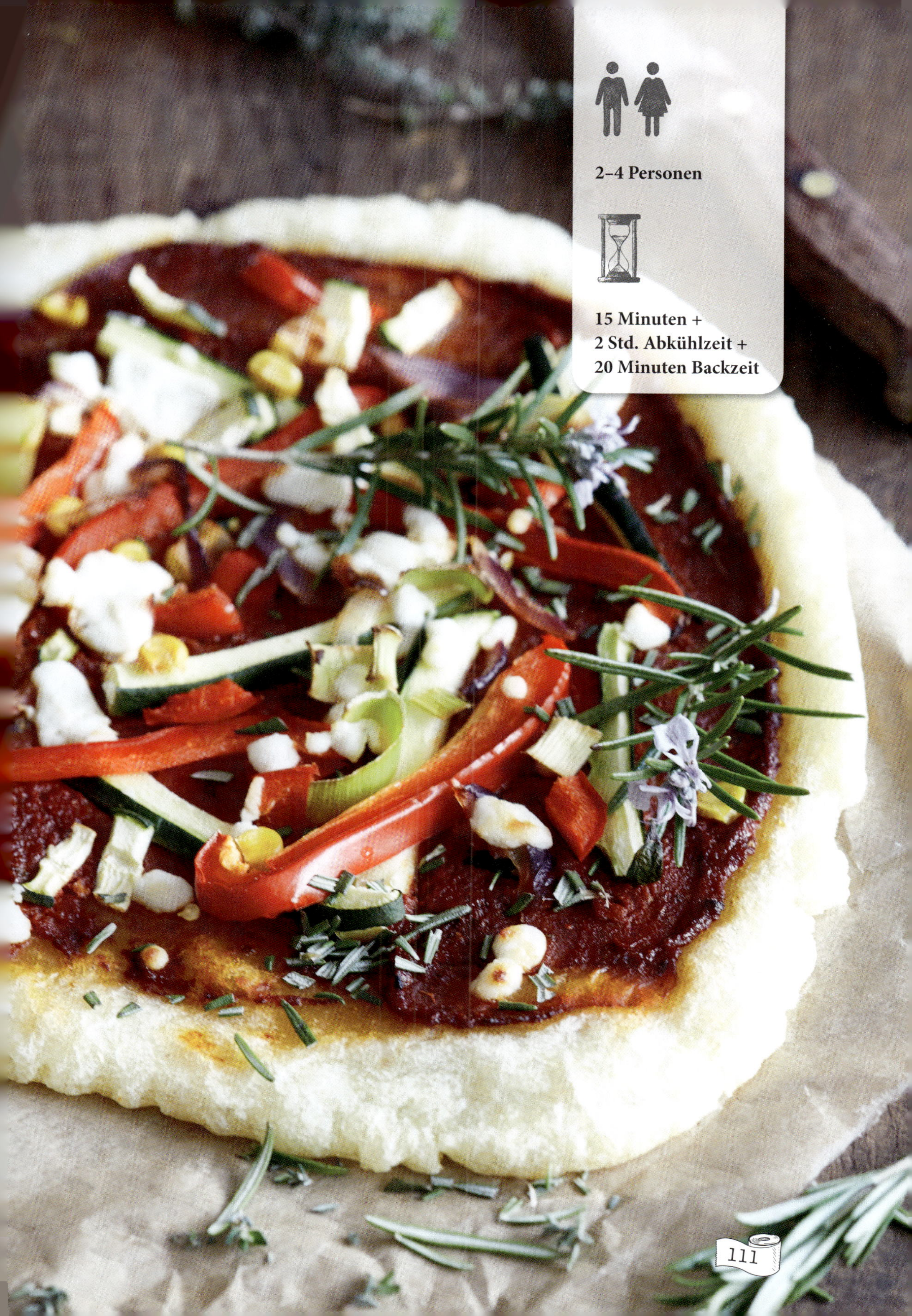

2–4 Personen

15 Minuten +
2 Std. Abkühlzeit +
20 Minuten Backzeit

Milchprodukte

Was für Gluten gilt, gilt im Großen und Ganzen auch für Milchprodukte: Nicht jeder reagiert gleich empfindlich darauf. Die Art und Weise, wie die Milch erzeugt und verarbeitet wird, führt immer öfter zu Beschwerden – mehr als je zuvor. Milch kann eine Intoleranz oder Allergie auslösen.

- **Laktoseintoleranz** bedeutet, dass man sich mit der Verdauung des Milchzuckers in Milchprodukten schwertut. Meistens liegt die Ursache darin, dass der Körper unzureichend Laktase produziert, das Enzym, das Laktose aufspalten kann. Somit gelangt die Laktose häufig unverdaut in den Dickdarm, was Probleme wie stark riechenden, dünnen Stuhl, Blähbauch und Magenschmerzen hervorrufen kann. Nicht selten kommt auch noch Müdigkeit hinzu.
- Eine **(Kuh-)Milcheiweißallergie** liegt vor, wenn man auf gewisses Eiweiß in der Kuhmilch allergisch reagiert. Diese Reaktion geht vom Immunsystem aus, da der Körper fälschlicherweise meint, dass es sich bei dem Eiweiß um einen Eindringling handelt. Diese Autoimmunreaktion kann sehr heftig ausfallen und zum Beispiel zu stummen Infektionen führen. Oft geht die Allergie unter anderem mit Magenschmerzen einher.

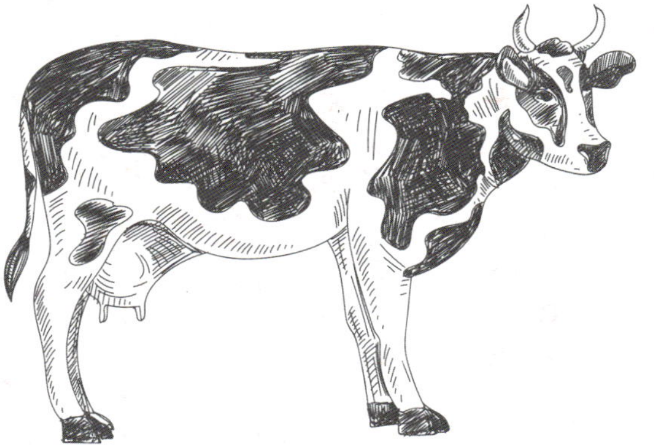

Auch hier ist es nicht das Produkt Milch, das als solches schlecht wäre. Die Menschheit verzehrt bereits seit Jahrhunderten Milchprodukte – und Beschwerden waren eher selten. Die Wurzel allen Übels ist wie so häufig die Menge, die wir zu uns nehmen, und die Art und Weise, wie die Milch heute verarbeitet wird. Frischmilch zum Beispiel ist grundsätzlich pasteurisiert. Das bedeutet, dass die Proteine in Milch denaturiert, sprich hart werden – wie bei einem gekochtem Ei. Das ist beabsichtigt, denn nur so werden die Bakterien (deren Zellen ebenfalls Eiweiß enthalten) abgetötet. Die Pasteurisierung zerstört auch das Enzym Laktase, das in Rohmilch enthalten ist und den Milchzucker (Laktose) aufspalten kann. Die Folge: Der Milchzucker bleibt erhalten und die Milch lässt sich schwerer verdauen, da sie nicht mehr alle notwendigen Enzyme enthält, um den Milchzucker adäquat zu verdauen.

Ich möchte keine wissenschaftliche Diskussion über den gesundheitlichen Wert von Milch und Milchprodukten führen, denn damit lässt sich leicht ein ganzes Buch füllen. Wem die genannten Beschwerden bekannt vorkommen, der könnte überlegen, für zwei Wochen auf Milch und Milchprodukte zu verzichten. Darüber hinaus gilt: maßvoll genießen und auf den Körper hören.

Biogene Amine

Wenn Bakterien Aminosäuren (die Bausteine, aus denen Proteine bestehen) abbauen, dann entstehen manchmal Stoffe, auf die unser Körper empfindlich reagiert – biogene Amine. Der wohl bekannteste ist Histamin.

Histamin spielt eine Rolle im Immunsystem und ist in jedem Körper vorhanden – auch im Darm. Im Normalfall baut der Körper diesen Stoff ab, ohne dass man etwas merkt.

Wenn es dem Körper nicht gelingt, das Histamin vollständig abzubauen, dann bleibt ein Teil dieses Stoffes im Darm zurück, und das führt zu Beschwerden wie Blähbauch, Verstopfung oder (heftigem) Durchfall. Meistens geht dies auch mit einem unzureichenden Histamin-Abbau anderswo im Körper einher, was wiederum zu Müdigkeit, Juckreiz und Heuschnupfen führen kann.

Biogene Amine sind in zahllosen Lebensmitteln enthalten. Da es sich hier um Abbauprodukte von Aminosäuren handelt, befinden sie sich in allen eiweißhaltigen Nahrungsmitteln. Faustregel: Je älter ein Nahrungsmittel ist, desto mehr biogene Amine sind vorhanden. So enthält lang gereifter Hartkäse mehr biogene Amine als kurz gereifter Schnittkäse. Fangfrischer Fisch weist gar keine biogenen Amine auf, Fisch, der einige Tage lang auf einem Schiff gelagert wurde, dagegen viele.

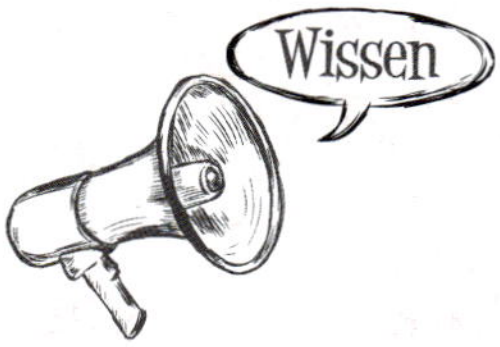

Biogene Amine können ganz unterschiedliche Beschwerden auslösen. Manchmal gibt es für Probleme keine Erklärung, bis sie auf einmal nachlassen, nachdem die Nahrungsmittel, die biogene Amine enthalten, weggelassen wurden.
Man muss nicht immer rigide vorgehen (dann kann man gar nichts mehr essen!). Es verhält sich wie mit einem Eimer Wasser. Verzehrt man viele Produkte, die biogene Amine enthalten, dann füllt sich der Eimer, bis er irgendwann überläuft – und die Beschwerden kommen. Ein Stückchen Käse während einer Feier ist völlig in Ordnung, ein Stück Käse, eine Wurst sowie zwei Gläser Rotwein könnten jedoch des Guten zu viel sein …

Rezept: Fake Milk

Was tun, wenn man keine Kuhmilch verträgt? Pflanzliche Milch aus dem Supermarkt ist teuer und enthält oft ganz schön viel Zucker. Zum Glück lässt sich eine solche Milch auch gut selbst herstellen. Zwar reicht ihr Nährwert nicht an den von Kuhmilch heran, sie ist dennoch für verschiedene Rezepte oder Porridge geeignet. Und wieder lautet das Schlüsselwort: Abwechslung. Nicht jeden Tag die gleiche Milch verwenden, sondern auch mal andere Sorten ausprobieren.

Für die Zubereitung von Fake Milk sind zahlreiche Produkte geeignet: Reis, (glutenfreies) Getreide, Quinoa, Amarant, Chufa (Tigernüsse), Hanfsamen, Nüsse … Es gibt ein universelles, völlig unkompliziertes Rezept für alle Fake-Milk-Sorten – und zwar dieses:

- 1½ Becher Reis, Getreide oder was auch immer in eine ausreichend große Schüssel geben. Gröbere Zutaten wie Haselnüsse oder Mandeln erst fein hacken. Manche Produkte (Reis, Getreide – eigentlich alles, was man nicht roh essen sollte) erst abbrausen und in frischem Wasser (ohne Zitronensaft) kochen. Produkte wie Nüsse und Saaten lassen sich roh, inkl. Einweichwasser, verarbeiten.
- 4 Becher Wasser (ca. 1 Liter) dazugeben.
- 1 TL Zitronensaft zufügen.
- Das Ganze ein paar Stunden ruhen lassen.

Danach lässt sich die Milch wie folgt herstellen:

- Den Inhalt der Schüssel an eine Kuh verfüttern und warten, bis man sie melken kann.
  Nein, Scherz. So geht es richtig:
- Den Inhalt der Schüssel mit dem Stabmixer pürieren, bis die Masse weiß und milchig wird.
- Durch ein feines Sieb, einen Kaffeefilter, einen alten Nylonstrumpf oder etwas Mull abseihen.
- Eventuell noch etwas Fett hinzugeben (geschmolzenes Ghee oder Kokosöl sind geeignet) und das Ganze noch einmal in der Küchenmaschine mischen.

Tipps:

- Die Milch lässt sich noch etwas aufwerten, indem man statt Wasser selbst gemachte Brühe (ohne Salz) verwendet oder 1 TL Gelatinepulver in die fertige Milch rührt.
- Im Kühlschrank ist die Milch einige Tage haltbar – und danach macht man einfach eine neue.
- Zu wässrig? Dann den Anteil fester Bestandteile erhöhen. Die Milch wird noch sämiger, wenn man den Wasseranteil reduziert und den Fettanteil steigert.

3–4 Personen

1 Nacht einweichen + 10 Minuten

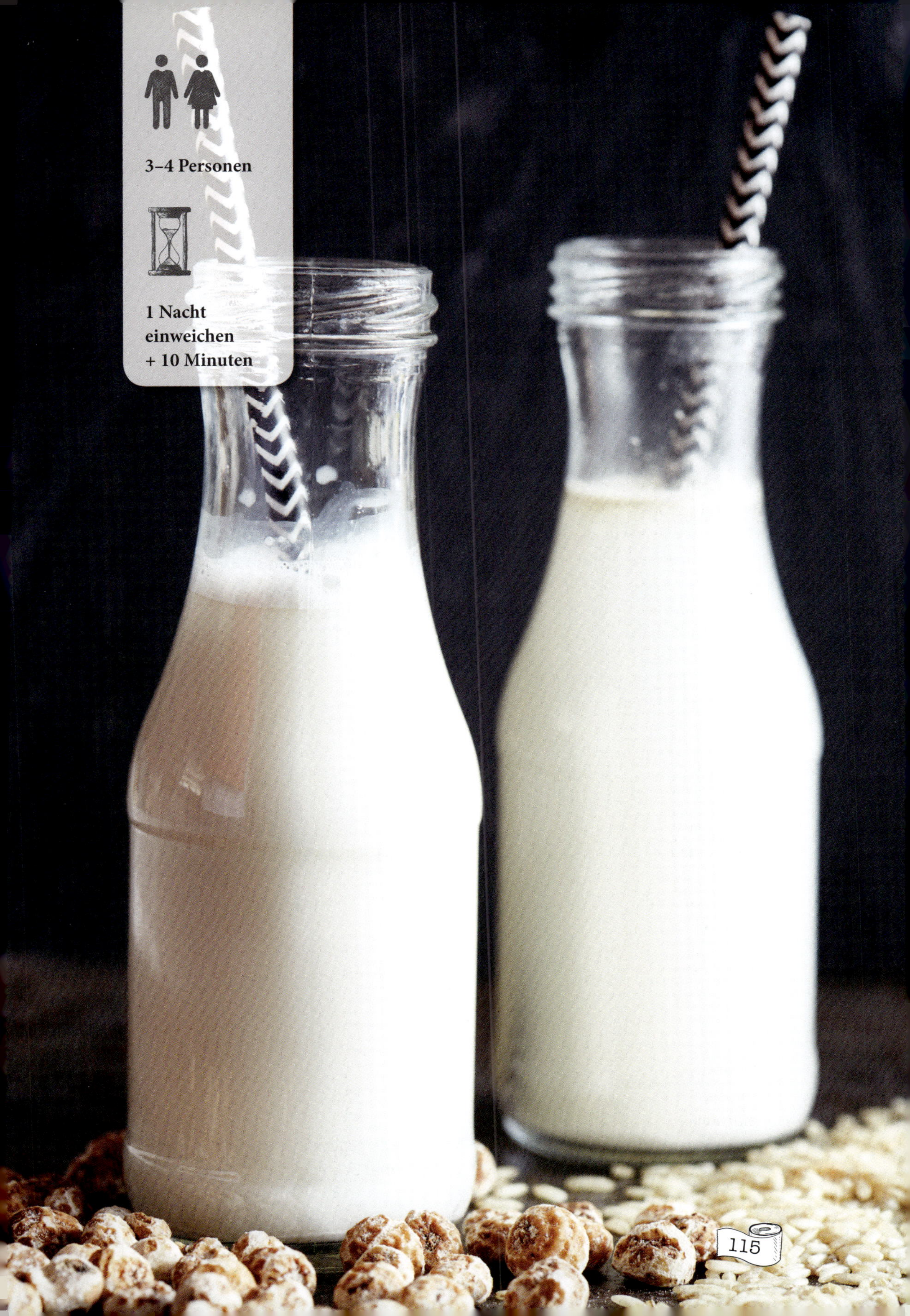

NEBEN VITAMINEN UND MINERALSTOFFEN BENÖTIGEN WIR TÄGLICH AUCH BAKTERIEN ZUR ERNEUERUNG DER DARMFLORA.

KAPITEL 5

Der Weg zum gesünderen Darm

Der erste Schritt auf dem Weg zur Gesundung des Darms und der Darmflora ist das Entrümpeln des Speiseplans. Allerdings ist das erst der Anfang. Damit aufhören, Darmbakterien zu verärgern, ist ebenfalls sinnvoll. Wichtiger aber ist, ihnen zu helfen, indem man sie „füttert" oder ihre Umgebung lebenswert macht. In diesem Kapitel erfahren Sie, wie Sie vorgehen können.

Wenn es um die Darmflora geht, denkt jeder wohl sehr schnell an Probiotika: bakterienhaltige Nahrungsergänzungsmittel zum Einnehmen, die dafür sorgen, dass es im Darm gemütlich bleibt und keine ungebetenen Gäste zu randalieren beginnen. Aber was sind Probiotika eigentlich genau? Wie verwendet man sie und worauf sollte man beim Kauf achten? Erst mal eine ernüchternde Nachricht vorweg: Probiotika sind keine Lösung für all Ihre Darmprobleme. Sie eignen sich aber durchaus dazu, einen Beitrag zur Gesundung (und Gesunderhaltung) des Darms zu leisten.

Als es noch keinen Kühlschrank gab, machte man das Gemüse für die kalte Jahreszeit mittels Fermentation ein – ein Vorgang, bei dem Bakterien aus der Luft in das Gemüse gelangen. Gelingen konnte dieser Prozess nur unter speziellen Bedingungen. So verfaulte das Gemüse nicht, sondern erhielt einen angenehm sauren Geschmack. Sauerkraut und auch Joghurt wurden und werden so hergestellt – quasi die ersten Probiotika! Heute kommen nur noch wenige Bakterien über die Nahrung in unseren Darm:

- Cornichons, Essiggurken und andere Essigfrüchte werden heute mithilfe von Essig und Zucker statt Bakterien eingelegt.
- Produkte wie Sauerkraut und Joghurt erhalten nach der Fermentation eine Behandlung, die dafür sorgen soll, dass Bakterien unseren Teller nicht lebend erreichen.
- Früher war es ganz normal, dass man mal etwas Erde verschluckte. Heute ist das maschinell geerntete und gründlich gereinigte Gemüse völlig frei von Erde.
- In früheren Zeiten nahm man es mit der Hygiene nicht so genau. Das hat sich aber radikal verändert – vielleicht sogar zu radikal. So gelangen gute Bakterien auch über diesen Weg nicht mehr in unseren Körper.

Wir bekommen also deutlich weniger probiotische Bakterien ab als unsere Vorfahren. Gleichzeitig haben sich die Lebensumstände verschlechtert, zumindest für jene Bakterien, die uns bereits besiedelt haben. Neben Vitaminen und Mineralstoffen benötigen wir täglich auch Bakterien zur Erneuerung der Darmflora. Doch die Aufnahme erfolgt nicht mehr automatisch. Natürlich erhält fermentierte Nahrung in diesem Zusammenhang den Vorzug vor Tabletten, denn sie weist deutlich mehr und unterschiedliche Bakterien auf als eine Kapsel (*siehe S. 141, Essen für die Darmflora*).

Wer nicht so auf fermentierte Nahrung steht und somit kaum lebende Bakterien zu sich nimmt (nein, Bier und Wurst zählen nicht dazu!), für den können Präbiotika durchaus eine Alternative darstellen – neben Vitaminen und Fischöl. Denn die sind ebenfalls wichtig.

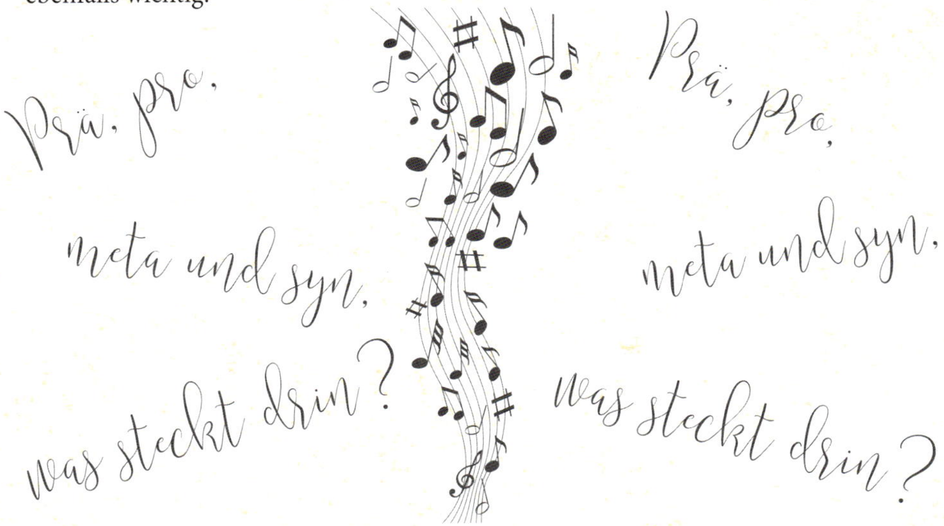

Präbiotika, Probiotika, Metabiotika, Synbiotika

Antibiotika, Probiotika – das wäre eigentlich schon kompliziert genug. Jetzt klingt das Ganze fast nach einem Kinderlied: „Prä, pro, meta und syn, was steckt drin?" Muss man das alles wirklich wissen und anwenden? Nein. Ich erkläre es trotzdem mal. Dann kann anschließend jeder für sich entscheiden, was er sich merken will.

- **„Biotika"** ist der Sammelbegriff für all das, woran Bakterien beteiligt sind.
- **Antibiotika** sind allgemein bekannt. Sie bekämpfen Bakterien (und nicht Schimmelpilze oder parasitäre Würmer, wie viele Menschen glauben, solche Mittel heißen Antimykotika bzw. Anthelminthika).
- **Probiotika** sind Bakterien. Nahrungsergänzungsmittel enthalten oft gefriergetrocknete Bakterien. Erst wenn die Bakterien mit Flüssigkeit in Kontakt kommen, werden sie zum Leben erweckt und vermehren sich.

- **Präbiotika**. „Prä" bedeutet „vor". Verwendet man sie deshalb vor den Probiotika? Sind Präbiotika eine Art Grundierung? Jein. Es sind Nährstoffe, die Darmbakterien essen. Und: Wer isst, der wächst. Wer also Bakteriennahrung isst, fördert das Wachstum seiner Bakterienpopulation. Präbiotika nehmen wir täglich auf – über Ballaststoffe, vor allem aus Obst und Gemüse. Seit einigen Jahren werden diese Stoffe auch den Probiotika zugesetzt, heißen dann aber Oligofructose (FOS), Xylooligosaccharide (XOS), Galactooligosaccharide (GOS) oder Inulin. Präbiotika enthalten selbst keine lebenden Bakterien, werden aber oft den Probiotika zugefügt – als Nahrung für lebende Bakterien.
- **Metabiotika** sind Stoffwechselprodukte von Bakterien und wenig erforscht. Die Produkte, die beim Stoffwechsel, auch Metabolismus genannt, freigesetzt werden, heißen Metaboliten. Metabiotika sind also nichts anderes als … Bakterienkacke. Und dieser Vorgang ist das Beste, was Bakterien für uns tun können! Allerdings trifft der Begriff „Kacke" nicht wirklich echt zu. Richtig wäre „Ausscheidung". Sie scheiden Stoffe aus. Zum Beispiel Säuren, die dafür sorgen, dass der Darm richtig funktioniert. Oder Verteidigungsstoffe wie Wasserstoffperoxid, die uns vor schlechten Schimmelpilzen und Bakterien schützen. Übrigens hält sich das Bakteriensystem selbst aufrecht. Denn die Ausscheidungen des einen sind die Nahrung des anderen und umgekehrt. Eigentlich ganz praktisch, die Metabiotika. Doch wie bekommt man sie? Sie kommen dort vor, wo Bakterien sich aufhalten, zum Beispiel in fermentierten Nahrungsmitteln. Wer die nicht mag, findet Metabiotika auch in Nahrungsergänzungsmitteln.
- **Synbiotika** – „syn" steht für „Synergie", was „erfolgreiche Zusammenarbeit" bedeutet. Eine Zusammenarbeit, bei der die Summe aller Teile mehr ergibt als die Gesamtheit der Einzelteile. Oder anders gesagt: 1 + 1 = 3. Eigentlich etwas irreführend, denn faktisch geht es hier um nichts anderes als die Kombination von Prä- und Probiotika. Bakterien zusetzen, ist keine Kunst. Bekommen sie jedoch nicht genug zu essen, dann überleben sie nicht. Und auf Bakteriennahrung zu setzen, ist ebenfalls nicht schwer. Wenn es aber nicht ausreichend Bakterien gibt, die diese Nahrung essen … Kurz: Prä- und Probiotika schaffen zusammen mehr als jeder für sich.

Oft wirken Probiotika nicht!

Das aus dem Mund einer Darmfloratherapeutin. „Ist das wirklich so, dass Probiotika nicht wirken? Und dafür gibt man sein schwer verdientes Geld aus?" Nein, so ist es natürlich nicht. Probiotika sind nicht grundsätzlich wirkungslos – aber leider oft. Warum ist das so?

Probiotika erleben zurzeit einen wahren Hype. Angefangen hat es mit Joghurt, abgefüllt in Minibecher, den man täglich verzehren soll. Der Geschmack ist so, dass man erst mal nur denkt: „Igitt, Bakterien!" Doch dann setzt sich etwas durch, das den Verzehr erträglich macht (*a spoonful of sugar makes the medicine go down*). Schlau, so entstehen Verkaufsschlager. Dennoch sehe ich das Ganze kritisch. Denn, wie so oft in der Werbung, wird auch hier ein unvollständiges Bild eines ziemlich unvollständigen Produkts gezeichnet. In unserem Darm leben 700 bis 1000 verschiedene Bakterienstämme, die größtenteils etwa zehn Familien angehören. Die meisten probiotischen Joghurts enthalten genau einen Stamm. Einen! Die Frage ist, ob der Verzehr eines einzigen Bakterienstamms eine substanzielle Verbesserung bringen kann. Außerdem beinhalten solche Produkte oft sehr viel Zucker. Und wenn es etwas gibt, das der Darmflora zusetzt, dann … Genau!

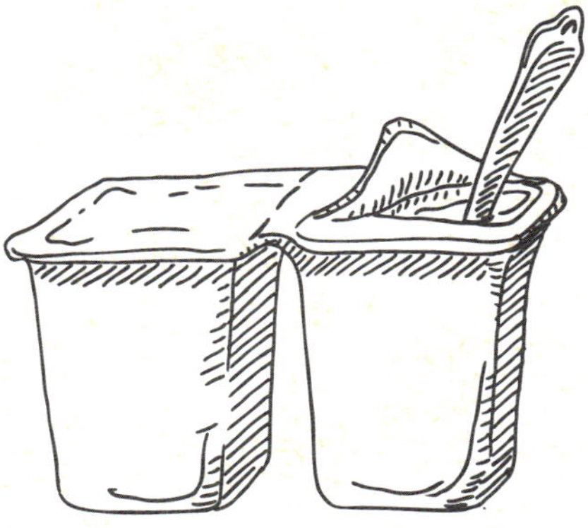

„Solche Joghurts helfen aber. Meinem Stuhlgang haben sie auf jeden Fall gutgetan. Wie erklärt sich denn das?" Ganz einfach: Bei den meisten Menschen ist der Mangel an guten Bakterien und ballaststoffreicher Nahrung so gravierend, dass bereits eine kleine Menge zu einer Verbesserung führt. Das heißt aber nicht, dass sie gut wirken. Es geht noch so viel besser.

Außerdem gibt es noch eine Sache, die einfach nicht stimmt. Nämlich die Behauptung, probiotischer Joghurt würde die Abwehrzellen, von denen 70 Prozent in unserem Darm leben, unterstützen. Es ist zwar richtig, dass eine gesunde Darmflora unser Immunsystem dazu anregt, Abwehrstoffe (Immunglobuline Typ A) zu produzieren. Was in der Werbung aber verschwiegen wird, ist, dass dafür überwiegend aerobe Bakterienstämme zuständig sind. Probiotische Joghurts enthalten jedoch ausschließlich anaerobe Stämme – weil sie billiger und leichter kontrollierbar sind. Auch sie sind gut für die Darmflora, nur eines tun sie gewiss nicht: das Immunsystem anregen. Toller Marketingtrick. Netter Versuch.

„Wie steht es dann mit den ‚echten' Probiotika als Kapseln und Pülverchen? Halten die dann auch nicht, was sie versprechen?" Jein. Auch sie beinhalten meist überwiegend anaerobe Bakterienstämme – gute Präparate allerdings deutlich mehr als probiotischer Joghurt. Zudem sind sie in der Regel zuckerfrei. Sicher macht es einen Unterschied, ob man nur *Lactobacillus acidophilus* zu sich nimmt oder eine Mischung zehn verschiedener Lacto- und Bifidobakterien. Aber auch das ändert nichts daran, dass es sich um anaerobe Bakterien handelt – und die mögen keinen Sauerstoff. Den Stoff, von dem die meisten Menschen mangels aerober Bakterien zu viel haben! Ergo: *zu wenig sauerstofffressende Bakterien = zu viel Sauerstoff im Darm = keine gute Umgebung für sauerstoffmeidende Bakterien.*

ZU WENIG SAUERSTOFFFRESSENDE BAKTERIEN = ZU VIEL SAUERSTOFF IM DARM = KEINE GUTE UMGEBUNG FÜR SAUERSTOFFMEIDENDE BAKTERIEN.

Wissen

Aerobe Probiotika?

Die Zugabe von aeroben Bakterien über die Nahrung ist schwierig. Solche Bakterien sind zwar erhältlich, stellen aber für den Darm eine Belastungsprobe dar. Als Darmfloratherapeutin empfehle ich sie nur Menschen, die sie sicher vertragen. Ist der Darm zum Beispiel wegen eines entzündlichen Prozesses gereizt – was ohne eine ärztliche Untersuchung nicht immer feststellbar ist –, sind aerobe Bakterien nicht ratsam. Was immer hilft, ist, dafür zu sorgen, dass das Darmmilieu gesünder wird. Dies nutzt auch den eigenen aeroben Bakterien!

Gibt es auch positive Effekte?

Oft helfen Probiotika nur, solange man sie einnimmt. Im Darm bewirken Bakterien, die man zu sich nimmt, durchaus Positives. Sie machen ihre Arbeit, zumindest teilweise, und tragen zur Verbesserung des Darmmilieus bei, indem sie den Säuregrad steigern und schädliche Bakterien und Schimmelpilze bekämpfen. Häufig kehren die Beschwerden jedoch zurück, sobald man die Probiotika absetzt. Der Grund: Das Darmmilieu ist (noch) nicht in der Lage, die Darmflora im Alleingang gesund zu halten.

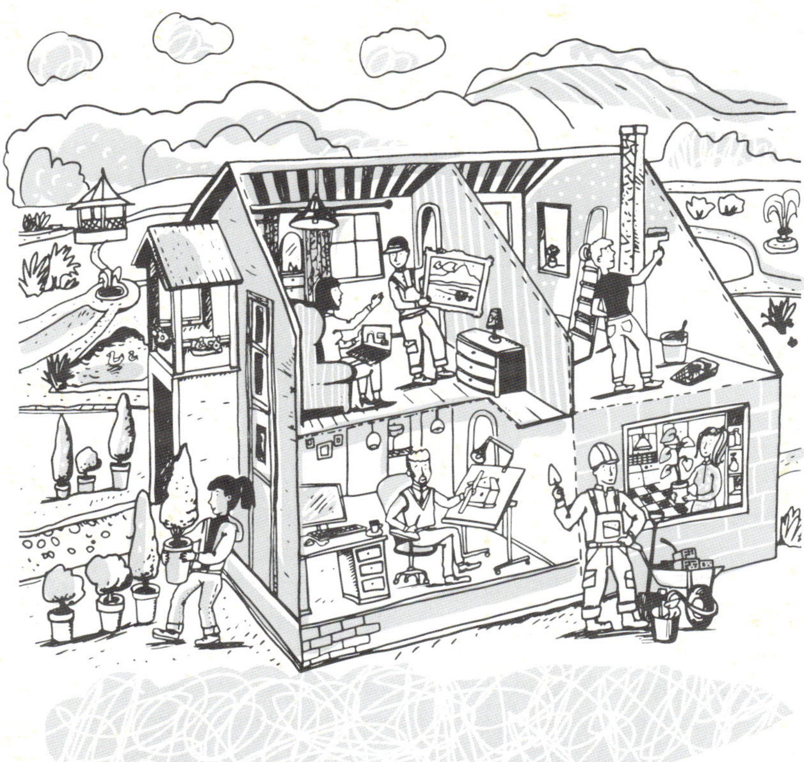

Deshalb: Am besten ist es, das Darmmilieu kontinuierlich zu verbessern. Wenn das gelingt (zugegebenermaßen ist es nicht einfach), bekommen Bakterien wieder ein „Haus“, in dem sie gerne leben und sich fröhlich vermehren. Für die Instandhaltung genügt dann die gelegentliche Einnahme von einer Portion Bakterien (über die Nahrung oder mithilfe von Probiotika).

Ist das Thema Probiotika damit für immer erledigt? Nein. Ein Haus, das nicht instand gehalten wird, verkommt irgendwann. Jedes Haus braucht mal etwas frische Farbe und saubere Dachrinnen. Und wer will nicht auch mal neue Vorhänge? So ähnlich funktioniert unser Darm. Wer ihn nicht pflegt, schadet sich. Deshalb benötigen wir nicht nur regelmäßig Vitamine und Mineralstoffe, sondern auch gute Bakterien – am besten über die Nahrung. Gelingt das nicht oder unzureichend, dann sind Probiotika eine erwägenswerte Alternative.

So lassen sich gute Probiotika finden

Wie bereits gesagt, sind Probiotika nicht gleich Probiotika. Die Welt der Nahrungsergänzungsmittel ändert sich rasend schnell – oft zugunsten der Qualität, aber nicht immer. Manchmal nutzt ein Hersteller einen Hype, um mit einem billigen Präparat den Markt zu erobern. Dass ein durchdachtes und wissenschaftlich fundiertes Nahrungsergänzungsmittel mehr nutzt als ein „Schnellschuss“, bedarf keiner Erklärung. Worauf sollte man aber beim Kauf von Probiotika achten?

- Wichtig ist die Zusammensetzung. Ein Präparat mit zehn verschiedenen Bakterienstämmen ist in der Regel besser als eines mit nur einem Stamm.
- Die Bakterienmenge ist ebenfalls wichtig: Die meisten Produkte enthalten pro Kapsel eine oder zwei Milliarden Bakterien. Nicht viel, wenn man bedenkt, dass es auch Präparate mit 20 oder gar 400 Milliarden Bakterien gibt. Dabei ist nicht die Anzahl entscheidend, sondern die Keimzahl. Diese besagt, wie viele Bakterien sich zu einer gesunden Kolonie vermehren können – erkennbar am Kürzel KBE oder CFU (koloniebildende Einheit/*Colony Forming Units*). Mehr ist nicht immer gleich besser. Manche Präparate sind so konzentriert, dass sie dem Darm eher schaden als nutzen. Zu kompliziert? Dann fragen Sie Experten um Rat.
- Gute Präparate informieren nicht nur über den Namen der Bakterien, sondern auch über Typ und/oder Stammnummer. Denn *Lactobacillus acidophilus* ist nicht immer gleich *Lactobacillus acidophilus*. Anhand der Stammnummern lässt sich feststellen, ob ein Produkt immer die gleichen Stammnummern enthält und welche Typen Gegenstand wissenschaftlicher Studien waren.

- Manche Nahrungsergänzungsmittel enthalten Zucker, Laktose oder Reisstärke. Wenn solche Zutaten auch nichts nutzen, so schaden sie doch nicht (obwohl ich die mit Zucker meiden würde). Es gibt jedoch auch Präparate, in denen der Anteil solcher Zusatzstoffe den Bakterienanteil übersteigt, aber zum Glück auch welche, die kaum Zusatzstoffe aufweisen. Präbiotische Ballaststoffe (FOS, Inulin) schaden ebenso wenig (oder nützen sogar), es sei denn, man verträgt sie nicht.
- Es wird viel über „frische" Probiotika diskutiert: Präparate, die lebende Bakterien enthalten und im Kühlschrank aufbewahrt werden. Letzteres ist nicht erforderlich, wenn die Bakterien gefriergetrocknet sind. Diese lassen sich wieder zum Leben erwecken, indem sie mit Wasser in Berührung kommen. Studien, die belegen, dass „frische" Probiotika besser wirken als solche mit gefriergetrockneten Bakterien, sind mir nicht bekannt.
- Auch wichtig: Die Bakterien im Präparat dürfen nicht der Magensäure zum Opfer fallen. Aufgabe der Magensäure ist es schließlich, all das, was im Magen landet, abzutöten. Wege, dies zu vermeiden, gibt es: zum Beispiel beschichtete Kapseln, gefriergetrocknete Bakterien oder Bakterien in Pulverform, die erst in Wasser aufgelöst werden müssen (*siehe Wie werden Probiotika angewandt?*). Forschungsarbeit gab es hier reichlich und es konnte anhand von „markierten" Bakterien festgestellt werden, dass sie die Magensäure überlebten, da man sie sowohl im Darm als auch anderswo im Körper fand. Damit ist gesichert, dass ein Teil der Bakterien die Magensäure problemlos übersteht.

Wie werden Probiotika angewandt?

Die meisten guten Probiotika haben ihren Preis – nicht unwichtig, wenn man bedenkt, dass man sie ein Leben lang immer wieder einnehmen sollte. Deshalb sei an dieser Stelle noch einmal gesagt: Bakterien aus fermentierten Nahrungsmitteln sind besser und preisgünstiger. Wenn es aber doch ein Nahrungsergänzungsmittel sein soll, dann wenden Sie es richtig an, damit es wirkt:

- Abwechslung ist wichtig: also nicht immer das gleiche Präparat wählen. In einer natürlichen Situation haben wir es auch nicht stets mit denselben Bakterienstämmen zu tun – unsere Vorfahren kannten noch keine Stammnummern, aber ihre Darmflora war garantiert gesünder als die unsere. Vorstellbar wäre es, immer nach einer Packung das Präparat zu wechseln, Hauptsache, das Präparat kommt von einer zuverlässigen Marke. Menschen mit empfindlichem Darm sind womöglich besser beraten, bei einem oder zwei Produkten zu bleiben, mit denen sie bereits gute Erfahrungen gemacht haben.
- Bei Beschwerden kann eine vorübergehende Steigerung der Dosierung Linderung verschaffen. Stellt sich eine dauerhafte Verbesserung ein, kehren Sie langsam wieder zur ursprünglichen Dosierung zurück. Je nach Präparat wäre auch das Herabsetzen der Dosierung im Zweitagesrhythmus oder eine vierteljährliche „Kur" denkbar.

- Probiotika nie kurzzeitig anwenden. Oft höre ich: „Die helfen ja gar nicht“ – weil sich nach ein paar Wochen noch keine Verbesserung eingestellt hat. Manche Veränderungen im Darm vollziehen sich rasch (wenn man etwas Falsches gegessen hat), strukturelle Veränderungen dagegen nicht. Erst nach frühestens drei Monaten lässt sich vielleicht etwas sagen. Wer nach einem solchen Zeitraum noch gar nichts spürt, hat womöglich ein Problem. Nicht auszuschließen, dass das Zusammenspiel von Bakterien und Nahrung bzw. Darmmilieu nicht optimal verläuft.
- Bakterien benötigen Flüssigkeit. Die meisten Präparate sind gefriergetrocknet. Durch die Zugabe von Wasser keimen die Bakterien und erwachen zum Leben. In diesem frühen Stadium ist ihre Beständigkeit gegen die Magensäure am größten. Bakterien in Pulverform werden in etwas Wasser aufgelöst – vor dem Trinken fünf bis zehn Minuten ruhen lassen.
- Apropos Magensäure: Nimmt man Probiotika vor, nach oder während einer Mahlzeit ein? Während einer Mahlzeit haben die Bakterien (wenn alles stimmt) sofort etwas zu essen, wenngleich auch mehr Magensäure produziert wird. Zwischen den Mahlzeiten ist zwar das Nahrungsangebot reduziert, die Magensäure dafür ebenso. Nach meiner Erkenntnis gibt es kaum ernst zu nehmende Studien für den besten Moment der Probiotika-Einnahme. Eine Einnahme zu einem beliebigen Zeitpunkt ist immer noch besser als gar keine. Daher lautet meine Empfehlung: nach eigenem Gusto. Ich selbst nehme sie erst vor dem Schlafengehen ein. Dann können die Bakterien die ganze Nacht ihre Wirkung entfalten und sich an meinem Abendessen laben.
- Zusätzlich Präbiotika zu sich nehmen. Auch hierfür gilt wieder: wenn möglich über die Nahrung. Erst wenn dies nicht oder unzureichend gelingt, wäre ein präbiotisches Präparat erwägenswert. Meine Empfehlung: ein mildes Präparat, zum Beispiel auf Basis von Tapiokastärke. Präparate mit Inulin oder resistenter Stärke wie Kartoffelstärke als Basis führen, vor allem am Anfang, zu verstärkter Gasbildung im Darm.

Medikamente und die Darmflora

Ich lehne Antibiotika keineswegs ab. Zum Glück gibt es sie, denn manchmal brauchen wir sie dringend. Ohne Antibiotika hätte ich mich vor einigen Jahren von einer Nierenbeckenentzündung nicht mehr erholt – und da wäre ich nicht die Erste gewesen. Ein Hoch auf die Antibiotika.

Aber! Ihrer Stärke steht ein wesentlicher Nachteil gegenüber: Antibiotika unterscheiden nämlich nicht zwischen Gut und Böse. Guten Bakterien wird genauso der Garaus gemacht wie schlechten. Zu den Hauptaufgaben der Darmflorabakterien zählt, den Darm vor Eindringlingen und Opportunisten wie *Candida albicans* (den Schimmelpilz, der Soor und auch einen unangenehmen Juckreiz in der Vagina auslösen kann) zu schützen. Wenn ein Teil der Darmflora auf einmal (oder 14 Tage lang dreimal täglich)

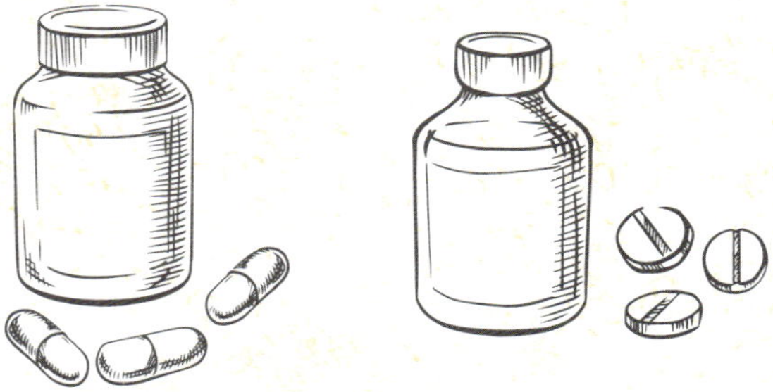

zerstört wird, dann nutzen jene Organismen die Gelegenheit schamlos aus und setzen sich in der Darmwand fest. Schlimmer noch: Eine teils zerstörte Darmflora wirkt sich auch auf die Verdauung aus. Die Folgen: Durchfall, verminderte Abwehrkräfte und Juckreiz in der Vagina.

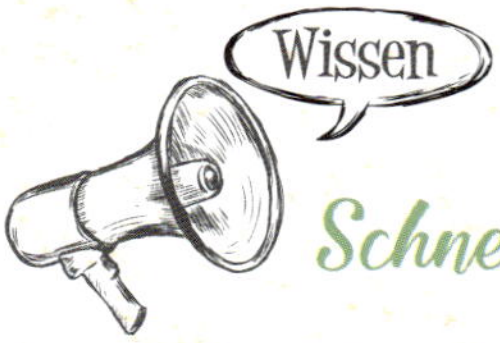

Schnellere Erholung

Ohne die gleichzeitige Einnahme von Probiotika braucht die Darmflora nach einer Antibiotikakur drei Monate, um sich zu erholen. Ist im gleichen Jahr erneut eine Behandlung mit Antibiotika vonnöten, dann würde die Darmflora bis zu einem Jahr benötigen. In dieser Zeit ist man anfälliger für unangenehme Darmbakterien und allerlei Verdauungsbeschwerden.

Auch andere Medikamente können die Darmflora beschädigen, zum Beispiel:
- Schmerzmittel (vor allem nichtsteroidale Entzündungshemmer, NSAID)
- Medikamente für die Atemwege (Asthmasprays)
- Antidepressiva
- Mittel gegen Durchfall
- Abführmittel

Wie bereits gesagt, können wir uns glücklich schätzen, dass es Antibiotika gibt. Nur sollte man wissen, dass sie – und nicht nur sie – unsere Darmflora angreifen. Wer (regelmäßig) Antibiotika einnehmen muss, kann etwas tun, um den Schaden für die Darmflora zu begrenzen.

Probiotika und Medikamente

Auch bei einer dauerhaften Medikamenteneinnahme spricht meist nichts gegen die gleichzeitige Gabe von Probiotika. Handelt es sich jedoch um eine schwere Erkrankung oder um starke Medikamente, fragen Sie dann erst Ihren Arzt. Ansonsten gilt: gesunde Ernährung. Mehr kann man nicht tun, um Darmbakterien die Arbeit zu erleichtern.

Antibiotika und Unterstützung der Darmflora

Bei einer Antibiotikaeinnahme gibt es folgende Möglichkeiten zur Unterstützung der Darmflora:

- Bei einer Einnahme von Antibiotika etwa im Fall einer Blasenentzündung sind Probiotika empfehlenswert. Bei einer schweren bzw. chronischen Erkrankung oder einem anderen Risikofaktor sollte man den behandelnden Arzt konsultieren.
- Wenn möglich immer zu Probiotika guter Qualität greifen.
- Müssen Antibiotika dreimal täglich während der Mahlzeit eingenommen werden, gilt dieser Rhythmus auch für die Probiotika – jedoch jeweils anderthalb bis zwei Stunden nach den Antibiotika und das letzte Mal kurz vor dem Schlafengehen. So können die Bakterien eine ganze Nacht lang wirken.
- Die Probiotika nicht zu schnell absetzen – frühestens drei Monate nach Ablauf der Antibiotikaeinnahme! Um möglichst viele verschiedene Bakterien abzubekommen, sollten Sie regelmäßig das Präparat wechseln, zum Beispiel mit drei verschiedenen Monatspackungen.
- Verwenden Sie zusätzlich Präbiotika zur Unterstützung der Darmflora und der probiotischen Bakterien.

Die Einnahme von Probiotika beeinträchtigt die Wirkung von Antibiotika keineswegs. Das Antibiotikum zielt darauf ab, schädliche Bakterien abzutöten. Dass dabei auch die Darmflora unter die Räder kommt, gehört zu den ungewollten Nebeneffekten. Probiotika schützen den Darm und helfen den Darmflorakolonien, sich nach Ablauf der Antibiotikakur schnell wieder zu erholen. Darüber hinaus gibt es Hinweise darauf, dass Antibiotika Krankheitserreger effektiver bekämpfen, wenn gleichzeitig Probiotika eingenommen werden. Getreu dem Motto: Zusammen sind wir stark.

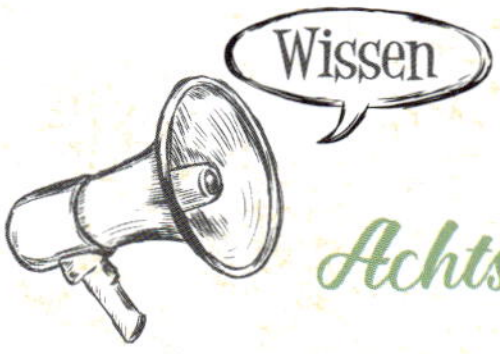

Achtsamkeit

Wer krank ist, lässt sich vom Arzt etwas verschreiben und schon fühlt er sich wieder gesund. In unserem Leben hat Krankheit oft keinen Platz. Mit Antibiotika besiegen wir einen heftigen Atemwegsinfekt zwar in nur wenigen Tagen, aber wirkliche Genesung kostet mehr Zeit. Zeit, die man sich gönnen sollte. Und eine extra Portion Vitamine, Ruhe und Wärme sind da kein Luxus.

Stuhltransplantation

Was sich nach einem mittelalterlichen Handbuch der Medizin anhört, gibt es wirklich: Stuhl essen, um den Darm gesund zu machen. Eine weitere Methode aus dem Raritätenkabinett wie Aderlass und Blutegel? Nein, sie wird tatsächlich angewandt und nutzt vielen Menschen! Bevor sie jetzt zu Messer und Gabel greifen, folgt hier eine kurze Erläuterung.

Natürlich wird dabei nicht wirklich der eigene Kot verzehrt. Bei der Stuhltransplantation wird etwas vom Stuhl eines gesunden Spenders in den Verdauungstrakt eines Menschen mit gravierenden Darmbeschwerden eingebracht. Der Spenderstuhl enthält viel mehr (und viel mehr unterschiedliche) Bakterien als jede Kapsel und entfaltet somit eine deutlich bessere Wirkung. Die guten Bakterien aus dem Spenderdarm besiedeln den Darm des Empfängers und tragen so zur Gesundung von dessen Darmflora bei. Stuhltransplantationen nutzen oft nicht nur Menschen mit einer hartnäckigen, vom Erreger *Clostridium difficile* ausgelösten Darmentzündung (die mit schwerem Durchfall einhergeht), sondern auch solchen, die an *Colitis ulcerosa* (einer Autoimmunerkrankung, die eine Darmentzündung und andere Beschwerden auslöst) leiden.

Ein Ritt auf der Rasierklinge. Doch so ganz abwegig ist die Idee der Stuhltransplantation gar nicht. Bereits im vierten Jahrhundert n. Chr. erschien in China ein Buch mit dem Titel *Zhou Hou Bei Ji Fang* (ein Buch mit einfachen Rezepten für Notfälle). Darin wird vorgeschlagen, bei dünnem, blutigem Kot den Stuhl eines gesunden Nachbarn zu verzehren. Auch im Internet kursieren „alternative Therapien", die beschreiben, wie man eine Stuhltransplantation selbst durchführt.

Dass in Eigenregie durchgeführte Stuhltransplantationen nicht empfehlenswert sind, versteht sich von selbst. Mehr noch: Ich bin mir nicht mal sicher, ob ich die ärztliche Variante gutheißen soll. Wir wissen einfach noch viel zu wenig über unsere Darmflora. Selbst wenn der Spender kerngesund wäre, heißt das noch lange nicht, dass dessen Darmflora zu 100 Prozent geeignet ist. Wie bei dem Fall einer schlanken Dame, die den Stuhl eines übergewichtigen Spenders erhielt und anschließend selbst dick wurde und Verstopfungen bekam. [1] Zwar wird der Darm eines Spenders auf Parasiten und schlechte Bakterien untersucht, aber ob die Untersuchung sich auch auf andere wichtige Parameter wie Biofilm (Zustand der Schleimhaut) und Virulenzfaktoren (Erreger, die das Darmmilieu zerstören) erstreckt, wage ich zu bezweifeln.

Der Einfluss der Darmflora auf zahlreiche Prozesse in unserem Körper und auf unsere Gesundheit ist immens – und die Darmflora ist so einmalig wie ein Fingerabdruck. So gesehen ist die Transplantation von Darmflora wie russisches Roulette.

---

[1] Weight gain after fecal microbiota transplantation. N. Alang et al. Open Forum Infect Dis. 2015 4; 2(1): ofv004.

Wie bereits gesagt, sind die positiven Effekte einer Stuhltransplantation auf die Gesundheit und das Wohlbefinden der Betroffenen manchmal so groß, dass vieles dafür spricht. Dennoch sollte man eine Stuhltransplantation immer in einer Klinik durchführen lassen. Denn dort gibt es Möglichkeiten, den Darm auf Parasiten und andere Erreger zu testen, was man zu Hause nicht kann. Auf jeden Fall empfiehlt es sich nicht, während eines Kaffeekränzchens das Angebot einer Nachbarin, Ihnen etwas Stuhl zur Selbstbehandlung zu hinterlassen, anzunehmen.

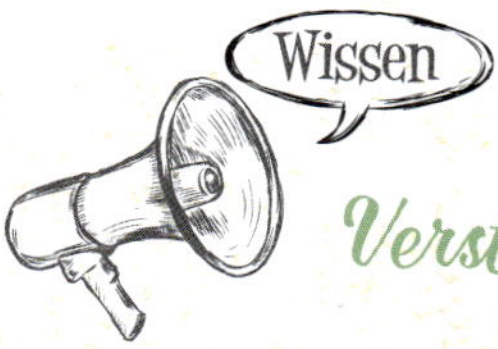

Versteckte Antibiotika

Bei Antibiotika denken wir zunächst an ärztlich verordnete Medikamente aus der Apotheke. Dabei gibt es zahllose antibiotische Stoffe in unserer unmittelbaren Umgebung. So enthalten nicht nur manche Pflegeprodukte wie Handseifen bakterientötende Substanzen, sondern auch viele Putzmittel und zum Beispiel Kontaktlinsenflüssigkeit. Stoffe, die unbemerkt in den Körper gelangen und den guten Bakterien das Leben erschweren.

Schwangerschaft, Baby und Kind

Wenn alles normal läuft, geben werdende Mütter ihre Darmflora weiter an ihr Kind. Somit ist es selbstverständlich, dass Schwangeren viel an einer gesunden Darmflora gelegen ist – auch für sich selbst. Denn eine gesunde Darmflora senkt das Risiko, von typischen Schwangerschaftsbeschwerden wie Verstopfung heimgesucht zu werden. [1] Daher rate ich Schwangeren, in den ersten zwei Trimestern ein ganz normales Probiotikum zu verwenden und im letzten Trimester zu einem speziell auf Babys zugeschnittenen Präparat zu wechseln. Das erhöht die Chance, dass das Baby nur die Bakterienstämme bekommt, die es später braucht. Auf jeden Fall sollte man nicht den Fehler begehen, mit der Probiotikumkur erst eine Woche vor der Entbindung anzufangen. Dann ist die Zeit, in der die Bakterien im Darm noch etwas bewirken können, vermutlich zu kurz. Andererseits gilt auch hier: besser spät als gar nicht.

Probiotika – für das Baby oder die Mutter?

Was tun, wenn man seinem Neugeborenen nur Muttermilch geben möchte, der Darm des Babys aber nicht mitmacht? Wären Probiotika eine Lösung? Und wer soll sie bekommen, die Mutter oder das Baby? Neugeborene erhalten nicht nur während der Entbindung Bakterien von der Mutter, sondern auch über die (präbiotische) Muttermilch und die Brustwarze. Ideal für die Entwicklung der Darmflora … Man könnte fast meinen, das soll so sein! Leider passiert es oft, dass sich die Darmflora des Neugeborenen nicht optimal ausbildet. Gibt es Möglichkeiten, die Darmflora des

Kindes zu unterstützen? Je nachdem. Wenn das Kind von Schmerzen, stinkendem Stuhl, Magenkrämpfen, Luft im Darm und Ähnlichem geplagt wird, werden Probiotika vermutlich nicht mehr viel ausrichten können. An dem Punkt angelangt, sollte man fachmännische Hilfe zurate ziehen. Wenn die Darmflora des Babys nur etwas Unterstützung benötigt, sind Probiotika nicht verkehrt. Oder doch?

Einerseits: Was keine Muttermilch ist, ist Beikost. Wie Sie wissen, lehne ich es ab, Neugeborenen Beikost zu verabreichen. Somit gilt dies auch für Probiotika. Auch wenn es sich dabei um Bakterien handelt, die in unserem Körper anwesend sind, ist ihre Zusammensetzung völlig unnatürlich. Diese gezüchteten Bakterien sind somit nicht mal ansatzweise mit echten vergleichbar, deren Diversität in unserem Darm (und an der Mutterbrust) viel höher ist.
Andererseits: Manchmal muss man der Natur etwas auf die Sprünge helfen. Die Bakterien in einem Probiotikum sind zwar mit unserer eigenen, gesunden Darmflora nicht völlig identisch, nur ist das auch nicht zwingend erforderlich. Ihre Aufgabe ist es, das Darmmilieu so zu verbessern, dass die eigene Darmflora sich wieder wohlfühlt – mehr nicht. So gesehen schadet es nicht, dem Baby etwas Probiotikum zu geben. Stillende Mütter wissen, dass zahllose Stoffe über die Muttermilch an das Baby weitergegeben werden. Das kann lästig sein (Alkohol, Medikamente, Drogen), aber meistens hat diese Methode auch Vorteile. Bei Fencheltee etwa: nicht für Neugeborene geeignet, da Beikost, aber wenn die Mutter ihn trinkt, umso besser.

Können probiotische Bakterien auch über die Muttermilch in den Babydarm gelangen? Ganz ehrlich, ich habe keine Ahnung. Bis vor Kurzem galt es als ausgeschlossen, dass Darmflorabakterien über den After und den Damm in die Vagina gelangen. Inzwischen steht fest: Es ist möglich. Anhand eines Versuchs konnte nachgewiesen werden, dass (markierte) probiotische Bakterien, die eine Frau zwei Monate lang über den Mund einnahm, tatsächlich in die Vagina kamen.

Warum sollten Bakterien, die eine Mutter geschluckt hat, also nicht irgendwann in ihre Brust und so über die Muttermilch in den Darm des Babys gelangen? Auf jeden Fall steht fest, dass eine Gesundung des eigenen (Darm-)Mikrobioms auch zur Gesundung des Brust(-milch)mikrobioms führt. Und dass die Einnahme von (guten) Probiotika zur Verbesserung der Flora in anderen Körperteilen führt. Vom Aufbau der Darmflora profitiert auch die Brustflora – wenngleich die eingenommenen Bakterien vielleicht nicht eins zu eins weitergegeben werden.

Für Mütter, die nicht stillen, sondern ihrem Baby Flaschennahrung geben, habe ich noch folgenden Tipp: Bei Flaschennahrung sind Probiotika eine wertvolle Ergänzung, auch für ganz junge Babys. Schließlich bekommen sie die Bakterien nicht über die Muttermilch.

---

[1] Is a multispecies probiotic mixture effective in constipation during pregnancy? A pilot study. I. de Milliano et al. Nutr J. 2012 4; 11: 80.

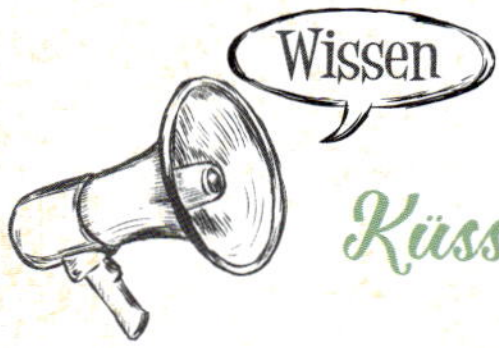

Küssen = schmecken

Wussten Sie, dass die mütterliche Neigung, ein Baby oft zu küssen, vermutlich einst dem Gedanken entsprungen ist, dass so Krankheitserreger entdeckt werden können? Küsst eine Mutter ihr Baby, dann schmeckt sie, welche krankheitserregende Bakterien und Viren die Babyhaut besiedelt haben. Als Reaktion fängt ihr Immunsystem an, Antikörper zu produzieren, die sie über die Muttermilch an ihr Kind weiterreicht.

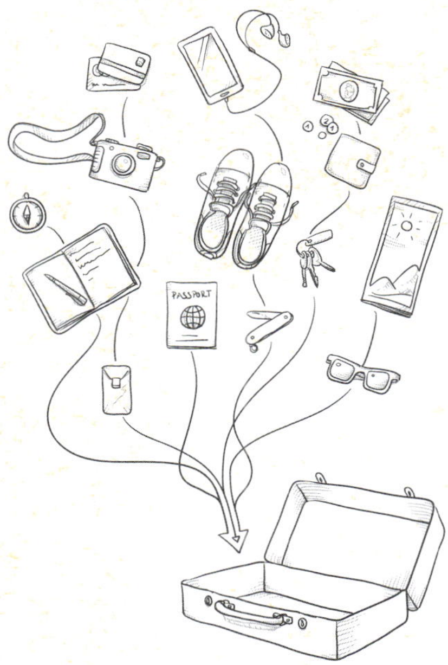

Mit geschwächter Darmflora nach Indien: Probiotika auf Reise

Mit Reisen habe ich es nicht so. Fernsehsendungen über ferne Länder finde ich spannend, die Natur vor der eigenen Haustür jedoch ebenso. Aber was soll man tun, wenn man gerne andere Kontinente bereist, obwohl man weiß, dass der Darm schnell rebelliert? Wenn Sie viel reisen, ist die Wahrscheinlichkeit groß, dass ihre Darmprobleme während einer Indien-, Südamerika- oder Nordafrikareise entstanden sind.
Das ist nicht ganz unlogisch. Weltenbummler wissen, dass man in der Ferne schnell eine Infektion aufschnappt. Nicht wegen mangelnder Hygiene, sondern weil der Darm eines Westeuropäers nicht auf gewisse örtliche Gegebenheiten eingestellt ist. Ob Wasser aus einer Quelle oder Paella eines Straßenverkäufers – was für Einheimische bedenkenlos geht, ist für Touristen oft der Gau. Zumindest dann, wenn die Verteidigungsanlagen versagen. Impfungen allein reichen oft nicht. Wie sieht es mit der Darmflora aus?

Heute wird so viel über diffuse Darmprobleme geklagt, dass wir sie inzwischen für völlig normal halten. Wie die Tatsache, dass man nicht täglich „kann" oder umgekehrt mindestens fünfmal „muss". Oder dass man einen Bauch hat, als wäre man im sechsten Monat schwanger. Oder permanent Gas im Darm hat, das nur eines will: entweichen. Alles Dinge, über die man nicht gerne spricht. Und wenn man es dann endlich tut, erfährt man, dass fast jeder solche Probleme hat. Also alles ganz normal oder auf jeden Fall nicht der Rede wert. Bald steht ein sechswöchiger Auslandsurlaub zum Entspannen an. Dann wird das schon wieder mit dem Bauch.

Eher nicht. Bestehen bereits vor der Abreise Darmbeschwerden, dann ist anzunehmen, dass die Verteidigungsanlage teils marode ist. Das Ausbleiben einer Krankheit ist nur dem Umstand zu verdanken, dass der Darm noch nicht mit fremden Organismen in Kontakt gekommen ist. Wer sich mit derlei geschwächtem Darm nach Hanoi, Jakarta oder Guadalajara wagt, wird vermutlich dem erstbesten Erreger zum Opfer fallen.
Und den ist man so schnell nicht wieder los. Erst recht nicht, wenn man nichts unternimmt. Wer meint, dass der eigene Körper das schon managt und das eigene Immunsystem stark genug ist, der irrt. Diese Hoffnung geht nur dann in Erfüllung, wenn die (Darm-)Immunität in Ordnung ist, was ja nicht der Fall ist, denn sonst hätte der Erreger den Darm nicht besiedelt. Die Tatsache, dass man ihn sogar mit nach Hause bringt, zeigt, dass das eigene Immunsystem schwächelt. Vier Tage lang schweißgebadet und mit Durchfall in einem Hotelbett zu verbringen, ist gewiss kein Vergnügen. Wer aber den Ganges, Machu Picchu oder die Gizeh-Pyramiden sehen will, der nimmt so etwas in Kauf. Richtig unangenehm ist es, anderthalb Jahre später zu wissen, dass man neben herrlichen Urlaubsfotos noch Darmprobleme als Souvenir mitgebracht hat.
Wer eine Fernreise plant, sollte sich deshalb entsprechend vorbereiten. Außer den praktischen Dingen für unterwegs, den Impfungen und einem Reiseführer darf auch ein gut geführtes Darmfloraprotokoll nicht fehlen.
Mit der Einnahme einer Instandhaltungsdosis eines guten Probiotikums sollte einige Monate vor der Abreise begonnen werden. Ein paar Wochen davor folgt der Wechsel zu einer etwas höheren Dosierung, die während der Reise beibehalten wird. Das Präparat sollte die richtigen Bakterienstämme enthalten:

- *Lactobacillus plantarum 299V, L. rhamnosus GG* und *LGG* zeigen positive Wirkung bei Reisedurchfall.
- *Bifidobacterium lactis bb-12, B. lactis HN019* und *DR10, Lactobacillus casei DN-114 001, L. NCFM, L. reuteri* beugen u. U. einer viralen Durchfallerkrankung vor.

Weise und grau mit einem gesunden Darm

Wussten Sie, dass das Älterwerden als Risikofaktor für Darmkrebs gilt? Die meisten Darmkrebsfälle weist die Gruppe von Menschen über 50 auf. Kein Wunder, denn sie hatten viel Zeit, dem Darm mit Stress, falscher Ernährung, Kaffee und Wein zuzusetzen. Erschwerend kommt hinzu, dass die Produktion von Verdauungssäften ab dem 50. Lebensjahr abnimmt.

Ab 50 ist nicht nur die Produktion von Magensäure, sondern auch die Qualität der Verdauungsenzyme rückläufig. Dies führt bei vielen älteren Menschen zu einem Rückgang der Eiweißverdauung und einer Entsäuerung des Darminhalts. Ideale Bedingungen für Clostridien, denn die lieben Eiweiß über alles! Schade nur, dass sie uns dies mit Darmproblemen danken. *Clostridium difficile* zählt zu den häufigsten Ursachen von gravierendem, hartnäckigem Durchfall. Gefährdete Menschen können einige Präventivmaßnahmen zur Gesunderhaltung des Darms ergreifen:

- Gesund ernähren.
- Regelmäßig fermentierte Produkte verzehren.
- Wenn dies nicht gelingt, täglich ein Probiotikum einnehmen.
- Informationen über die Wirkung von Magensäure und Verdauungsenzymen einholen (gerne wäre ich hierüber mehr losgeworden, nur das würde den Rahmen dieses Buchs sprengen!)
- Konsumieren Sie am besten leicht verdauliche Proteine: wenig rotes Fleisch (rotes Fleisch ist nicht per se schlecht, aber nicht sehr bekömmlich). Deshalb öfter mal zu Fisch, Nüssen, Eiern, Geflügel etc. greifen.
- Vorsorgeuntersuchungen in Anspruch nehmen, um etwaige Erkrankungen in frühem Stadium zu erkennen.
- Wer Darmprobleme hat, sollte sich untersuchen lassen! Auch wenn (zum Glück) nichts Gravierendes vorliegt, kann es sich lohnen, die Probleme mit einem Experten zu besprechen.

Stress: *fight or flight* oder *rest and digest*?

Mal angenommen, Sie stehen plötzlich einem Säbelzahntiger gegenüber. Das Adrenalin schießt durch ihren Körper, das viele Blut im Gehirn setzt Ihr Denkvermögen außer Kraft und Ihre Muskulatur wird derart mit Nährstoffen überschüttet, dass an *fight or flight*, Kampf oder Flucht, nicht zu denken ist. Kein guter Moment, sich geruhsam der Verdauung zu widmen (*rest and digest*) – jetzt ist Handeln angesagt!

Heute brauchen wir keine Mechanismen zur Verteidigung gegen Säbelzahntiger, wenngleich wir sie noch besitzen. Stress löst ein Signal aus (Adrenalin), das den Körper zum Kampf oder zur Flucht anregt. Das sympathische Nervensystem (das unser Gehirn und die Muskulatur regelt) bekommt alle Aufmerksamkeit, zu Lasten des parasympathischen Nervensystems. Raten Sie mal, wozu die Verdauung gehört … Richtig: zu Letzterem.

Stress setzt Adrenalin frei, ein für den Körper nützlicher, aber auch heftiger Stoff. Die Leber wird alles in ihrer Macht Stehende tun, sich des Stoffs so schnell wie möglich zu entledigen, kann sich aber in der Zeit weniger um die Entsorgung anderer Abfallstoffe kümmern. Die bleiben im Körper zurück und führen unter anderem zur Müdigkeit und zu stummen Infektionen.

WER WENIGER STRESS IM
LEBEN HABEN MÖCHTE, WIRD
UNLIEBSAME ENTSCHEIDUNGEN
TREFFEN MÜSSEN.

Auch die Darmflora freut sich nicht über Stress. Stress führt dazu, dass die Zahl guter Bakterien ab- und die der schlechten zunimmt. [1] Außerdem fördert Stress die Verschlimmerung von häufigen, sehr unangenehmen Verdauungsstörungen wie Magengeschwür, Reizdarm und undichtem Darm (*leaky gut*). [2]

Gelegentlich auftretender Stress ist nicht weiter schlimm. Der Mensch ist dafür ausgelegt, ab und an eine gewisse Menge Adrenalin zu verkraften – solange die anschließende Entspannungsphase ausreichend lang ist. Doch heutzutage bleibt es nicht bei ab und an. Viele Menschen sind fast jeden Tag, jede Woche, jedes Jahr und ein ganzes Leben stressgeplagt. Das führt dazu, dass der Verdauungstrakt und der Darm nicht ausreichend mit Blut, Sauerstoff und Nährstoffen versorgt werden – und zwar permanent. Wer in der Mittagszeit immer schnell einen Hamburger in sich hineinstopft, legt ein Fundament für ein Magengeschwür. Man braucht kein Manager zu sein, um Stress zu erfahren: Ob anstrengender Job oder die Sorge um ein krankes Familienmitglied – wen das Leben kontinuierlich überfordert, der wird sich gestresst fühlen.

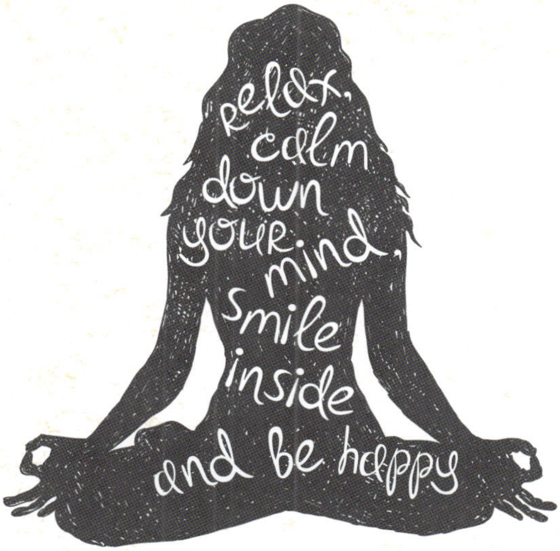
relax,
calm
down
your mind,
smile
inside
and be happy

Emotionen haben einen großen Einfluss auf unsere Gesundheit, vor allem, wenn wir sie unterdrücken. Was Emotionen sind, lässt sich erklären, ohne in esoterische Sphären einzudringen. Emotionen bestehen aus (bzw. werden weitergegeben über) chemischen Stoffen im Gehirn (und anderswo im Körper). Trauer, Wut, Frust … wer sie in sich hineinfrisst, wird sie nicht mehr los. Die Folge: Immer, wenn eine bestimmte Emotion auftritt, wird der dazugehörige chemische Botenstoff produziert. Ein Prozess, der verstärkt auftritt, wenn Emotionen unterdrückt werden.

Nicht umsonst gibt es so viele Redensarten, die auf einen Zusammenhang von Emotionen und Körper hindeuten: „Was ist dir über die Leber gelaufen?", „Etwas auf dem

Herzen haben“, „Mir hängt es zum Hals raus!“, „Das ist mir auf den Magen geschlagen“. Wer gestresst oder traurig ist, hat meist keinen Appetit. Wie löst man das Problem? Wir alle wissen, dass Kürzertreten manchmal gut wäre. Doch wie oft haben wir uns das nicht schon vorgenommen – und wie oft haben wir es getan? Die heutige Zeit lädt nicht gerade dazu ein, eine ruhige Kugel zu schieben. Manchmal kommt es einem sogar vor, als zähle nur der etwas, der immer viel um die Ohren hat. Also: Wie schafft man es, kürzerzutreten? Eigentlich geht es nicht so sehr darum, weniger an einem Tag zu schaffen (obwohl …), als um das Gefühl, das man dabei hat. Viel arbeiten, ist nicht schlimm, solange das Gefühl stimmt und man nicht gestresst ist. Denn das ist fatal.

Wer weniger Stress im Leben haben möchte, wird unliebsame Entscheidungen treffen müssen: womöglich ein Jobwechsel, dem Chef verklickern, dass die Zeiten von Überstunden passé sind oder dass ein Kollege besser geeignet wäre, das Großprojekt zu stemmen. Vielleicht muss man seinen Geschwistern klarmachen, dass sie bei der Pflege der Eltern mit anpacken müssen. Letztendlich geht es darum, sich einzugestehen, dass eine Überforderung vorliegt, und sich dafür einzusetzen, diese zu beenden. Das Ziel: mehr Zeit für sich.

---

[1] Exposure to a Social Stressor Alters the Structure of the Intestinal Microbiota: Implications for Stressor-Induced Immunomodulation. M. T. Bailey et al. Brain Behav Immun. 2011; 25(3): 397–407.

[2] Stress and the gut: pathophysiology, clinical consequences, diagnostic approach and treatment options. P. C. Konturek et al. J Physiol Pharmacol. 2011; 62(6): 591–9.

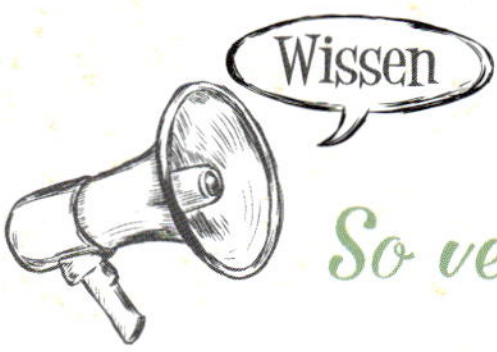

So vermeiden Sie Stress:

- Durch eine ruhige Atmung im 7-4-7-4-Takt: 7 Sekunden einatmen, 4 Sekunden Ruhe, 7 Sekunden ausatmen, 4 Sekunden Ruhe. Täglich ein paar Wiederholungen jeweils eine Minute lang.
- Durch Lachen! Während eines Lachanfalls werden Glückshormone wie Serotonin freigesetzt. Außerdem ist Lachen gut für die Bauchmuskeln …
- Durch Küssen! Bei einem Kuss, der länger als 20 Sekunden dauert, wird das wichtige Hormon Oxytocin produziert – der Gegenpol des Stresshormons Kortisol. Oxytocin sorgt dafür, dass Zellen Nährstoffe absorbieren und sich so erneuern.
- Durch Yoga, Tai-Chi und andere Arten von Bewegung – sie sind nicht umsonst so beliebt. Sogar Berühmtheiten wie Madonna und Richard Branson nutzen sie zur Entspannung. Zu esoterisch? Es gibt auch aktivere Formen wie Iyengar-Yoga!
- Durch Meditation. Oder liegt Ihnen das nicht? Wenn große Firmen wie Google viel Geld dafür ausgeben, dass ihre Mitarbeiter meditieren, muss ja irgendetwas dran sein. Oft ist man produktiver nach einer (kurzen) Meditation. Schon deshalb empfehlenswert für Menschen, die immer viel um die Ohren haben.

Darmflora: Dos & Don'ts

Worüber Ihre Darmflora sich freut und worüber nicht – eine kurze Zusammenfassung:

Gut für die Darmflora:

- Präbiotische Nahrung: Ballaststoffe, Gemüse, Obst
- Probiotische Nahrung: fermentiertes Gemüse und Milchprodukte mit lebenden Bakterien
- Antioxidantien: Gemüse, Obst, Bio-Leber, Fisch (Fischöl), Beeren, Nüsse, Saaten
- Gute Fette: gesättigte Fette aus Bio-Produkten (Kokosöl, Butter, Rinderfett) und die guten ungesättigten Fette (Fisch, Olivenöl)
- Ruhe und Entspannung

Nicht gut für die Darmflora:

- Weißbrot, Marmelade, Sirup, Zucker und andere stark verarbeitete Nahrungsmittel
- Medikamente wie Antibiotika, Antidepressiva, Atemwegssprays, Schmerzmittel mit fiebersenkenden und entzündungshemmenden Eigenschaften (NSAIDs)
- Stress und aufgestaute Emotionen

Ideal ist die Zusammenarbeit mit der Darmflora erst, wenn Ihr Leben darauf ausgerichtet ist, die Bakterien zu unterstützen. Was hilft?

- Gartenarbeit.
- keine übertriebene Hygiene (aber Händewaschen nach dem Toilettengang ist Pflicht!).
- antibiotische Stoffe möglichst meiden. Wenn der Hausarzt es für erforderlich hält, sind Antibiotika in Ordnung. Ansonsten keine Mittel mit bakterientötenden Substanzen verwenden.
- Nahrungsmittel und Stoffe (wie etwa Zucker, Weißmehl sowie synthetische Duft-, Farb- und Aromastoffe), die guten Bakterien schaden und das Wachstum schlechter Bakterien fördern, einschränken.
- die Ernährung auf Lebensmittel umstellen, die prä-, pro-, meta- und synbiotische Stoffe enthalten, oder, wenn dies nicht gelingt, entsprechende Nahrungsergänzungsmittel nehmen.
- Stress (einer der fatalsten bakterientötenden Faktoren) vermeiden.

Rezept: supereinfache Kürbissuppe

Kürbis ist ein vielseitiges (präbiotisches!) Gemüse und Suppe ein vielseitiges Gericht. Zusammen ergibt das nicht nur ein zeitloses Rezept! In den Achtzigern war Kürbis als Gemüse kaum bekannt, zumindest außerhalb der alternativen Szene. Heute ist dieses Gemüse, das es in vielen Farben und Formen gibt, nicht mehr aus unserer Küche wegzudenken. Ein ideales Gemüse für viele Gerichte, wie etwa diese köstliche Suppe.

ZUTATEN

- 1 großer Kürbis
- ca. 1 Liter selbst gemachte Brühe (oder Leitungswasser) – etwas weniger, wenn die Suppe dicker sein soll, ansonsten etwas mehr
- (graues Meer-)Salz nach Belieben
- Butter/Kokosöl/Bio-Rinderfett/Bio-Schmalz/rotes Palmöl (Bio)
- Gemüsemix (eventuell TK)
- Bio-Hackfleisch, Speck- oder Hühnerwürfel (optional)
- 1 Knoblauchzehe
- Gewürze nach Belieben (z. B. Paprikapulver, Ras-el-Hanout oder Curry)
- Schlagsahne (optional)
- Madeira (optional)

SO WIRD'S GEMACHT:

- Den Kürbis klein schneiden und in einen Topf mit der Brühe oder dem (gesalzenen) Wasser geben. Eventuell später noch etwas Wasser/Brühe und/oder Salz hinzugeben.
- Die Kürbisstücke mit aufgelegtem Deckel ca. 15 Minuten garen.
- In der Zwischenzeit etwas Fett in eine Pfanne geben und das Gemüse mit dem Fleisch, 1 Prise Salz, Knoblauch und Kräutern braten.
- Sobald die Kürbisstücke gar sind, die Suppe mit dem Stabmixer pürieren.
- Etwas Schlagsahne und einen Schuss Madeira einrühren.
- Die Suppe mit der Gemüse-Fleisch-Mischung auf Suppenteller verteilen.
- Tipp: nicht die gleichen Kräuter/Gewürze für die Suppe und den Gemüsemix verwenden. Der unterschiedliche Geschmack macht's, solange alles zueinander passt. Folgende Kombinationen bieten sich an:
  * Kokosöl (nativ) für die Suppe und Curry für das Gemüse
  * Madeira für die Suppe und Paprikapulver für das Gemüse
  * Eine neutrale, salzarme Suppe und Kräuter der Provence, Knoblauch und Speckwürfel für den Gemüsemix

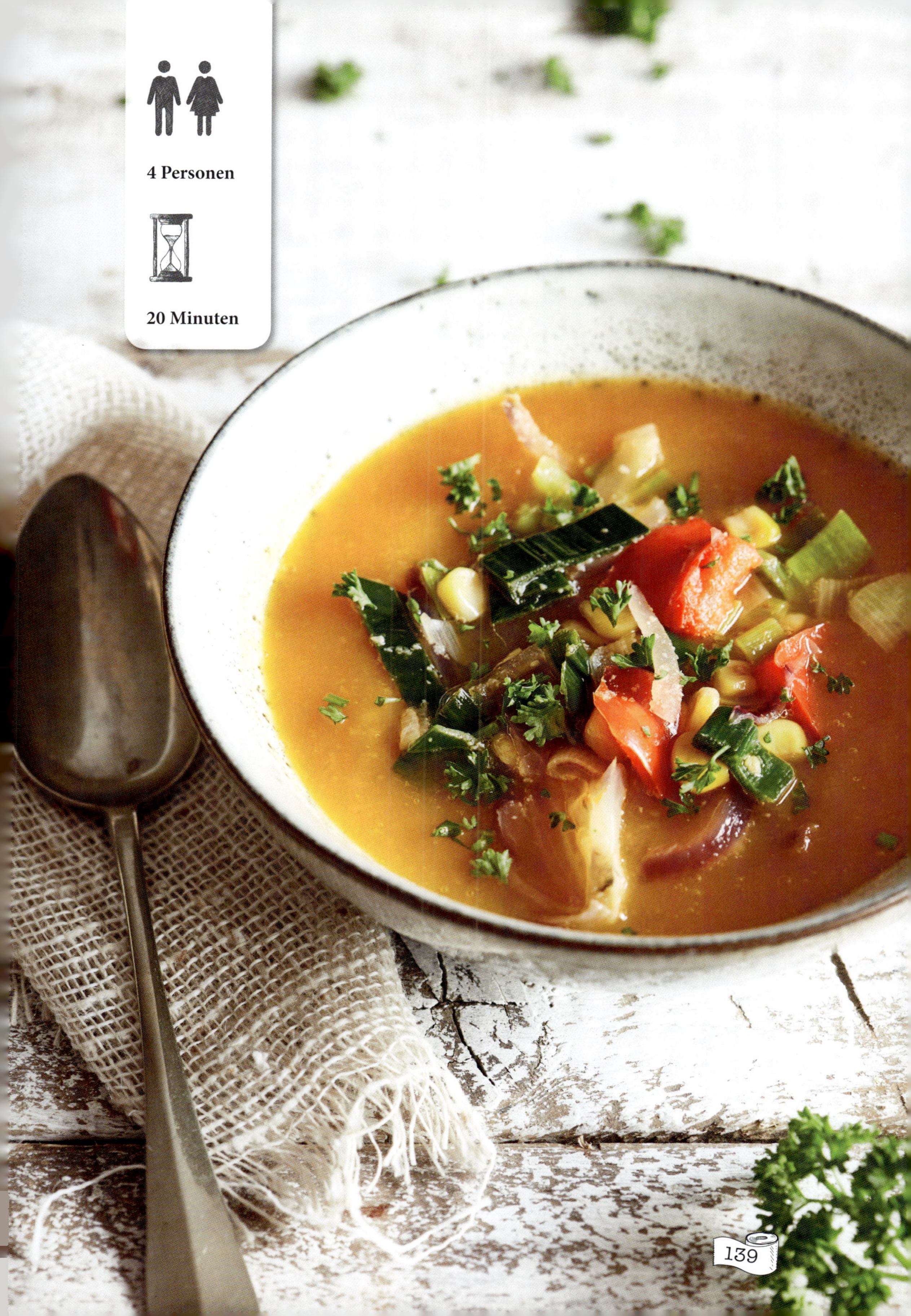

4 Personen

20 Minuten

MENÜ

Darmflora

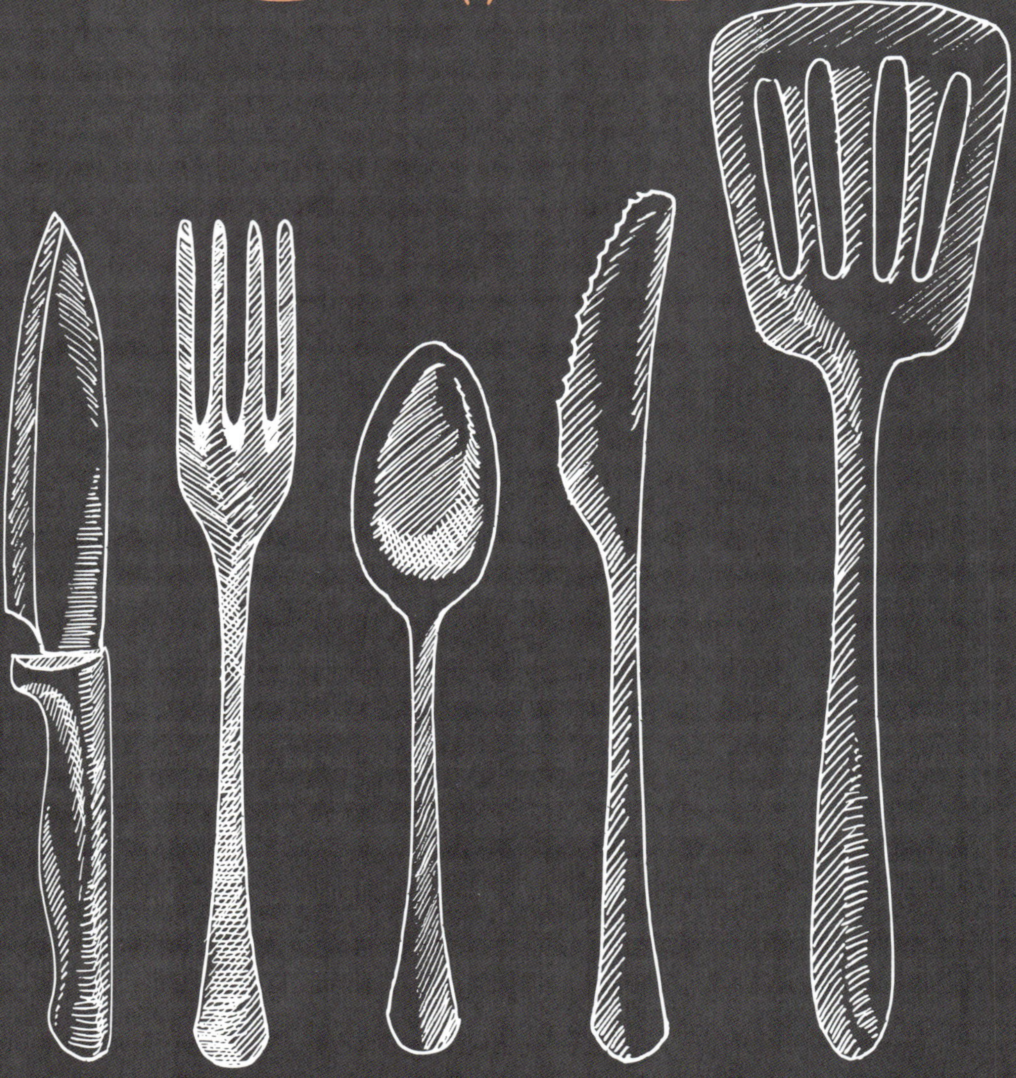

KAPITEL 6

Essen für die Darmflora

Wie bereits gesagt, ist unsere Darmflora wichtig für einen gesunden Darm und einen problemlosen Stuhlgang. Noch wichtiger aber sind Sie selbst – der König Ihres Darmfloravolkes. Nur, wie hält man sein Volk zufrieden und vermeidet Tumulte? Zunächst stellt sich die Frage, wie man sich ernähren soll. Denn das ist wichtiger als die Überlegung, was genau auf den Tisch kommt. Wiederholungen lassen sich nicht immer vermeiden und deshalb sage ich es auch hier noch einmal: Abwechslung ist das A und O. Und: Gemüse und Obst sind immens wichtig für die Darmflora. Das Angebot der meisten Supermärkte beschränkt sich auf 15 Gemüse- und 20 Obstsorten (die man zum Teil gar nicht mag).

Wie soll da Abwechslung funktionieren? Hier ein paar Tipps:

- Inventarisieren: Erstellen Sie eine Liste mit Produkten, die Sie täglich konsumieren. Seien Sie ehrlich zu sich selbst. Gibt es Alternativen, die Sie mögen, um den Speiseplan vielfältiger zu gestalten?
- Vorbereitetes Gemüse kaufen: Ich habe nichts gegen bereits geschnittenes Gemüse aus dem Supermarkt oder vom Gemüsehändler. Oder kreieren Sie Ihren eigenen Fertiggemüsevorrat. Einfach eine größere Menge unterschiedlicher Gemüsesorten kaufen, klein schneiden oder klein hacken und portionsweise einfrieren.
- Gemüsepakete oder -kisten mit Gemüsesorten, die man noch nicht kennt oder noch nie gegessen hat, sind auch eine interessante Alternative. Im Internet finden Sie bestimmt passende Rezepte dazu.
- Saisongemüse ist die erste Wahl. Es bietet genau das, was man zu der Jahreszeit benötigt, und enthält oft mehr Ballaststoffe, Vitamine und Mineralstoffe.
- Statt Sandwiches mal etwas Gemüse in der Mittagszeit essen, zum Beispiel in Form von Suppe, Quiche, Gemüsepfannkuchen oder Gemüsepfanne. So erhöht man nicht nur den täglichen Gemüseanteil, sondern auch die Abwechslung. Da viele Menschen das Sandwich mit Käse oder Aufschnitt weniger langweilig finden als das tägliche Gemüsegericht, ist nicht zu befürchten, dass der Speiseplan zu einseitig wird.
- Eine persönliche Wochenkarte anfertigen. Nehmen Sie sich Zeit und suchen Sie besondere, nicht zu komplizierte Rezepte heraus mit Zutaten, die Sie noch nicht kennen.

- Das Gute liegt manchmal so nah! Verwenden Sie essbare Pflanzen aus dem Garten: Brennnesseln, Sternmiere, Löwenzahn, Gewöhnlichen Giersch … Wer Bedenken hat, dem sei ein Kräuterkurs empfohlen.

Wer seine Bakterien glücklich machen will, setzt auf Abwechslung, Nährstoffe, ausreichend Flüssigkeit, Ballaststoffe und gute Fette.

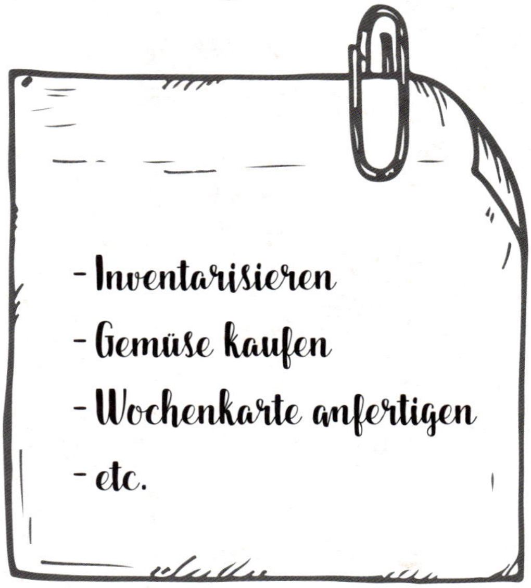

Vier Argumente für Saisongemüse

Erdbeeren im Winter, Grünkohl im Sommer, Stangenbohnen Mitte November und Orangen im Frühling … Heutzutage alles ganz normal. Der Globalisierung und dem technologischen Fortschritt sei Dank. Was bei uns nicht wächst, wird als Tiefkühlkost angeboten, im Treibhaus angebaut oder aus Ägypten importiert. Wer möchte schon den ganzen Winter Kohl essen?

Dennoch gibt es vernünftige Argumente für ein Leben gemäß den Jahreszeiten. Es entspricht dem Lebensrhythmus und ist auch aus Ernährungssicht sinnvoll. Warum?

1. **Unser Körper ist auf Jahreszeiten programmiert**. Eissalat im August ist köstlich, aber in der Weihnachtszeit … Und ein deftiger Eintopf ist genau das Richtige, wenn es draußen schneit, aber viel zu mächtig an einem warmen Sommerabend. Kurzum: Wir sollten essen, was unser Körper braucht – Wärmendes im Winter, Erfrischend-Leichtes im Sommer.

2. **Saisongemüse ist gut für unsere Darmflora**. Im Winter sorgen Gemüsesorten wie Kürbis, Pastinaken und Topinambur dafür, dass die Darmflora reichlich Nahrung erhält. Sauerkraut und andere eingemachte Produkte – vorzugsweise selbst gemacht – liefern Vitamin C und probiotische Bakterien. Im Sommer gibt es dann wieder Fruchtzucker und -säure im Überfluss und Kohlgemüse wie Blumenkohl, das reichlich Antioxidantien enthält.

3. **Gemüse der Saison ist aromatischer.** Erdbeeren an Weihnachten – schön, aber schmecken die? Vielleicht stört sich ein Großteil der Bevölkerung, der auch Einheitsbrei aus Tüten, Dosen und Gläsern mag, nicht daran, aber Sie und ich schätzen Qualität, oder? Die ersten Kürbisse der Saison sind immer ein wahrer Genuss, aber wenn der Winter zu Ende geht, kann ich keinen Kürbis mehr sehen. Wenn ich mitten im Sommer Lust auf Kürbis bekomme und dann noch zwei Monate warten muss – da schmeckt er dann noch besser, was man von Obst und Gemüse aus der Ferne nicht immer sagen kann. Mein Mann und ich haben auch vier Jahre aufeinander gewartet … Moment, falsches Thema.

4. **Geldbeutel und Umwelt freuen sich über die Vorliebe für Saisongemüse**. Es stört mich, dass viele Menschen nicht bereit sind, für Nahrung (mehr) Geld auszugeben, und es ihnen offenbar egal ist, was auf den Tisch kommt. Doch gesundes Essen muss nicht teuer sein. Beeren etwa gehören zum Sommer und Herbst. Wer sie im Winter kaufen will, zahlt zwangsläufig mehr. Dass Blumenkohl im Winter überall erhältlich ist, wundert niemanden mehr – obwohl es ein Sommergemüse ist. Im Winter kommen die Köpfe aus Spanien oder aus Treibhäusern – und auch das hat seinen Preis (sowohl in Bezug auf den Geldbeutel als auch den Geschmack). Wer sich mit dem Thema Saisongemüse beschäftigt, weiß schon vor dem Einkauf, welches Obst und Gemüse günstig ist und welches nicht. Und wenn man mal Lust auf „außersaisonales“ Obst hat, dann ist Tiefkühlobst eine gute Alternative. Weiterer Vorteil: Der Preis ist das ganze Jahr über stabil, sogar an Weihnachten.

Ballaststoffe

Ballaststoffe, Ballaststoffe und noch mal Ballaststoffe. So viel wie möglich, wie es oft heißt. Aber haben wir nicht gerade gelernt, dass Ballaststoffe aus Vollkornprodukten gar nicht so gut sind? Nur, was dann?
Bevor wir uns die Ballaststoffe näher ansehen, eine schockierende Mitteilung: Wir essen zu wenig Ballaststoffe!

Ballaststoffe – Tagesaufnahme und Richtwert

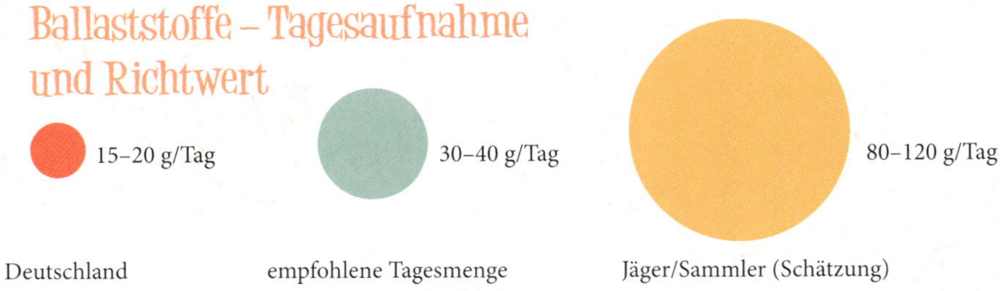

Quelle: http://humanfoodproject.com/paleo-versus-vegetarian-who-eats-more-fiber/

Anscheinend erreichen derzeit nur zehn Prozent der Bevölkerung den empfohlenen Richtwert von 30 bis 40 g/Tag – ein Wert, der womöglich zu niedrig ist angesichts der Menge, die unsere Vorfahren verzehrten.
Wie viele Ballaststoffe, auch Nahrungsfasern genannt, man über die Nahrung aufnimmt, ist davon abhängig, wie man sich ernährt. Ich bin zwar keine Fürsprecherin eines rein veganen Speiseplans (also ohne jegliche tierische Produkte wie Fleisch, Eier, Milch und sogar Honig), Fakt aber ist, dass der Anteil an Ballaststoffen bei Veganern am höchsten ist: durchschnittlich 43 Gramm/Tag. Mehr also als Vegetarier (33 Gramm), Paleo-Anhänger (25 Gramm) oder Omnivoren (19 Gramm) zu sich nehmen. [1] Wieso nicht das Beste aus zwei Welten verbinden und einen Speiseplan kreieren, der neben deutlich mehr Gemüse, Obst und Nüssen (also Ballaststoffen) auch (wenn gewünscht) gesunde tierische Produkte enthält?
Dass wir mehr Ballaststoffe brauchen, ist klar. Nur welche, das ist die Frage?

Unlösliche Ballaststoffe

Wie der Name vermuten lässt, werden unlösliche Ballaststoffe nicht verdaut und somit nicht in Nährstoffe umgewandelt. Was auf den ersten Blick wertlos erscheint, ist es keineswegs. Denn unlösliche Ballaststoffe leisten einen wichtigen Beitrag zur Vergrößerung des Darmvolumens. Einmal zerkaut und im Magen von Magensäure und Verdauungsenzymen zerlegt, ist von der Nahrung nicht mehr viel übrig. Vom Volumen her macht sie nur noch einen Bruchteil dessen aus, was in den Mund gelangt ist. Das Darmvolumen ist aber von großer Bedeutung für die **Darmperistaltik** (Darmtätigkeit).

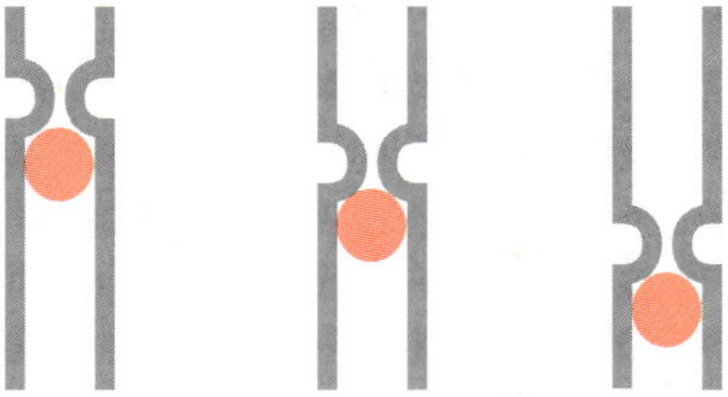

Dazu muss man wissen, dass der Darm kein permanent gleich geformtes Rohr ist. Zwischen den Mahlzeiten berühren sich die Darmwände sogar, das „Rohr“ ist quasi platt. Erst durch die Nahrung werden die Wände wieder auseinandergedrückt. Diese Bewegung regt die Muskeln dazu an, den Speisebrei durch den Darm in Richtung Ausgang zu schieben. Entscheidend dabei aber ist, ob der Speisebrei ausreichend voluminös ist, um die Darmwände auseinanderzudrängen. Und hier kommen die Ballaststoffe ins Spiel. Denn ohne sie wäre der Speisebrei flüssig und die Darmtätigkeit würde sich auf ein Minimum reduzieren. Die Folge: Verstopfung.

Unlösliche Ballaststoffe sind enthalten in:

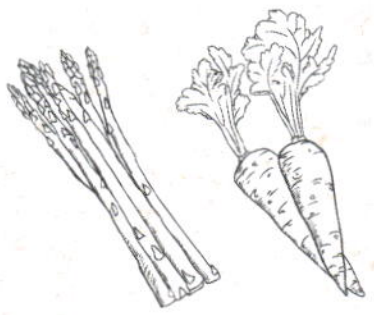

Gemüse aller Art. Besonders reich an unlöslichen Ballaststoffen sind: Spargel, Rosenkohl, Kohl allgemein, Karotten, Paprika und Mais.

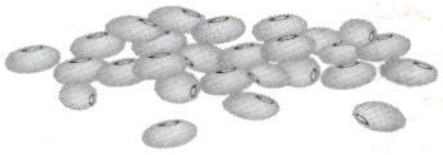

Bohnen. Kidneybohnen sind spitze, aber auch alle anderen Bohnen sind gut. So bereitet man sie am besten zu: Die Bohnen getrocknet kaufen, einweichen und dann erst kochen. Dann verschwinden die nicht so gesunden Stoffe, Lektine und Phytinsäure*, und die Fasern bleiben erhalten.

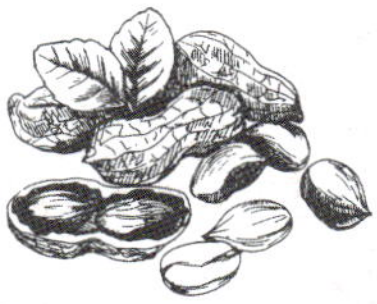

Nüsse und Saaten. Wie Bohnen enthalten sie Ballaststoffe und darüber hinaus sind sie reich an Mineralstoffen, Antioxidantien und Fettsäuren, die die Verdauung unterstützen.

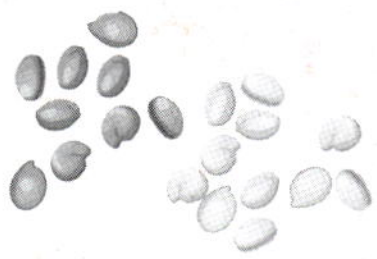

Getreide-Alternativen und glutenfreies Getreide. Quinoa, Amarant, Hirse, Teff und Buchweizen versorgen den Körper mit Ballaststoffen, belasten ihn aber nicht mit Gluten.

* Manche Pflanzen enthalten antinutritive Inhaltsstoffe oder Antinährstoffe, die die Aufnahme gesunder Nährstoffe behindern und sogar den Darm schädigen können. Die Diskussion darüber, ob sie der Gesundheit generell schaden oder kleine Mengen gefahrlos sind, ist in vollem Gang. Lektine, Saponine und Phytinsäure sind die bekanntesten Beispiele solcher Stoffe. Enthalten sind sie vor allem in Getreide, Bohnen und Nüssen.

Lösliche Ballaststoffe

Eine noch wichtigere Nahrungsquelle für die Darmbakterien als die unlöslichen Ballaststoffe sind die löslichen. Die meisten dieser löslichen Ballaststoffe sind ebenfalls nicht verwertbar und somit keine Energielieferanten. Den Darmbakterien nutzen sie dennoch. Außerdem führen sie zu einem lang anhaltenden Sättigungsgefühl und tragen so indirekt zu einem stabilen Körpergewicht bei. Da lösliche Ballaststoffe Flüssigkeit aufnehmen, wird der Stuhl bei Verstopfung weicher und geschmeidiger. Bei dünnem Stuhl dagegen binden sie überschüssige Flüssigkeit.

Eigentlich ist die Bezeichnung „lösliche Ballaststoffe“ nicht korrekt, da es sich um fermentierbare Nahrungsfasern handelt. Oder Stoffe, die Darmbakterien in Säuren umwandeln. Die bekanntesten: Inulin, Oligosaccharide (langkettige Kohlenhydrate mit Kürzeln wie FOS, GOS bzw. XOS) und resistente Stärke. Vor allem Letztere ist seit einigen Jahren hoch im Kurs bei einer wachsenden Anhängerschaft, die präbiotische Ballaststoffe aus Kartoffelstärke bezieht. Das ist zwar möglich, führt aber nicht selten zu Luftbildung im Darm und wegen übermäßiger Darmtätigkeit auch zu Bauchschmerzen. „Ganz normale“ Nahrung ist und bleibt die beste Quelle von Ballaststoffen, auch der löslichen. Resistente Stärke lässt sich übrigens leicht selbst „herstellen“, indem man gekochte Stärkequellen wie Kartoffeln oder Reis abkühlen lässt und erst dann verzehrt. Dann ist die Stärke „resistent“ und besser für den Darm!

Gute Quellen für lösliche Ballaststoffe:

- Obst und Gemüse (unterschiedliche lösliche und unlösliche Ballaststoffe)
- Süßkartoffeln, Kürbis, Topinambur, Pastinaken (unterschiedliche lösliche und unlösliche Ballaststoffe)
- Spargel, Banane, Topinambur, Lauch, Zwiebel, Knoblauch (Inulin und Fructooligosaccharide)
- Nüsse und Saaten (Hemicellulose)
- Pilze: Maitake (Gemeiner Klapperschwamm), Shiitake, Reishi (Betaglucan)
- Resistente Stärke: Pfeilwurzmehl, Tapiokamehl, Kartoffelstärke, gekochte, abgekühlte (Süß-)Kartoffeln oder Kürbis

---

[1] Paleo versus Vegetarian – who eats more fiber? J. Leach. http://humanfoodproject.com/paleo-versus-vegetarian-who-eats-more-fiber/

Rezept: Monkey-Platte

Die **Monkey-Platte**: ideal, um den Gemüseanteil im Speiseplan erheblich zu steigern. Dabei handelt es sich um eine Platte mit Rohkost und anderen gesunden Zutaten. Ein Dip dazu und genießen!

Egal, ob Sie selbst mehr Gemüse essen möchten oder es wichtig finden, dass Ihre Kinder mehr Gemüse zu sich nehmen – mit einer Portion Spinat ist die Sache nicht erledigt. Wenn es überhaupt funktioniert! Da kommt die Monkey-Platte mit einer großen Auswahl an Köstlichkeiten ins Spiel.

Einfach den Teller auf den Tisch stellen und zugreifen! Eine tolle Geschichte für Kinder, vor allem, wenn sie selbst auswählen dürfen. Ein Auge sollte man trotzdem noch drauf haben, damit nicht der ganze Dip an der Tischdecke kleben bleibt …

Ein weiterer großer Vorteil der Monkey-Platte ist, dass sie zu jeder Tageszeit passt. So können Sie auch ganz nebenbei erfahren, wann ihr Kind am liebsten etwas isst. Denn drei Mahlzeiten pro Tag ist ja auch nur so eine Regel … Oft sind Kinder gerade in der Mittagszeit oder am frühen Abend zu müde, um ein Essen richtig zu genießen. Wenn sie dank der Monkey-Platte tagsüber alle wichtigen Nährstoffe aufnehmen, hat man als Eltern schon eine Sorge weniger.

Auch für einen selbst ist diese Gemüseplatte eine großartige Sache: nicht einseitig, lässt sich gut nebenbei essen und ist auch als Mittagsmahlzeit geeignet, vorausgesetzt, sie ist mit den richtigen Zutaten bestückt. Da reicht es auch nicht aus, nur Salatgurke, Tomate oder Apfel auf den Teller zu packen, denn Fette sind ebenfalls wichtig, damit die Vitamine und Mineralstoffe im Gemüse optimal verwertet werden können. Deshalb sind Zutaten, die „sättigen“ (oder zumindest ein leckerer Dip), genauso wichtig.

Die folgenden Köstlichkeiten eignen sich sehr gut für die Monkey-Platte:

GEMÜSE

- fein geschnittene Karotten
- Salatgurke
- Tomaten
- Radieschen
- Avocado ♥
- gekochter Rote-Bete-Salat
- gedünsteter Brokkoli
- gebackene Kürbisstreifen
- frittierte Süßkartoffeln (*siehe S. 79, Pommes mal ganz anders*)
- Stangensellerie mit Weichkäse
- Zucchinipizzen (im Ofen gebackene Zucchinischeiben mit Tomatenmark, Kräutern und Käse)
- Gemüse-Tempura (Brokkoli, Blumenkohl, Spargel etc. im herzhaften Teigmantel und in Kokosöl frittiert)

SÄTTIGENDE ZUTATEN FÜR DIE MITTAGSZEIT

- gekochtes Ei
- gefülltes Ei
- Egg McNuffig (*siehe Rezept S. 84*)
- Käsewürfel
- Bio-Wurstscheiben
- Pumpernickel mit Käse und Speck
- Reste vom Brathähnchen
- Minibohnensalat
- gebackene Lachsstreifen
- Hähnchenfiletröllchen mit Weichkäse
- Mozzarella
- Sushi
- Walnüsse (oder andere Nüsse nach Belieben)

FRUCHTSNACKS

- Apfel mit Zimt
- Banane mit Kakao
- Orange mit Kokosöl
- Erdbeer-Heidelbeer-Spieße
- Mango mit Melone
- Datteln mit Weichkäse (und einer Scheibe Bio-Speck)
- Feigen mit Ziegenkäse

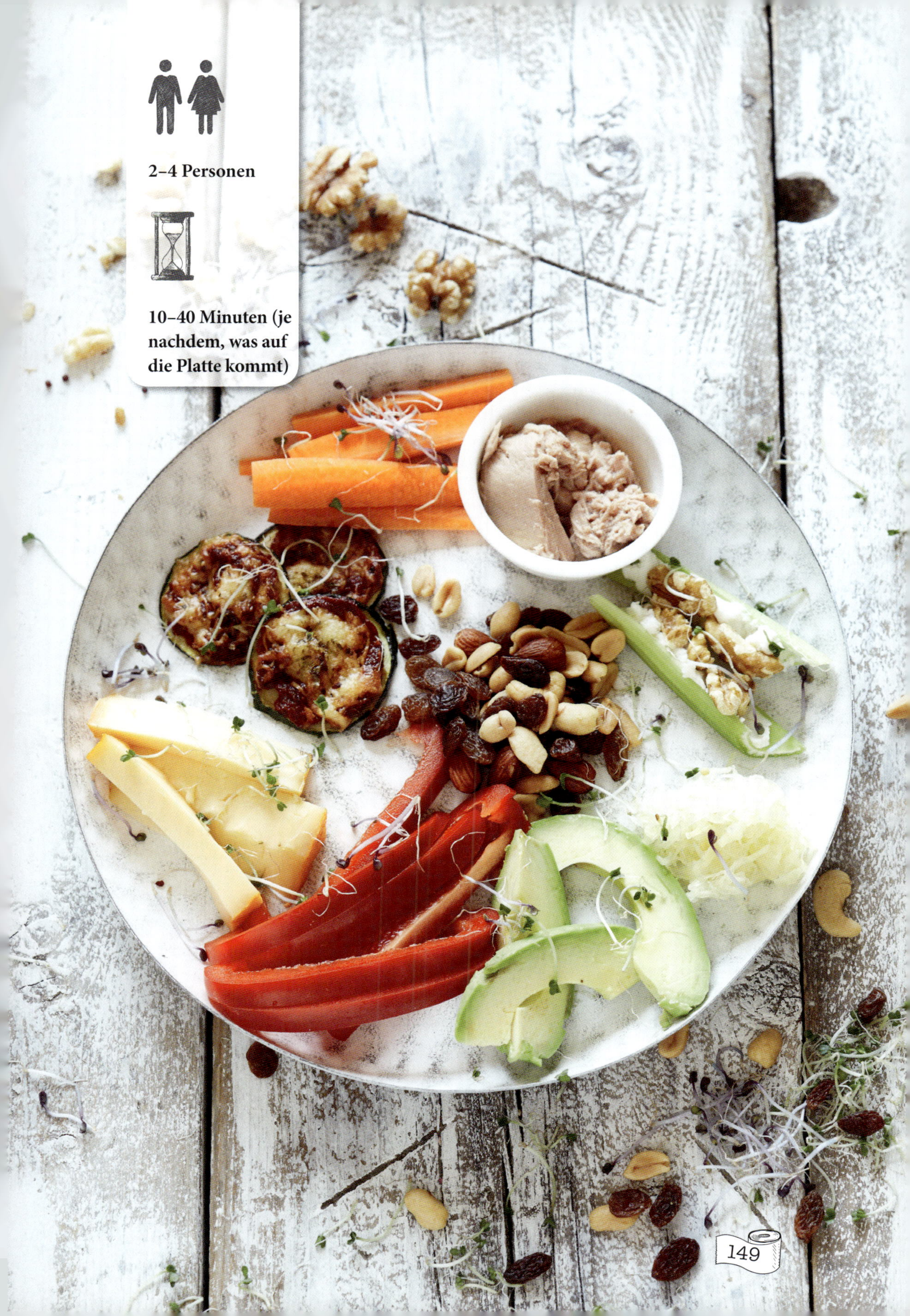

2–4 Personen

10–40 Minuten (je nachdem, was auf die Platte kommt)

Fünf Wintergemüse, die sich lohnen

Topinambur
Diese köstlichen Knöllchen – nicht mit der Kartoffel, sondern mit der Sonnenblume verwandt – sind mein Lieblingsgemüse im Winter. Sie sind gut für die Darmflora und der süßliche Geschmack ist auch bei Kindern sehr beliebt (solange sie nicht wirklich wissen, was sie essen ...). Außerdem enthalten sie viel Vitamin C, B_1, B_3 sowie Eisen und Kupfer. Topinambur kann man (geschält) kochen oder in einem Ofengericht verwenden. Ungeschält kann man sie auch kochen, nur färbt sich dann das Kochwasser schwarz. Außerdem werden sich die Tischgenossen bedanken, wenn sie erst mal die mühsame Schälarbeit erledigen dürfen ... Wobei: Heute lassen sich die Knöllchen wesentlich einfacher schälen als früher, da sie inzwischen meist eine einheitliche runde Form haben.

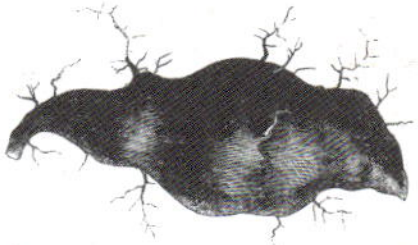

Pastinake
An dieses Gemüse muss man sich vom Geschmack her erst gewöhnen und das süßliche Aroma ist nicht jedermanns Sache. Deshalb würzt man es am besten mit etwas Salz und Kräutern. Pastinaken kann man kochen, braten – und sie schmecken gut in Eintopf- oder Ofengerichten. Püree von Pastinaken ist besonders fein. Dazu werden sie erst weich gekocht, anschließend mit einem Kartoffelstampfer oder Stabmixer püriert und dann mit Salz, Schlagsahne oder Mascarpone verfeinert. Das Püree ist nicht süßlich und somit eine perfekte Beilage zu Wildbret oder gebackenen Pilzen. Pastinaken enthalten nicht wirklich viele Vitamine und Mineralstoffe, dafür aber jede Menge *langkettige* – präbiotische – *Kohlendhydrate*. Super für die Darmflora!

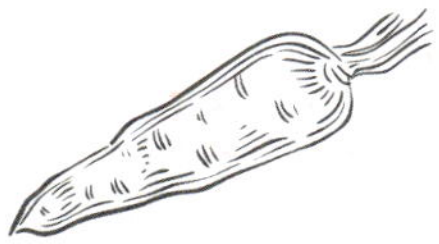

Kohlrabi
Wer kennt sie nicht, die grünen Knollen. In meiner Familie ist Kohlrabi mit Käse das einzige Gericht, von dem auch der „Igitt-Pubertierende" locker drei Teller verputzt. Das Gericht besteht eigentlich aus Kartoffelpüree mit Käse- und gekochten Kohlrabiwürfeln. Der Trick dabei: Man kann beide kaum voneinander unterscheiden.

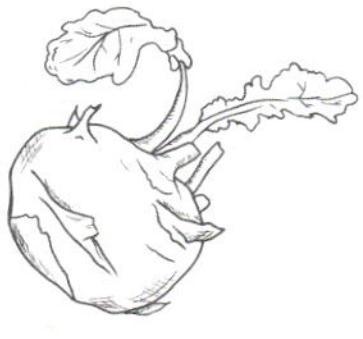

Der einfache Kohlrabi, einst ein Armeleuteessen (wie übrigens Lachs und Spargel auch!), ist sehr gesund. Wie alle Kreuzblütler (Kohl, Rosenkohl, Senf) enthält er *Senfölglykoside* – starke Antioxidantien, die aufgrund ihrer womöglich krebsvorbeugenden Eigenschaften im Fokus der Wissenschaftler stehen.

Rosenkohl
Der etwas langweilige Rosenkohl ist klammheimlich zum Superfood avanciert. Er ist reich an Vitamin C, K, Folsäure und Mangan – und an präbiotischen Ballaststoffen. Außerdem enthält er eine Menge Antioxidantien und Senfölglykoside.
Keine Lust auf lange Gesichter am Tisch? Dann servieren Sie eine Rosenkohlsuppe, marinierte, gegrillte halbe Rosenkohlköpfe mit Haselnüssen oder eine Rosenkohlquiche. Kein Witz. Einfach die Köpfe vierteln, mit einer Zwiebel und etwas Speck andünsten und die Mischung in einer klassischen Quiche verarbeiten. Erfolg garantiert!

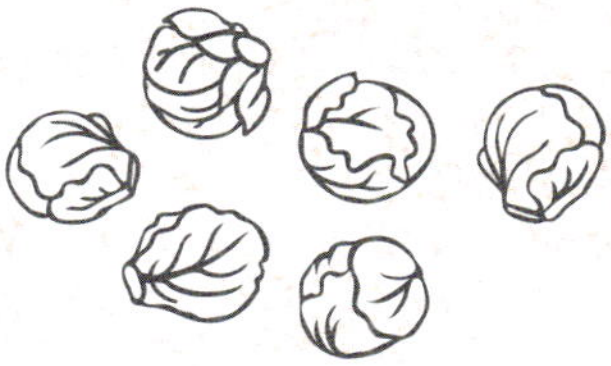

Kürbis
Das Comeback dieses einst vergessenen Gemüses war so beeindruckend, dass man ihm inzwischen überall begegnet. Dennoch kann ich mich nicht an ihm satt essen. Kürbis ist extrem vielseitig und schmeckt als Suppe (jede Menge Rezepte), in Eintöpfen oder gebacken mit Zwiebel, Champignons und Madeira als Beilage zu Nussreis (eine Tüte fein gehacktes, geröstetes Studentenfutter mit Reis, Salz und Kräutern).

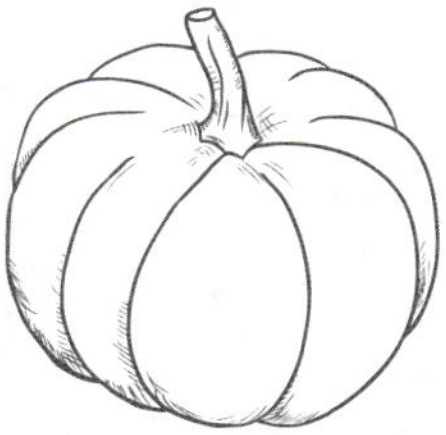

Fünf mal Sommerpräbiotika

Und in den Sommermonaten? Dann gibt es diese präbiotischen Hits:

Spargel
Spargel enthält Inulin, einen der bekanntesten präbiotischen Ballaststoffe überhaupt. Er kommt nicht nur in der Löwenzahnwurzel (die im Übrigen auch essbar ist) vor, sondern auch in Zichorie, bekannt geworden als Ersatzkaffee, und in zahllosen präbiotischen Nahrungsergänzungsmitteln. Letzteres erklärt sich aus der Tatsache, dass der Stoff nicht so teuer ist.

EGAL, OB SIE SELBST MEHR GEMÜSE ESSEN MÖCHTEN ODER ES WICHTIG FINDEN, DASS IHRE KINDER MEHR GEMÜSE ZU SICH NEHMEN – MIT EINER PORTION SPINAT IST DIE SACHE NICHT ERLEDIGT.

Spargel enthält neben Inulin noch weitere wichtige Stoffe wie etwa Vitamin C, Folsäure (B_9) und andere B-Vitamine, Proteine und unlösliche Ballaststoffe. Zu guter Letzt ist er reich an Glutathion, einem wichtigen natürlichen Antioxidans.

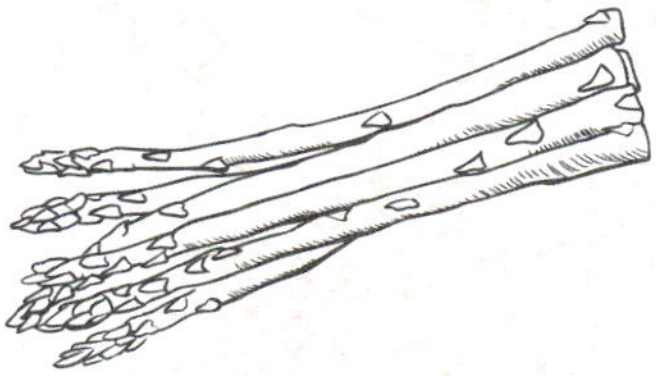

Zwiebel und Knoblauch (und Lauch sowie Frühlingszwiebel)
Knoblauch und Zwiebel (und alle essbaren Verwandten) sind reich an präbiotischen Ballaststoffen. Dass Zwiebelsuppe gasförmige Reaktionen hervorruft, liegt daran, dass die Bakterien sich erst an eine größere Menge solcher Ballaststoffe gewöhnen müssen. Bei Menschen, die regelmäßig ausreichend Präbiotika aufnehmen und eine ausgeglichene Darmflora haben, gibt es dieses Problem nicht.

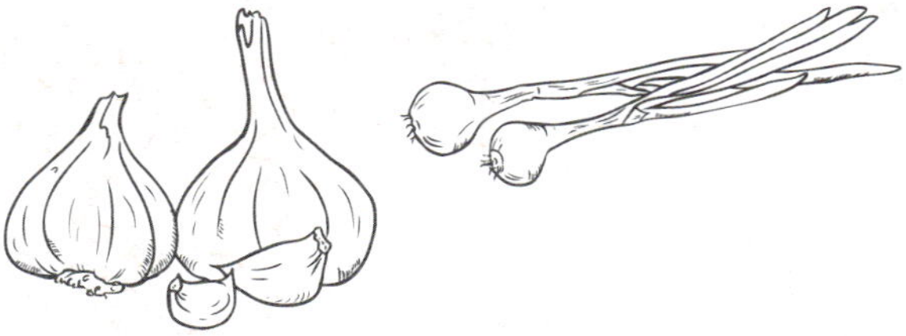

Artischockenherzen
Artischockenherzen zählen zu den besten präbiotischen Nahrungsmitteln. Sie schmecken nicht nur gut, sondern lassen sich auch noch denkbar einfach in Pizzen, Nudelgerichten und Salaten verarbeiten. Frisch gibt es Artischocken nicht so oft, im Glas sind sie aber das ganze Jahr über erhältlich. Sie werden jetzt nicht von mir hören, dass Letztere nicht so gut sind, denn manchmal muss man sich eben mit dem Zweitbesten begnügen. Artischockenherzen enthalten fast 10 g Ballaststoffe je 100 g, also mehr als die meisten anderen Nahrungsmittel. Außerdem regen sie die Leber dazu an, mehr Abfallstoffe zu entsorgen – ideal für den Frühjahrsputz!

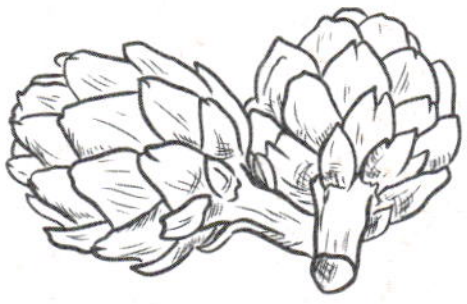

Rote (oder Gelbe, Weiße und Ringel-) Bete
Wenn Mangold von seiner Verwandten, der Roten Bete, abgelöst wird, ist das immer ein besonderer Moment. Nichts gegen den Mangold, denn der enthält reichlich Ballaststoffe

(und deutlich mehr Vitamin K als etwa die Karotte) und ist mit etwas Kreativität auch für andere Gerichte als einen Eintopf geeignet (mein Tipp: Mangoldquiche). Rote Bete gibt es ganzjährig, aber eigentlich ist sie ein Sommergemüse. Im Sommer wird sie häufig als Salat gegessen (köstlich), im Winter zu warmen Gerichten wie Schmorbraten oder in Exotischem mit Zimt, Nelken, Piment und Mango oder Orange. Die Rote Bete hat einen großen Nachteil: Sie färbt die Finger knallrot. Was soll's, das Ergebnis macht alles wieder wett: herrlich süß und somit auch bei Kindern beliebt.

Außer präbiotischen Ballaststoffen enthält Rote Bete auch Folsäure, Vitamin B_6 und C, Eisen und Mangan. Außerdem verstärkt sie die Wirkung der Glutathion-Peroxidase (eines wichtigen Enzyms, das hilft, Abfallstoffe abzubauen). Zudem unterstützt sie unsere Verdauung dank des enthaltenen Betains, das für die Produktion von Magensäure wichtig ist.

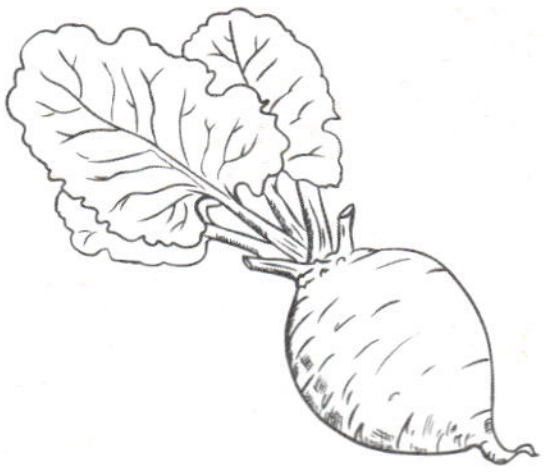

Beeren

Sommerzeit ist Beerenzeit. Egal, wo Sie wohnen, Beerensträucher zu haben, lohnt sich immer: Sie sind wenig anspruchsvoll und es schont den Geldbeutel (im Laden sind Beeren sehr teuer). Ich habe zwar keinen grünen Daumen, aber unser Garten ist reichlich mit Stachel-, Johannis-, Erd-, japanischen Wein- und Himbeeren bestückt (Brombeersträucher stehen direkt am Wegesrand).

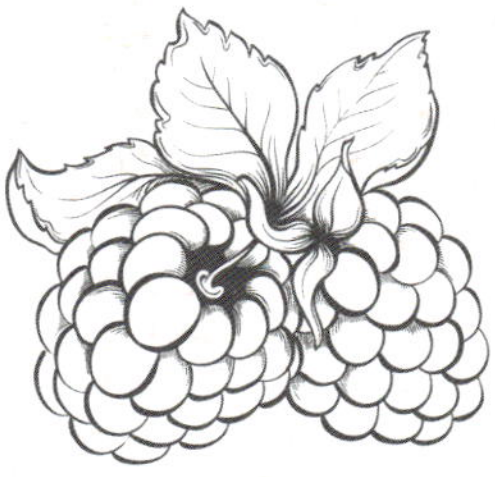

In letzter Zeit hört man immer öfter, dass Zucker jeglicher Art und auch Beeren gar nicht so gesund sind, weil sie eben viel davon enthalten. Falsch, denn der Fruchtzucker in Beeren ist ein langkettiger Mehrfachzucker (Oligosaccharide), und das ist genau der Zucker, den unsere Darmflora liebt. Außerdem sind Beeren reich an Vitaminen, Mineralstoffen, Antioxidantien und einigem mehr. Wie viel Gründe braucht man eigentlich noch, um Beeren zu lieben?
Es gibt noch viel mehr präbiotisches Sommerobst und -gemüse wie etwa Zucchini, Karotten, grünes Blattgemüse, Radieschen, Brokkoli, Blumenkohl, Fenchel, Auberginen, Mais, Datteln, Feigen, Bananen, Aprikosen, Pfirsiche, Trauben.

Rezept: Salat

Fünf Tipps für einen vielfältigeren Salat

Salat – Das Zauberwort für alle, die gesünder leben oder abnehmen wollen, erzeugt bei anderen Ablehnung und Assoziationen mit Kaninchenfutter. Zwei Salatblätter, etwas Gurke und eine halbe Tomate, das ist auch nicht besonders prickelnd. Im Folgenden ein paar Anregungen für sättigende, gesunde und vielfältige Salate:

1. Blattsalat weglassen

Ein Salat, der aus einem Eissalat, drei Gurkenscheiben und zwei Tomatenvierteln besteht, begeistert niemanden. Und mehr noch: Einen Eissalat zu putzen ist reine Zeitverschwendung, denn er enthält eigentlich so gut wie gar nichts, ist ein reiner „Füllstoff" und erfordert übermäßige Kauanstrengungen. „Wassersalate" nenne ich solche Blattsalate: billig und bestenfalls erfrischend. Interessant? Fehlanzeige!

Statt Blattsalat sollten andere, schmackhaftere Zutaten Ihren Salat unwiderstehlich machen. Mehr Geschmack bedeutet in neun von zehn Fällen auch einen höheren Nährwert. Feldsalat ist schon eine wesentliche Aufwertung, aber besser ist es, abzuwechseln. Blattgemüse wie etwa Spinat, Endivie, Portulak, Rübstiel, den man oft anderweitig verwendet, eignet sich hervorragend für Salate. Ein fein gehackter Kräuterzweig – Koriander, Zitronenmelisse, Petersilie, vielleicht sogar etwas Pfefferminze – ist ebenfalls eine willkommene Zutat. Es geht noch abenteuerlicher: Probieren Sie mal Mangold, Mizuna, krausblättrige Endivie, Tatsoi, Zitronenblätter, Löwenzahn, Sternmiere, Sauerampfer oder Rucola. Wer Blattgemüse mit Eigengeschmack verwendet, braucht kein halbes Glas Mayonnaise oder ein pappsüßes Dressing, um den Salat essbar zu machen. Doch all diese Zutaten sind lediglich Ergänzungen und niemals die sättigende Basis eines Salats..

2. Sättigende Zutaten verwenden

Wenn ein Salat nicht nur als dekorative Beigabe zum Grillfleisch gedacht ist, sollte er eigentlich zum Ziel haben, Sie und Ihre Tischgenossen satt zu machen. Wenn man es clever anstellt, wird so viel Salat gegessen, dass man weniger zu den ungesünderen Teilen des Menüs greift (beim Grillen ist das meistens Brot). Noch besser ist ein Salat, der als Hauptgang dient, vielleicht mit etwas Suppe vorweg oder einem köstlichen Bio-Steak dazu.

Wie dem auch sei: Verwenden Sie immer auch sättigende Zutaten, womit natürlich nicht Gurke und Tomate gemeint sind. Aber keine Nudeln, Couscous oder Reis. Für einen Salat mit Format sind Pep und Vitamine angesagt.

Zum Beispiel: Süßkartoffel, braune Linsen, Quinoa oder Amarant, schwarze Bohnen, Kichererbsen, Topinambur, Kürbis, ein gekochtes Ei, Fleisch.
– Härtere Zutaten: Paprika, Karotte, Nüsse.
– Und für einen vollwertigen Salat: Zutaten mit Eiweiß und gesunden Kohlenhydraten.

3. Fette sind wichtig

Ich kann es nicht oft genug wiederholen: Essen Sie mehr Fette. Vor allem in Salaten. Denn die Vitamine und Mineralstoffe können erst richtig aufgenommen werden, wenn ausreichend Fett im Spiel ist. Für ein fetthaltiges Dressing bieten sich Kokosöl, Schlagsahne oder Crème fraîche an. Einfach einen Löffel unter den Salat mischen. Außerdem tragen die Fette zur Sättigung bei und verhindern, dass man nach einer Stunde schon wieder Hunger hat. Übrigens: Das Dressing bildet eine Ergänzung zu den Fetten, die bereits in Avocado, Nüssen oder Chiasamen enthalten sind, keinen Ersatz!

4. Vielfalt ist angesagt

Was die Vielfalt der Zutaten anbelangt, kennt Salat keine Grenzen. Ich zum Beispiel habe keinen festen „Salatplan" – ich nehme das, was die Küche gerade hergibt. Man kann natürlich auch etwas strukturierter vorgehen und zum Beispiel Thema-Salate kreieren. Hauptsache, die Vielfalt stimmt. Verwenden Sie vor allem Zutaten, die von sich aus schon Geschmack haben wie Pinienkerne, Cashewnüsse, Paprika, meinetwegen auch Erdbeeren. Eine Vielzahl guter Zutaten und ein köstliches Dressing sind das A und O eines interessanten Salats. Um zu erfahren, wie Sie bestimmte Zutaten am besten vor- und zubereiten, können Sie natürlich einen Koch befragen. Ich mache alles intuitiv und damit fahre ich ausgezeichnet.

Weitere Zutaten, die ich gerne in Salaten verwende:
Rosinen, gebackene Champignons oder andere Pilze, gehobelte Mandeln, geriebenen Käse, Ziegenkäse, Haselnüsse, Erdnüsse, in Balsamicoessig marinierte Orangenfilets, grüne Kräuter, geraspelte Karotte, Mais, grünen Spargel, Fisch oder Garnelen aus nachhaltiger Fischerei, gebackene Bio-Speckwürfel und … Essblüten! Die Blüten von Gänseblümchen, Salbei, Duftnessel, Kapuzinerkresse, Wildem Stiefmütterchen, Rose, Kornblume, Klatschmohn, Eibisch oder Borretsch sind essbar und eine Bereicherung für jeden Salat.

5. Klein geschnitten schmeckt besser

Ein Salat, der sich aus vielen großen Salatblättern und ein paar leckeren versteckten Zutaten zusammensetzt, ist nicht mein Ding. Was soll denn daran gut schmecken? Was nach den köstlichen Zutaten übrig bleibt, sind lediglich ein paar nackte Salatblätter, die nicht auf einmal in den Mund passen. Für ein erstes Essen mit der neuen Liebe ist so ein Salat schon gar nicht geeignet. Ob grüne Salatblätter, Nüsse, Süßkartoffeln – schneiden Sie am besten alles klein. Ein Salat mit klein geschnittenen Zutaten lässt sich nicht nur besser mischen, sondern auch einfacher essen. Und jeder Bissen birgt eine Überraschung …

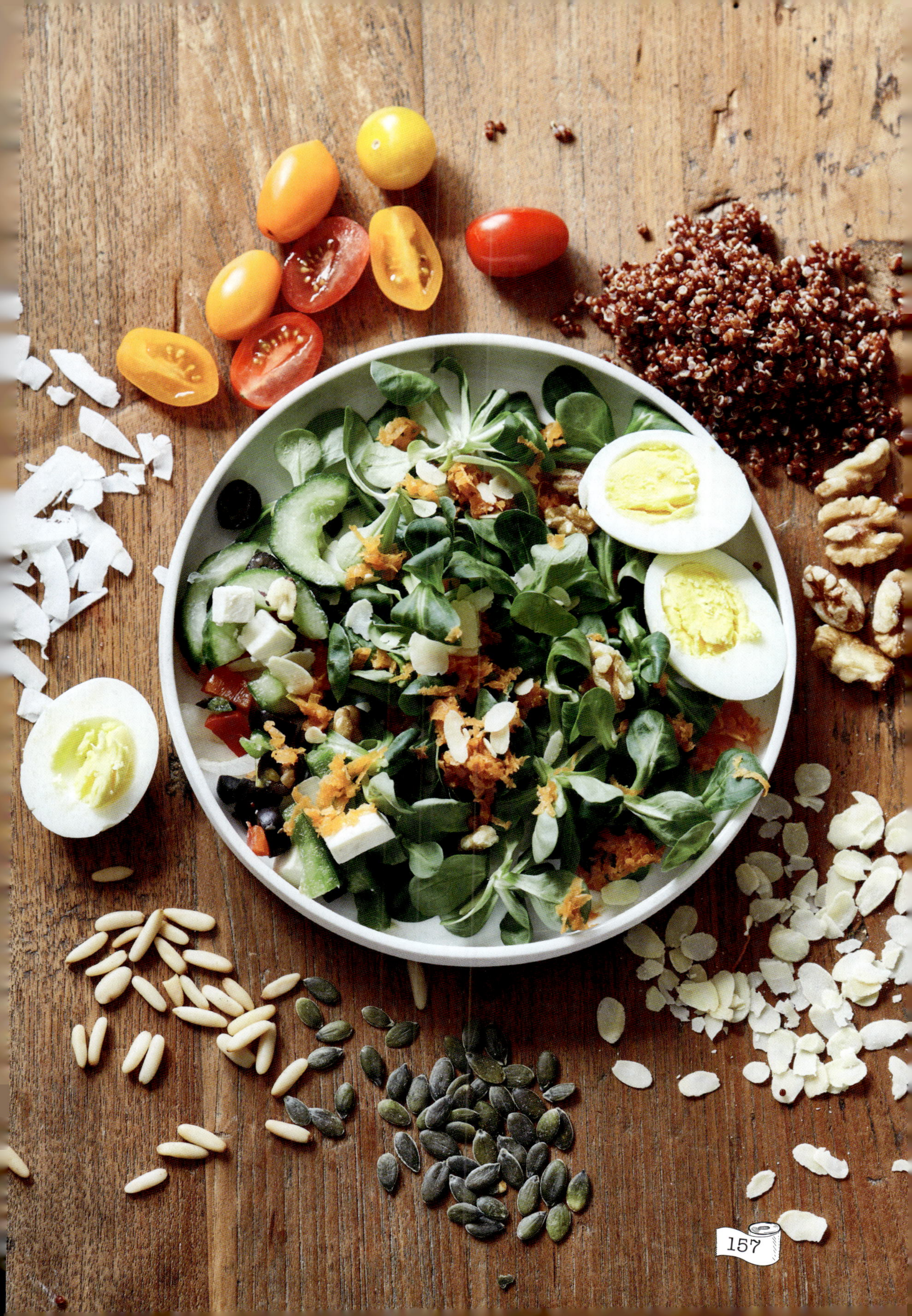

Probiotische Nahrung: fermentierte Produkte

Präbiotische Nahrung für Ihre Bakterien ist ebenso wichtig wie der Verzehr von Bakterien. Probiotische Nahrung enthält fast immer mehr Bakterien und mehr Bakterienstämme als eine Kapsel Probiotika. Leider wird diese Art „lebender" Nahrungsmittel immer weniger angeboten. Wer gerne fermentierte Produkte isst, kann sie selbst herstellen. Zum Glück eine einfache Angelegenheit, die zudem Spaß macht (zu diesem Thema gibt es zahllose Bücher und Kurse). Fermentierte Produkte werden nach der Art der Fermentierung unterschieden:

Milchsäuregärung

Die Milchsäuregärung ist eine Variante der kontrollierten Edelfäule. Da bei dieser Methode die Nahrungsmittel in einer völlig sauerstofffreien Umgebung vergären, verfaulen sie nicht. So werden die Nahrungsmittel in kürzester Zeit in frisch-saure Probiotika umgewandelt, die nahezu endlos haltbar sind. Eine Wohltat für den Darm und köstlich obendrein.

Die Milchsäuregärung wird auch „Lactofermentation" genannt, da die Gärung mithilfe von Laktobazillen vonstattengeht. Diese wandeln Zucker in Milchsäure um, ein Prozess, der zum Beispiel auch abläuft, wenn Joghurt, Sauerkraut oder Suppe zu lang in einer zu warmen Umgebung aufbewahrt wurden. Echte Milchsäuregärung geschieht in Salzlake (Salzwasser bzw. Salz plus Gemüseflüssigkeit). Diese salzige, sauerstofffreie Umgebung ist ein Eldorado für Laktobazillen und hält ungebetene Bakterien und Schimmelpilze auf Distanz.

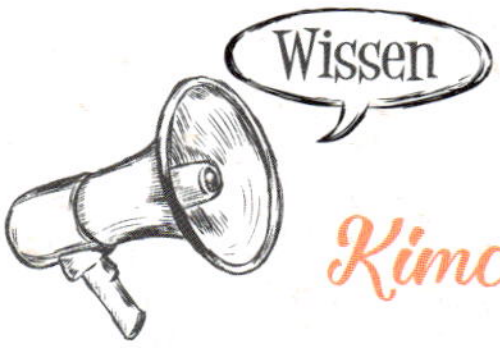

Kimchi

Kimchi – was war das auch wieder? Nichts anderes als eine koreanische Sauerkraut-Variante mit Chinakohl, rotem Pfeffer, Ingwer und all dem, was eine koreanische Großmutter sonst noch so dazugibt. Es gibt diverse Kimchi-Varianten wie etwa Rettich-Kimchi, Kohl-Kimchi mit Karotte oder Nam-pla-Kimchi mit Fischsauce. Kimchi ist nicht nur sehr gesund, sondern auch köstlich.

Sauerkrautherstellung in fünf Schritten

Für den, der es gewohnt ist, hygienisch zu arbeiten, ist die Herstellung von Sauerkraut ein Kinderspiel.

1. Einen ganzen Weißkohl raspeln (oder sehr fein schneiden).

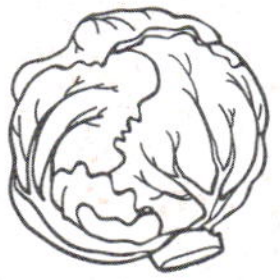

2. Den Kohl mit ca. 1 bis 1½ EL keltischem Meersalz bestreuen.

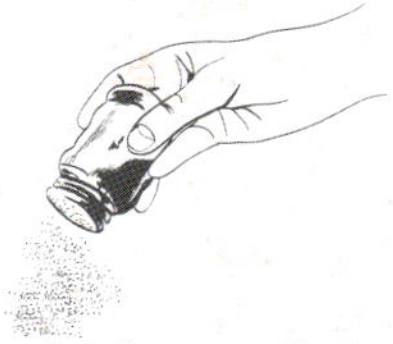

3. Kohl und Salz gründlich mischen, damit dem Kohl die Flüssigkeit entzogen wird.

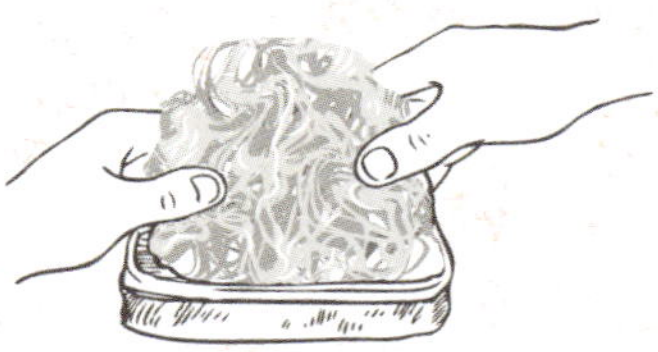

4. Das Ganze in ein großes Glas gießen und den Kohl beschweren (mit einem mit Wasser gefüllten Plastikbeutel mit ZIP-Verschluss oder einem Teller mit einem sauberen Stein), damit die Flüssigkeit nach oben gedrückt wird.
5. Den Kohl so 1–2 Wochen ruhen lassen.
   Wenn das Sauerkraut frisch-sauer schmeckt, nicht komisch riecht und keinerlei Schimmel aufweist, ist es gelungen. Glückwunsch. Experimentieren Sie auch mal mit anderem Gemüse, Kräutern, Knoblauch, Chilischoten … Guten Appetit!

Saure Milch

Jedes Land hat seine eigenen Milchfermente (bakteriell veränderte Milchprodukte). Logisch, denn frei in der Luft schwebende Bakterien und Schimmelpilze gibt es überall auf der Welt. Zum Glück, denn beide sind sehr nützlich (es sei denn, sie machen sich im Badezimmer breit). Ohne Bakterien und Schimmelpilze gäbe es kein Leben. Die Zusammensetzung dieser Mikroorganismen wechselt je nach Standort. Ein in Los Angeles mit wilden Bakterien hergestelltes Sauerkraut würde völlig anders schmecken als das Sauerkraut, das Sie zu Hause produzieren – auch bei gleichem Rezept. So verhält es sich auch mit Milchfermenten.

Was macht saure Milch eigentlich so gesund? Die Bakterien und Hefen verwandeln Laktose (Milchzucker) in der Milch in Milchsäure. Sehr praktisch angesichts der Verdauungsbeschwerden, die Laktose bei vielen Menschen auslöst. Menschen mit Laktoseintoleranz etwa vertragen zwar keine normale Milch, Rohmilch, Kefir, Joghurt und andere saure Milchprodukte dagegen schon. Milchsäure ist gut für das Darmmilieu und für die Bakterien, die sich dort angesiedelt haben.

Kefir und Tara

Die einfachste Methode, saure Milch herzustellen, führt zu einem Ergebnis, das sich Kefir nennt. Dieses frisch-saure Milchgetränk wird bei uns nicht in dem Ausmaß getrunken, wie es auf dem Balkan und im Kaukasus üblich ist. Tara ist ähnlich wie Kefir, aber doch etwas anders. Beide sind Beispiele für fermentierte Milch, wobei der Fermentationsvorgang mithilfe von SCOBY (*Symbiotic Co-existence Of Bacteria and Yeast*) geschieht. Auf Deutsch: eine Lebensgemeinschaft aus Bakterien und Hefen.

Angeblich wurden Kefir und Tara gleichzeitig erfunden. Menschen mit einem sensiblen Magen sollten den nächsten Absatz vielleicht besser überspringen, da die Erfindung mit einer wenig appetitlichen Substanz zusammenhängt: Pferdeschweiß.

Bergvölker in der Kaukasusregion bewahrten Milch in Lederbeuteln auf, die sie an Pferdesättel hängten. Nach einem wilden Ritt an einem warmen Sommertag drang das Salz der schweißnassen Pferde durch die Lederbeutel hindurch und vermischte sich mit der Milch. Dank des Klimas in den Lederbeuteln bildeten sich die ersten SCOBYs, welche die Milch in ein saures Produkt verwandelten. Aufgrund der unterschiedlichen Zusammensetzung der SCOBYs beiderseits des Kaukasus entstanden zwei – fast – identische Produkte: Kefir und Tara.

Eigentlich sind Quark, Käse, Sauerrahm und Joghurt ebenfalls Milchfermente. Da sie häufig stark verarbeitet sind, enthalten sie nur noch selten lebende Bakterien, wie aus entsprechenden Studien mit Joghurt hervorgeht. Ganz anders verhält es sich natürlich mit Joghurt oder Sauerrahm (oder Käse) aus eigener Herstellung!

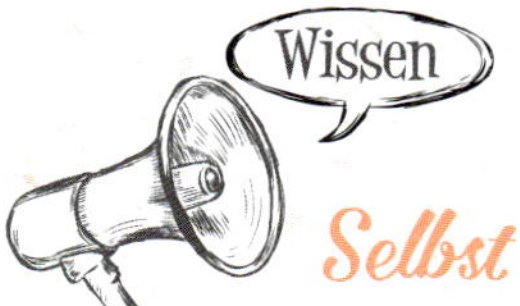

Selbst Kefir herstellen:

- Im Bioladen ein Glas Kefir kaufen und bis auf einen Rest leer trinken.
- Diesen Rest mit frischer Vollmilch vermischen und die Mischung 1–2 Tage bei Zimmertemperatur ruhen lassen.
- Wenn alles klappt, wird die Mischung dick, frisch-sauer – fertig ist der eigene Kefir!

Kefir und Kombucha

Neben dem aus Milch hergestellten Kefir gibt es noch einen zweiten: den auf Wasserbasis. Allerdings kein reines Wasser, sondern Zuckerwasser. Milch enthält von sich aus

Zucker, Wasser nicht. Deshalb wird der Wasserkefir-SCOBY (die mit einer Milchkefir-SCOBY nicht zu vergleichen ist) Wasser mit etwas Zucker zugesetzt. Dafür kann man Haushaltszucker verwenden, aber Trockenobst ist gesünder.

Die Herstellung von Wasserkefir ist denkbar einfach:

1. Für Wasserkefir benötigen Sie Wasserkefir-Körner. Vielleicht gibt es Freunde oder Verwandte, die noch ein paar Körner übrig haben.
2 Geben Sie die Körner zusammen mit Wasser und etwas Süßem in eine Glaskanne (ca. 40 g Zucker oder zwei Handvoll Trockenobst je Liter Wasser).
3. Die Mischung ein paar Tage bei Zimmertemperatur ruhen lassen, abseihen (durch ein Plastiksieb, kein Metallsieb!) und schon ist der Kefir trinkfertig.

Abgespült sind die Kefir-Körner für die nächste Wasserkefir-Produktion verwendbar. Sie vermehren sich sukzessive, sodass Sie auch irgendwann selbst welche an Freunde und Verwandte abgeben können.

Die Herstellung von Kombucha funktioniert ähnlich, nur wird anstelle von Zuckerwasser (süßer) Tee verwendet. SCOBY für Kombucha besteht nicht aus Körnern, sondern aus einer dünnen Schicht, die oben auf dem Getränk schwimmt. Man könnte meinen, der Trank wäre verdorben, aber dem ist nicht so. Kombucha gibt es in manchen Läden zu kaufen, wobei ich nicht weiß, wie „lebendig" ihr SCOBY ist … Auf jeden Fall ist Kombucha köstlich und ein gesunder Ersatz für Erfrischungsgetränke.

Noch mehr Gesundes für den Darm

Unter den Oberbegriff **Antioxidantien** fallen Vitamine, Mineralstoffe und Fettsäuren, die der Oxidation vorbeugen. Oxidation ist wie Rosten: Aggressive Sauerstoffteilchen (freie Radikale) nehmen anderen Molekülen Elektronen weg, wobei Zellen beschädigt und infolgedessen Infektionen ausgelöst werden können. Es scheint so, als hätten Antioxidantien auch eine Schutzwirkung auf die Darmflora und trügen zur Gesundung des Darmmilieus bei, was wiederum das Wachstum der Darmflora fördert.
Antioxidantien befinden sich unter anderem in:

- Beeren (je saurer, desto mehr), vor allem in Acai-Beeren, Heidelbeeren, schwarzen Beeren, Himbeeren
- Nüssen und Saaten – Pecan-, Wal-, Haselnüssen

- Obst und Gemüse
- Kräutern und Gewürzen wie Zimt, Kurkuma, Nelken, Oregano, Ingwer
- biologischen Leberprodukten (Vitamin A)
- Fisch, Fischöl, Schalen- und Krustentieren sowie Algen
- Kakao – allerdings eher in nicht entöltem Bio-Kakao oder Rohkakao
- grünem Tee

Gelatine

Gelatine ist nicht ganz unumstritten. Als ich noch Veganerin war, war Gelatine, die aus toten Tieren hergestellt wird, absolut tabu. Ich kenne auch Nichtvegetarier, die voll Abscheu Produkte ablehnen, da sie Gelatine enthalten. Was aber ist Gelatine wirklich und woher kommt meine plötzliche Akzeptanz? Gelatine ist ein hochwertiges Eiweiß, das in Knochen, Sehnen und Gelenken von Mensch und Tier vorkommt. Der Stoff zieht Feuchtigkeit an (sogar nachdem es zu Nahrung verarbeitet ist) und bietet besagten Körperteilen einen geschmeidig-zähen Schutz. In Gelenken, die tagtäglich viele Schläge abbekommen (wie Knöchel und Knie), ist Gelatine ein unentbehrlicher Bruchschutz. Wie lösliche Ballaststoffe trägt Gelatine bei Verstopfung zu einem weichen, geschmeidigen Stuhl bei und entzieht einem dünnen Stuhl Flüssigkeit. Deshalb sollte man immer ausreichend Wasser dazu trinken.

Außerdem gibt es kaum einen besseren L-Glutamin-Lieferanten. L-Glutamin steuert Energie für den Erneuerungsprozess der oberen Schicht unserer Darmzellen bei (was alle 72 Stunden passiert, also ist viel Energie nötig). Des Weiteren sorgt L-Glutamin dafür, dass sich die Schlussleisten zwischen den Zellen gut schließen.
Allerdings ist Gelatine nicht gleich Gelatine. Die beste Gelatine findet man in hausgemachter Brühe. Alternativ kann man auch zu Gelatinepulver greifen. Nehmen Sie vorzugsweise Bio-Gelatine, am besten von Kühen, die mit Gras und Kräutern gefüttert wurden. Das ist gut für das Tier (und dessen Wohlergehen) und auch für die Zusammensetzung der Proteine. Täglich ein Esslöffel Gelatine ist eine gesunde und bekömmliche Eiweißergänzung.

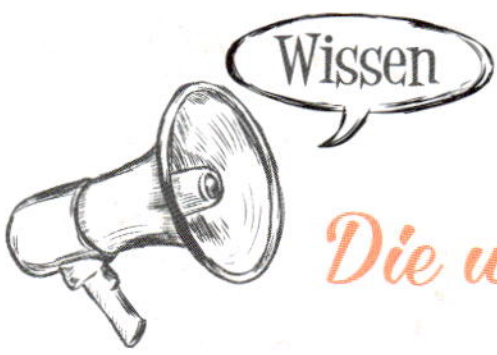

Die weiteren Vorteile von Gelatine:

- Schützt die Gelenke und unterstützt ihren Aufbau.
- Fördert die Elastizität der Haut – ja, wie eine Anti-Aging-Kur!
- Trägt zu einer guten Magenfunktion bei und schützt vor Sodbrennen.
- Unterstützt den Muskelaufbau – übrigens nicht nur bei Bodybuildern.
- Lindert Entzündungen und ist entzündungshemmend.

Rezept: Schokopudding für den Darm

Eine Nachspeise, die nicht nur köstlich, sondern auch noch gesund ist und obendrein einen Beitrag zur Reparatur des Darms leistet, wenn die Schlussleisten Schaden genommen haben … was will man mehr? Gelatine zählt zu jenen Produkten, die den Darm wunderbar bei der Gesundung und Gesunderhaltung unterstützen. Übrigens nicht nur den Darm. Auch Knochen, Gelenke und Haut profitieren … Doch Gelatine ist nicht gleich Gelatine. Da Gelatine aus den Knochen von Tieren stammt, gibt es hier auch ethische und gesundheitliche Aspekte zu bedenken. Gelatine aus Knochen von Kühen, die mit Gras und Kräutern gefüttert wurden, enthält mehr Aufbaustoffe und weniger Stoffe, die der Körper abbauen muss. Außerdem hatten diese Kühe ein schöneres Leben … Gelatine ist auch deshalb ein sinnvolles Produkt, weil so nicht nur das Fleisch des toten Tieres, sondern auch die Knochen verwertet werden.

Gelatinepudding

Ob jemand Pudding mag, ist natürlich eine Geschmacksfrage. Und jeder sollte für sich entscheiden, welcher Pudding ihm am meisten entspricht. Eher fest oder weich? Nehmen Sie sich Zeit, das herauszufinden.

Zutaten:

- 250 ml fast kochendes Wasser oder (pflanzliche) Milch für einen sehr cremigen Pudding
- 1 EL Bio-Gelatinepulver (1 gestrichener EL für einen Wackelpudding oder 1 gehäufter EL für einen festen Pudding)
- 1 EL Kakao
- 1 Prise (graues Meer-)Salz
- 1 Becher (200 ml) Schlagsahne oder Kokossahne (oder Kefir für einen probiotischen Pudding)
- 1 EL Kokosblütenzucker oder Honig
- Toppings nach Belieben:
- 1 in Würfel geschnittene Banane, 1 frische Feige und Himbeeren (oder anderes Obst)
- etwas Vanillepulver oder Zimt nach Belieben
- etwas klein gehackte Nüsse (Haselnüsse, Pistazien, Mandeln)

So wird's gemacht:

- Wasser zum Kochen bringen und den Topf vom Herd nehmen.
- Währenddessen das Obst schneiden und in der Puddingform verteilen (in einer flachen, breiten Form wird Pudding schneller fest).

- Gelatine, Kakao, Salz und Gewürze gründlich mit einem Schneebesen mit der Sahne verquirlen.
- Das heiße Wasser hinzugeben.
- Den Kokosblütenzucker oder Honig untermischen.
- Die Mischung in die Form gießen und kalt stellen.

GUT ZU WISSEN:

- Es dauert mindestens 4 Stunden, bis der Pudding fest ist (in einer hohen schmalen Form sogar 8 Stunden). Und: Das hier ist ein Pudding, keine Mousse. Wenn Sie eine lockere Masse erwarten, werden Sie enttäuscht sein.
- Dieses Basisrezept eignet sich übrigens für jegliche Art von Gelatinepudding, also nicht nur für diese Schokovariante. Leckere Tipps:
  * Für einen Fruchtpudding einfach die Sahne durch Fruchtsaft ersetzen und eventuell etwas püriertes Obst dazugeben.
  * Für einen Fruchtwackelpudding Dicksaft anstelle von Sahne und Honig nehmen.
  * Für einen Vanillepudding statt Kakao verquirltes Eigelb und Vanillepulver nehmen.
  * Probieren Sie das Rezept auch mal mit Brühe, Salz und Gartenkräutern und gießen Sie die Mischung über gekochtes Gemüse mit Schinken – schon haben Sie eine Sülze, wie sie in den Siebzigern verbreitet war.

GESUND

Dieser Pudding ist gesund, weil:

- die **Gelatine** in diesem Pudding eine schützende Schicht in unserem Darm bildet, unter der sich die Zellen und die dazwischenliegenden Schlussleisten erholen können. Oder anders gesagt: Die Gelatine unterstützt die Reparatur eines durchlässigen Darms. Übrigens auf verschiedene Art und Weise, denn Gelatine enthält auch eine Menge L-Glutamin, eine wichtige Aminosäure, die den Darm mit Energie versorgt, sodass sich die obere Zellschicht erneuern kann – alle 72 Stunden!
- **Kakao** (zumindest guter Bio-Kakao) reich an Antioxidantien ist, die aggressive Sauerstoffteilchen (freie Radikale) zerstören und das Infektionsrisiko und Beschädigungen der Darmwandzellen vermindern. Darüber hinaus tragen Antioxidantien zur Gesundung des Darmmilieus bei, was wiederum dazu führt, dass sich die Darmflora besser entwickelt. Ja, Kakao ist gut für die Darmflora.
- **Kokosblütenzucker** wichtige Mineralstoffe enthält und den Blutzuckerspiegel nicht in die Höhe schnellen lässt (was auch für den **Honig** (allerdings nur für hochwertigen Honig) gilt).
- **Kokossahne** viele gesunde, gesättigte Fette enthält.
- **Himbeeren**, **Feigen** und **Bananen** lösliche und unlösliche Ballaststoffe enthalten, die beide gut sind für den Darm und die Darmflora.

Kurzum: An diesem Schokopudding gibt es nichts auszusetzen. Außer vielleicht, dass man ihn nicht sofort essen kann. Das ist schon schade. Wer aber rechtzeitig mit der Herstellung beginnt, hat abends eine tolle Nachspeise!

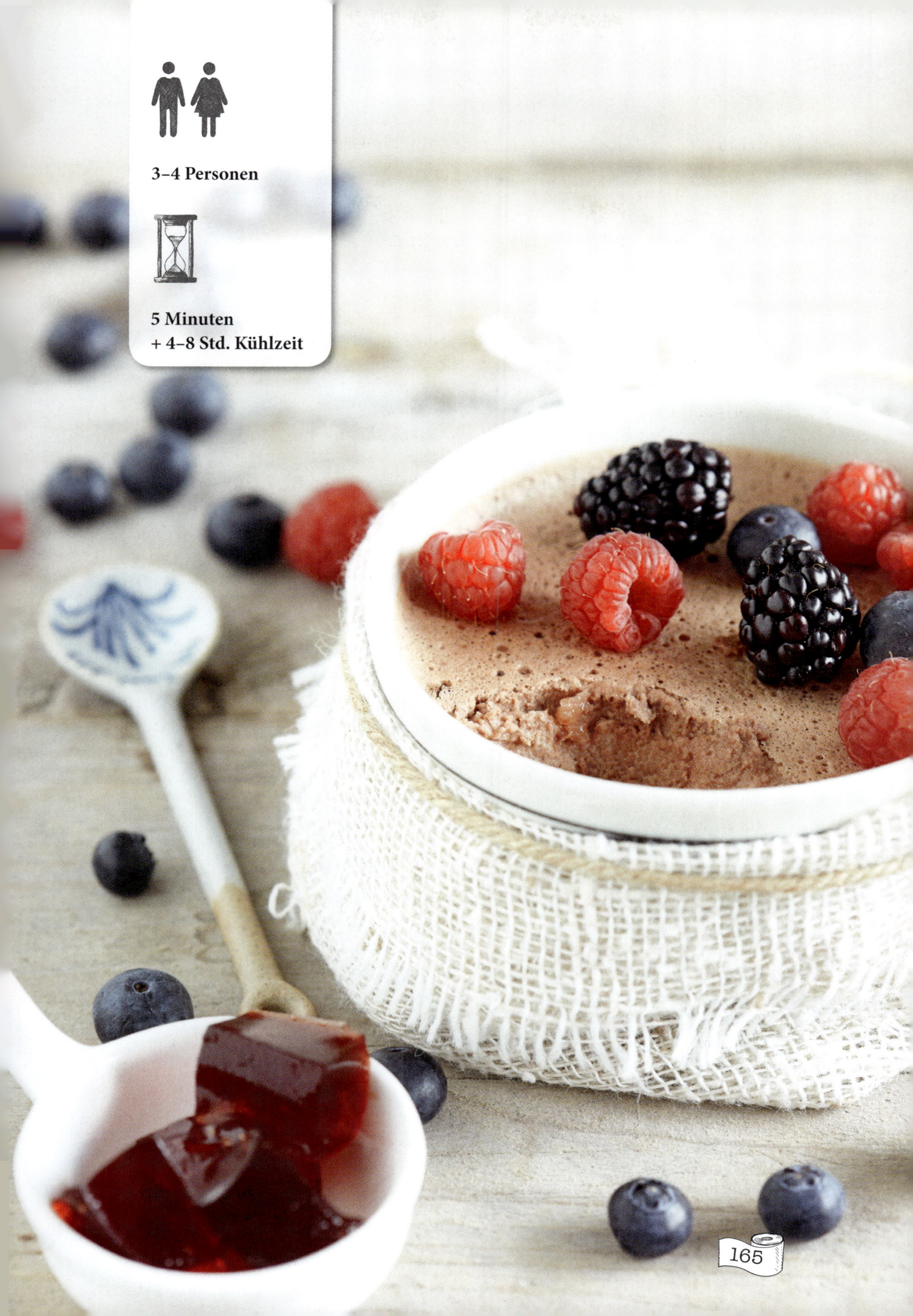

3–4 Personen

5 Minuten
+ 4–8 Std. Kühlzeit

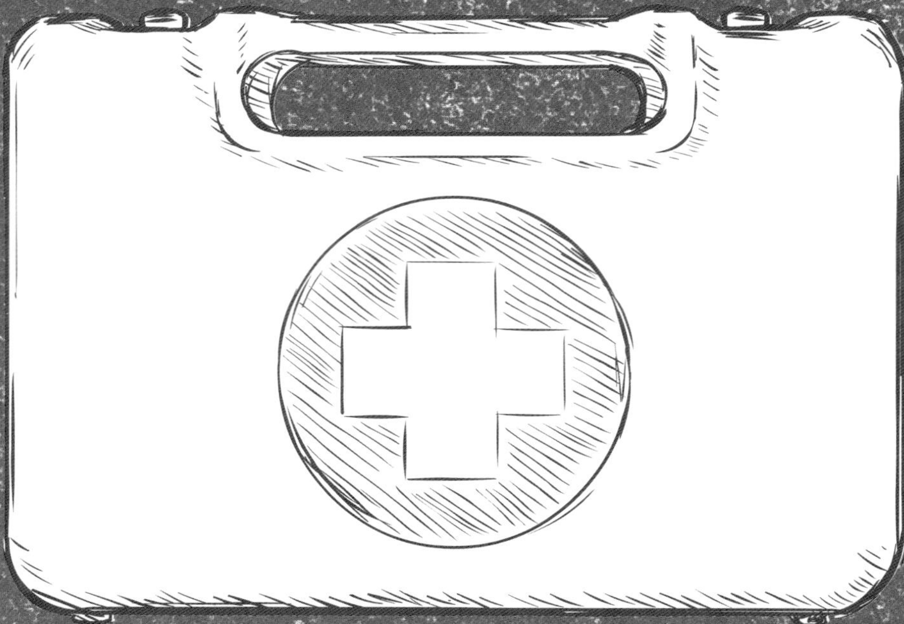

KAPITEL 7

Erste Hilfe bei Darmproblemen

Im Mittelpunkt dieses Buches stehen die Gesundung und Gesunderhaltung des Darms. Wer Darmprobleme bekommt, hat durchaus Möglichkeiten, sie zu beseitigen oder zu lindern, etwa durch Umstellung des Speiseplans oder Unterstützung des Darms mit Probiotika. Allerdings Maßnahmen, die manchmal zu kurz greifen. Aus meiner Erfahrung lässt sich sagen: Je älter das Problem, desto schwerer wird es sein, es selbst zu lösen. Natürlich könnte man damit anfangen, sich die Ratschläge in diesem Buch zu Herzen zu nehmen, denn die gelten ja nicht nur für Menschen ohne Darmprobleme. Hat sich nach einigen Monaten noch keine Verbesserung eingestellt, dann sollte man unbedingt professionelle Hilfe suchen, um Ursachen und Lösungen zu finden.

Wie findet man einen guten Darmfloratherapeuten (m/w)?

Professionelle Hilfe ist manchmal unumgänglich. Einmal, um Ursachenforschung zu betreiben, aber auch, um mit jemandem zu besprechen, was in Ihrer Situation sinnvoll ist. Erste Anlaufstelle ist Ihr Hausarzt – wenn er in den Themen Darm und Darmflora bewandert ist. Leider bieten nicht einmal Kliniken immer die Untersuchungen, die wirklich sinnvoll wären, weil die Krankenkassen sie nur in Ausnahmefällen übernehmen.

Ein Darmfloratherapeut (m/w) hilft Ihnen dabei, wichtige Untersuchungen einzufordern und unterstützt Sie bei der Suche nach adäquaten Therapiemaßnahmen (eventuell in Zusammenarbeit mit dem Haus- oder Facharzt). Gute, seriös arbeitende Therapeuten gibt es zweifellos viele, leider aber auch schwarze Schafe. Wie findet man den richtigen Therapeuten?

Informieren Sie sich gut, bevor Sie jemanden aufsuchen. Auch dann, wenn eine Nachbarin oder eine Mutter in der Schule Ihnen den Therapeuten empfohlen hat und diese ihre Probleme losgeworden sind. Was anderen geholfen hat, muss Ihnen ja nicht unbedingt auch helfen. Informieren ist das A und O. Was sind die Schwerpunkte des Therapeuten? Wie erläutert er Probleme und/oder Therapien? Sind die Erläuterungen plausibel und klar oder ist es nur verschwommenes Gefasel?

- **Studieren Sie den Internetauftritt.** Ein Therapeut ohne Webseite ist nicht zwangsläufig schlecht, aber mir persönlich wäre ein Therapeut mit einer (guten!) Webseite lieber. So kann man sich einlesen und erfährt vielleicht auch schon etwas über dessen Ansatz – denn der sollte einem ja zusagen.
- **Mitgliedschaft im Berufsverband.** Wer glaubt, dass die Mitgliedschaft in einem Berufsverband etwas über die Qualität des Therapeuten oder dessen Ausbildung aussagt, der irrt leider. Berufsverbände gibt es mindestens so viele wie Therapeutenausbildungen. Wenn einer Ausbildung die Anerkennung von einem Berufsverband verweigert wird, wird häufig kurzerhand ein neuer gegründet. Dennoch sagt die Mitgliedschaft in einem Berufsverband zumindest aus, dass der Therapeut eine medizinische Grundausbildung vorweisen kann: Anatomie, Physiologie und Pathologie – unentbehrliches Grundwissen für Therapeuten. Fundiertes Wissen über die Funktionsweise des menschlichen Körpers, das jeder Therapeut haben muss.
- **Wunder gibt es nicht.** Therapeuten, die von Wundern berichten, gibt es einige. Ich kann sie nicht ausstehen. Gegen Menschen, die sich für etwas begeistern, lässt sich nichts sagen. Und wenn man jemanden behandelt, dem vom Hausarzt gesagt wurde, er müsse mit seiner Stuhlinkontinenz leben, und es einem dennoch gelingt, den Darm weitestgehend zu beruhigen, dann fühlt sich so etwas schon wie ein kleines Wunder an. Trotzdem ist es keines. Erstens lässt sich alles erklären und zweitens bedeutet es nur, dass die Therapie und die Ernährungsumstellung gegriffen haben. Daraus ein Wunder zu machen, gefällt manchen Therapeuten gut. Autismus

können sie heilen, Krebs auch – nur amputierte Gliedmaßen können sie noch nicht nachwachsen lassen. Wer solche Geschichten hört, sollte misstrauisch sein. Denn: **Wunder gibt es nicht**. Was nicht heißt, dass man einem Menschen mit Autismus nicht helfen kann, sich besser zu fühlen. Mit Wunderheilung hat das jedoch nichts zu tun – wie begeistert und froh man darüber auch sein mag.

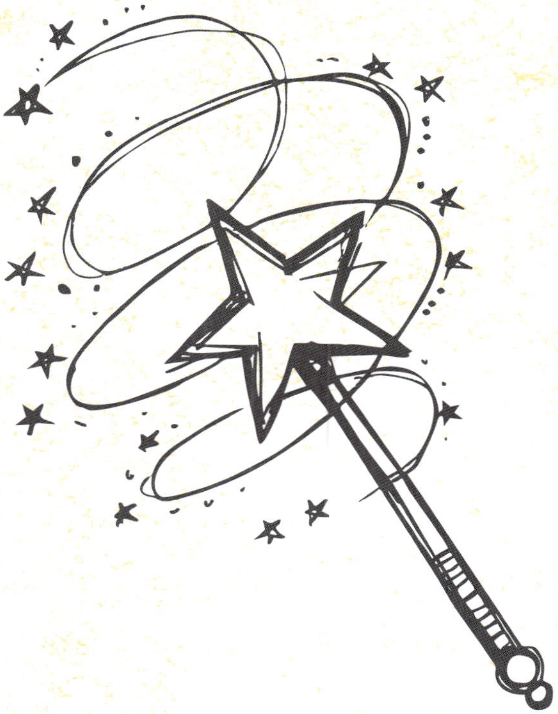

- **Der Therapeut kann zaubern** – und das Publikum frisst ihm aus der Hand. Mit hochmodernen (teuren) Computern wird Ihr Gesundheitszustand in nur zehn Minuten genauestens analysiert, oder ein spezielles Gerät verrät Ihnen in Sekundenschnelle, wogegen Sie allergisch sind. Wie das gehen soll, weiß niemand – Hauptsache, man glaubt fest daran. Wer aber genau wissen will, wie etwas zusammenhängt, für den sind solche Methoden nicht geeignet.
  Und dann gibt es noch alle möglichen Bezeichnungen aus Theorien über Energie, Bioresonanz, Leere im Blut-Qi und vieles mehr, deren Bedeutung man nur erahnen kann. Kein Problem, wenn ein Therapeut diese Bezeichnungen verwendet, solange er sie erklären kann. Ein guter Therapeut kennt nicht nur alle verbreiteten Termini, er kann auch einem Laien in verständlicher medizinisch-wissenschaftlicher Sprache erläutern, was dahintersteckt.

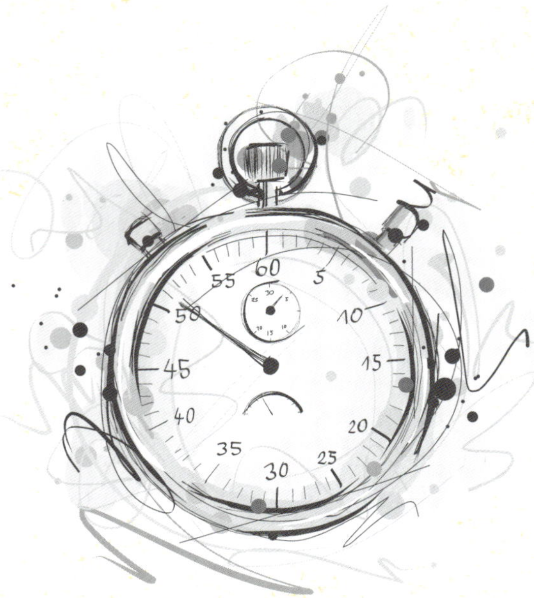

- **Wie lang dauert ein Termin?** Es gibt Therapeuten, die einem Patienten nur zehn Minuten einräumen. Fünf Patienten pro Stunde. Wenig Zeit, um sich die Beschwerden anzuhören, ein Mittel zu verschreiben und den nächsten Termin auszumachen. Für manche Menschen kein Problem. Wem das nicht gefällt, der sollte sich jemanden suchen, der seinen Patienten mehr Zeit und Aufmerksamkeit widmet.
- **Wie viele Termine?** Wer einmal einen Therapeuten besucht hat, sollte nicht den Rest des Lebens von ihm abhängig sein. Verlangen Sie eine klar ausgearbeitete schriftliche Diagnose und auch eine Prognose bzw. einen Therapieplan: Wie lange wird die Therapie dauern, welche Ergebnisse dürfen Sie erwarten.

Give a man a fish and you feed him for a day;
teach a man to fish and you feed him for a lifetime
(Gib einem Menschen einen Fisch, und du ernährst ihn einen Tag lang,
bring einem Menschen das Fischen bei, und du ernährst ihn ein Leben lang)

- **Kennt der Therapeut seine Grenzen?** Manche Therapeuten meinen, alles behandeln zu können. Denn dafür sind sie ja ausgebildet. Doch ist es viel wertvoller, wenn jemand angibt, was er nicht kann. So vermeidet man unnötiges Herumexperimentieren. Bei gravierenden Beschwerden sollte der Therapeut Sie übrigens immer an den Hausarzt verweisen!
- **Ein guter Therapeut denkt mit und respektiert Ihre Möglichkeiten und Beschränkungen.** Wenn Sie zum Beispiel keine Kapseln schlucken können, sollte der Therapeut dies bei seinen Maßnahmen berücksichtigen. Was nützt es Ihnen, wenn es dem Therapeuten gleichgültig ist, ob Sie sich fast übergeben müssen? Sie würden die Therapie nach kurzer Zeit beenden und die Kapseln würden wirkungslos in der Dose bleiben.

- **Bleiben Sie sich treu.** Prüfen Sie stets, ob Sie mit den Ideen und der Arbeitsweise des Therapeuten klarkommen können. Wenn nicht, suchen Sie sich einen anderen. **Ihr Körper, Ihre Entscheidung.**

Stuhluntersuchungen

Stuhlproben und Darmflora-Untersuchungen liefern einen klaren Befund über den Zustand der Darmflora. Bei einer Stuhlprobe wird etwas Stuhl in einem speziellen Röhrchen gesammelt und anschließend im Labor untersucht. Dort wird eine Kultur angelegt, um eine genauere Analyse zu ermöglichen. Sie können eine solche Untersuchung natürlich selbst in die Wege leiten, normalerweise läuft das aber über den Hausarzt.

Die Stuhlprobenanalyse bei einem Darmfloratherapeuten ist oft umfangreicher als die des Hausarztes, bei dem der Fokus meist nur auf möglichen Krankheitserregern liegt. „Alles in Ordnung", lautet dann häufig die Auskunft, wenn keine Erreger entdeckt wurden. Beruhigend, aber wie sieht es mit den guten Bakterien aus?

Darauf sind Laboratorien, mit denen Darmfloratherapeuten zusammenarbeiten, spezialisiert. Bei ihren Untersuchungen haben sie nicht nur die schlechten Bakterien und Schimmelpilze im Blick, sondern auch die guten – sowohl in puncto Quantität als auch Qualität. So erhält man ein genaues Bild der Darmflora und es lässt sich leichter ein Therapieplan zur Gesundung erstellen.

Alles über den Stuhl

Während meiner Ausbildung habe ich gelernt, mich nicht mit der Antwort „gut" zu begnügen. Dazu ein schönes Beispiel meiner Dozentin (Marijke de Waal-Malefit, Autorin diverser Bücher auf diesem Gebiet):

„Eines Tages erzählte mir ein viel beschäftigter Geschäftsmann, er habe ab und an Bauchschmerzen, die ihn immer öfter plagten. Auf meine Frage, wie denn sein Stuhl sei, antwortete er: ‚Äh, gut, ganz normal.' Als ich nachhakte, stellte sich heraus, dass er jeden Tag wegen Stuhlinkontinenz fünf Unterhosen zum Wechseln in seinem Aktenkoffer hatte. Da dieses Problem bereits seit zehn Jahren bestand, war es für ihn Normalität geworden …"

Einen „normalen" Stuhl gibt es nicht, einen guten jedoch schon. Oder anders gesagt: Ein normaler Stuhl existiert nicht, ein gesunder und regelmäßiger durchaus. In diesem Kapitel werfen wir einen Blick auf den Stuhl – Sie in Ihrer Toilette und ich in meiner.

Stuhlprobleme

Auf Seite 10 ist die Bristol-Stuhlformen-Skala dargestellt. Ihr Stuhl sollte den Typen 3 oder 4 entsprechen. Ist dem nicht so, dann sollten Sie Ihre Schlüsse daraus ziehen!

Ist der Stuhl …	… dann liegt das womöglich an:
dünn	Überempfindlichkeit oder Intoleranz | Histaminintoleranz | Parasiten oder pathogenen Bakterien | Mangel an Magensäure oder Verdauungsenzymen | nicht optimal funktionierender Leber | Schilddrüsenüberfunktion | Mangel an Fetten/Ballaststoffen | Stress
dick und hart (Verstopfung)	Mangel an Magensäure oder Verdauungsenzymen | nicht optimal funktionierender Leber | Schilddrüsenunterfunktion | Mangel an Fetten/Ballaststoffen/Flüssigkeit | Bewegungsarmut | Stress
unregelmäßig (mal hart, mal weich)	unzureichenden Verdauungsenzymen | Intoleranz | Allergie | Glutenunverträglichkeit | Schimmelinfektion | Parasiten | nicht optimal funktionierender Leber | Schilddrüsendysfunktion | Mangel an Fetten/Ballaststoffen/Flüssigkeit | Bewegungsarmut | Stress
ganz lang und dünn wie ein Bleistift oder Band in Kombination mit dem Gefühl, nach dem Abwischen noch nicht „leer" zu sein	Verstopfung mit Diarrhö (dünner Stuhlgang, der am harten Stuhl im Darm „entlangtropft") | Stress > verspannt während des Stuhlgangs (ein Schemel schafft Abhilfe!) | Darmverschluss (irgendetwas wie ein Polyp oder Narbengewebe blockiert den Darm. Suchen Sie einen Arzt auf, wenn dies regelmäßig der Fall ist!)
eigenartig gefärbt	**schwarz**: kann auf Blutverlust im höheren Darmbereich hindeuten | **rot**: kann für Blutverlust im unteren Darmbereich sprechen | **gelb**: kann auf Giardiasis hindeuten | Gallensäuremangel | **weiß/grau/kittfarben**: Mangel an Enzymen, Gallensäure oder Magensäure
schleimig	Schleim im Stuhl muss nicht zwangsläufig auf ein Problem hinweisen (eine gesunde Darmschleimhaut produziert Schleim), aber oft tritt vermehrt Schleim bei einem entzündlichen Darm auf. Allergien und/oder Intoleranz gehören auch zu den möglichen Auslösern.

Ist der Stuhl immer ein Spiegel unserer Darmflora?

„Ich erzeuge immer schöne Würstchen! Ist meine Darmflora dennoch nicht in Ordnung?“ Kann sein. Die Darmflora ist nämlich nur bedingt für das äußere Erscheinungsbild des Stuhls verantwortlich. In der Regel lässt sich aber sagen, dass Menschen mit Verdauungsproblemen auch eine schlechte Darmflora haben.
Auch wenn der Stuhl gut aussieht, ist nicht auszuschließen, dass die Darmflora schwächelt. Wenn man sich dann weiterhin gesund ernährt (mit vielen Ballaststoffen und Fetten) und das Glück einer „starken Verdauung“ hat, dann wird der Körper seine Aufgabe so lange wie möglich erfüllen. Und so ist es durchaus möglich, dass ein tadelloser Stuhl mit einem Mangel an guten Bakterien einhergeht. Sind die Umstände im Darm ansonsten in Ordnung, dann lässt sich dieser Mangel mit entsprechenden Nahrungs(ergänzungs)-mitteln ausgleichen. Geschieht dies konsequent, dann entwickelt sich die Darmflora wieder zu einer gesunden Kolonie und das Gleichgewicht wird wiederhergestellt.

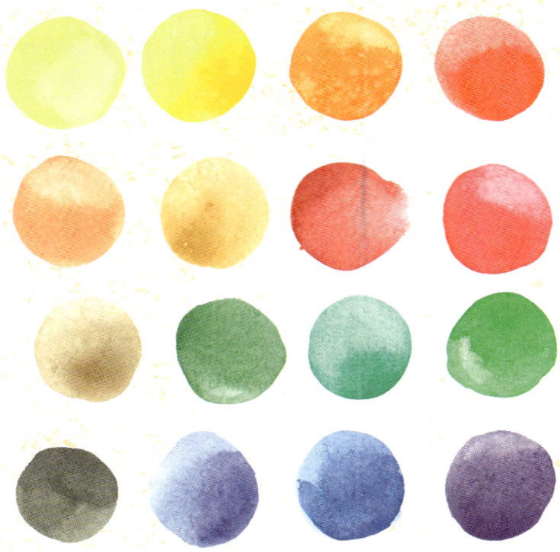

Wissen

Was sagt die Farbe des Stuhls aus?

Dass der Stuhl meistens braun ist, liegt an einem Stoff namens Bilirubin, der beim Abbau roter Blutzellen entsteht. Der Stoff wird in der Leber der Gallensäure zugesetzt und verlässt den Körper mit dem Stuhl. Je länger der Stuhl im Darm verweilt, desto dunkler ist er. Manche Nahrungsmittel enthalten große Mengen Farbstoff, von denen nur ein Bruchteil abgebaut werden kann. So färben Rotkohl und Rote Bete den Stuhl rot, Spinat grün. Wenn der Stuhl wiederholt nacheinander eine abweichende Farbe hat, ohne dass dafür ein bestimmtes Nahrungsmittel verantwortlich gemacht werden kann, sollten Sie Ihren Hausarzt aufsuchen!

Verstopfung

Verstopfung ist ein häufiges Phänomen. Doch manchmal wissen wir gar nicht, dass es sich darum handelt. Von Verstopfung sprechen wir, wenn der Stuhl trockener ist als Typ 3 auf der Bristol-Stuhlformen-Skala, man weniger als einmal in zwei Tagen Stuhlgang hat oder der Stuhlgang allgemein mühsam verläuft.

Einige Ursachen von Verstopfung:

- falsche Essgewohnheiten
- Bewegungsarmut
- Schilddrüsenunterfunktion
- eine nicht optimal funktionierende Vorverdauung (Mangel an Magensäure, Verdauungsenzymen oder Gallensäure)
- und natürlich eine nicht optimale Darmflora

Was kann man selbst bei Verstopfung tun:

- Mehr Ballaststoffe, Fette und Flüssigkeit aufnehmen. Das heißt: ausreichend Ballaststoffe aus Gemüse, Bohnen und Nüssen, nicht aus Getreide), gesunde Fette (Kokosöl und Olivenöl) und ausreichend Wasser (1½ oder noch besser 2 Liter am Tag).
- Beim Stuhlgang einen Schemel benutzen!
- Nicht pressen! Pressen verursacht lediglich – unangenehme – Hämorrhoiden. Oftmals nutzt es mehr, die Knie ein paarmal zu- und auseinander zu bewegen.
- Gibt es Dinge, die Sie emotional belasten oder von denen Sie sich nur schwer lösen können? Was auf den ersten Blick komisch klingen mag, stimmt tatsächlich: Emotionen beeinflussen die Prozesse in unserem Darm!

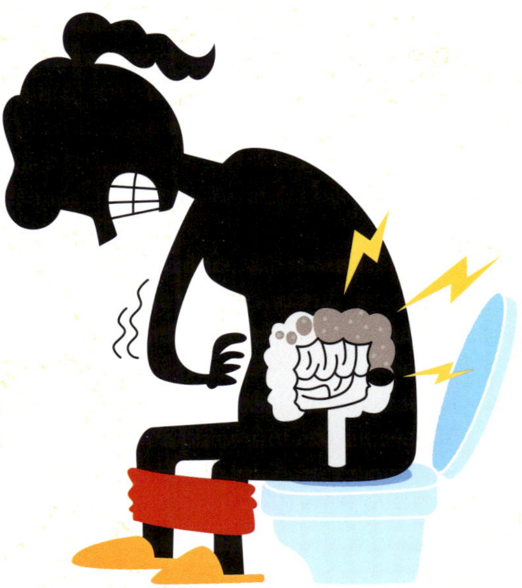

In die Hocke gehen

Auf der Toilette zu sitzen, ist ganz normal, doch für einen entspannten Stuhlgang ist diese Position nicht ideal. Im Stehen sorgt ein Muskel dafür, dass der Ausgang des Dickdarms verschlossen bleibt. Sobald man sich hinsetzt, löst sich dieser Muskel – allerdings nur teilweise. So wird die Darmentleerung zwar ermöglicht, aber nicht optimal. Erst in der Hocke entspannt sich der Muskel vollends und leert sich der Darm vollständig. In der Hocke gelingt der Stuhlgang also besser, schneller und ohne zu pressen (was das Hämorrhoidenrisiko senkt!). Es bleibt auch weniger Stuhl (und somit weniger Abfallstoffe) im Körper zurück.

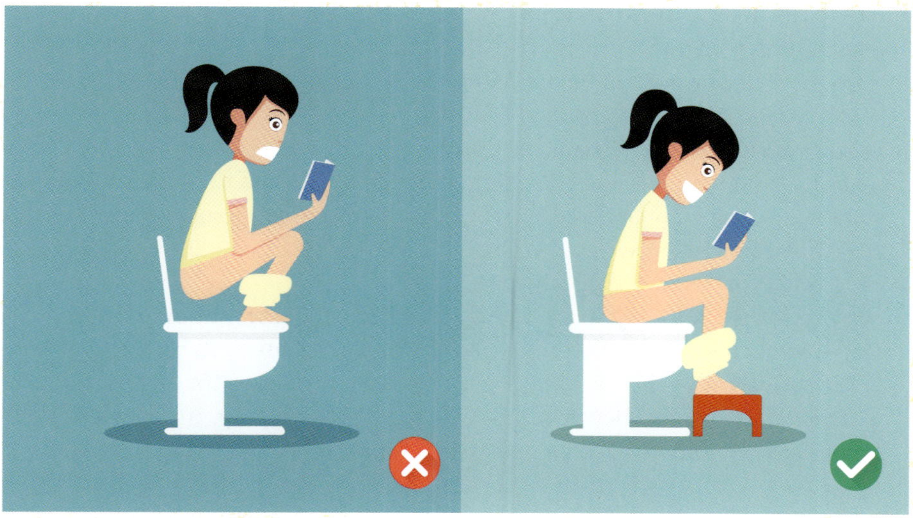

Wissen

Auf fremden Toiletten

Menschen, die sich selbst viel abverlangen oder für die es wichtig ist, was andere über sie denken, neigen manchmal dazu, „die Tür zu schließen", vor allem dann, wenn sie eine fremde Toilette benutzen müssen. In dem Fall ist es sinnvoll, die Konzentration auf etwas anderes zu richten. Lesen hilft (auch wenn es nur die Toilettenpapierverpackung ist!), Musik über einen Kopfhörer ebenfalls. Ich selbst (ja, ich habe keine Geheimnisse!) benutze einen ausreichend hohen Korb, in dem ich einen Kopfhörer und mein Mobiltelefon aufbewahre, als Schemel-Ersatz. Dann spaziere ich mit dem Korb unter dem Arm zur Toilette. Füße auf den Korb, Musik auf den Ohren, und schon bekomme ich nichts mehr mit. Außerdem: So höre ich mich selbst nicht, was das (völlig unangebrachte) Schamgefühl mindert, das nicht selten einem entspannten Stuhlgang im Weg steht.

Haben Sie …

- länger als fünf Tage keinen Stuhlgang?
- andere Symptome wie heftige Bauchschmerzen?

Dann lassen Sie sich von Ihrem Hausarzt durchchecken!

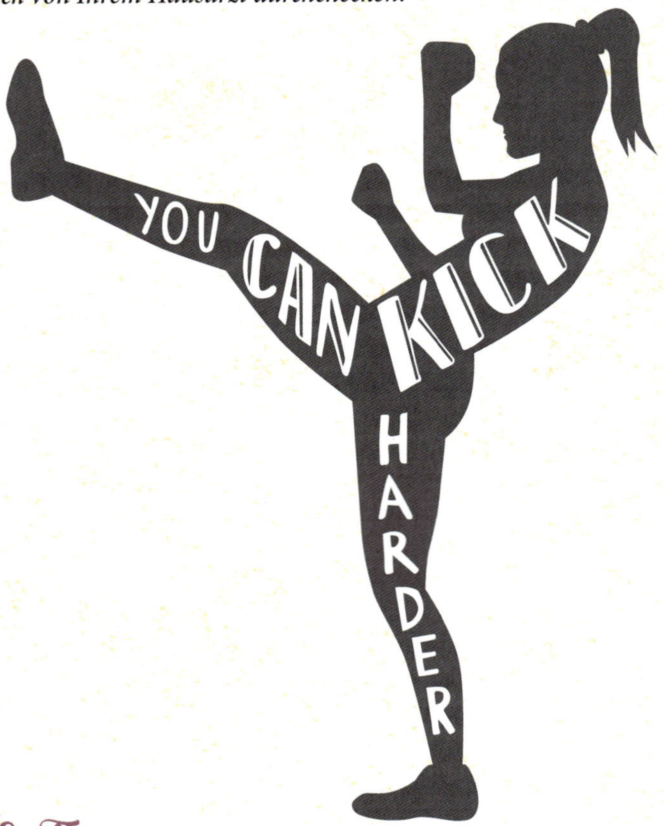

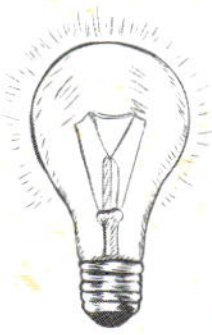

7 1/2 Tipps gegen Verstopfung

Wer für einen erfolgreichen Stuhlgang fast täglich Abführmittel (oder Kaffee) braucht, sollte eine gründliche Untersuchung in Erwägung ziehen. Bei einer gelegentlichen Verstopfung könnten die folgenden Tipps Abhilfe schaffen.

Ist der Stuhl trocken, dann deutet das darauf hin, dass der Stuhl zu lange im Körper war und ihm bereits viel Flüssigkeit entzogen wurde. Abführmittel bewirken, dass der Speisebrei durch den Darm hindurchgejagt wird, machen aber süchtig, da sie den Darm auf unnatürliche Weise zur Leerung anregen (bis er solches nicht mehr ohne Abführmittel schafft). Außerdem verhindern Abführmittel eine optimale Nährstoffverwertung. Folgende Ratschläge können dazu beitragen, die „Durchlaufzeit“ des Stuhls ohne unnatürlichen Abführeffekt zu verkürzen.

1. *Mehr Fette statt weniger*
   Als ich neulich in einer Supermarktwerbung blätterte, stellte ich verblüfft fest, wie oft dort Begriffe wie „fettfrei", „weniger Butter", „mager" etc. auftauchten. Kein Wunder, dass so viele Gesundheitsprobleme kursieren. Anders als oft behauptet, brauchen wir Fette, auch damit die Nahrung leichter den Magen-Darm-Trakt durchläuft. Fette sind jedoch mehr als nur ein „Gleitmittel". Sie regen die Darmflora dazu an, ausreichend Säuren zu produzieren. Dies geschieht durch Reizung der Darmwand. Fast wie ein Abführmittel, aber so, wie es die Natur vorgesehen hat. Deshalb sollte man in ausreichender Menge gesunde (auch gesunde gesättigte) Fette wie etwa Butter, Ghee (geklärte Butter), Kokosöl, Olivenöl oder Leinöl verzehren.

2. *Viel trinken*
   Wenn ich „viel trinken" sage, meine ich damit nicht Kaffee, sondern Wasser. Starten Sie zum Beispiel mit einem Glas Wasser in den Tag, um die Darmzotten anzuregen. Trinken Sie auch tagsüber immer ausreichend Wasser, etwa 1½ Liter Flüssigkeit – nicht dazugezählt werden Kaffee, Schwarztee und Erfrischungsgetränke!
   Kaffee hat eine abführende Wirkung. Wer (zu) viel Kaffee trinkt und in irgendeiner Weise Darmprobleme hat, sollte den Kaffeekonsum reduzieren. Ungeachtet dessen, ob Kaffee nun Durchfall auslöst oder ob man eine immer größere Menge benötigt, um den Stuhlgang anzuregen – viel Kaffee ist schlichtweg nicht gut für den Darm. Gleiches gilt übrigens auch für Cola und andere zuckerhaltige Erfrischungsgetränke.

   Trinken Sie also einfach normales Leitungswasser. Oder (Kräuter-)Tee. Kräutertees gibt es heutzutage wie Sand am Meer und in allen möglichen Geschmacksrichtungen, sodass der Einwand, dass man Kräutertee nicht mag, schnell widerlegt ist. Wasser und Tee helfen, die Abfallstoffe im Körper zu beseitigen und die Nährstoffe im Körper zu verteilen. *Warum sollte der Darm dem Stuhl noch Flüssigkeit entziehen, wenn dem Körper ausreichend davon zur Verfügung steht?*

3. *Auf andere Ballaststoffe umstellen*
   Fette, Flüssigkeit, Ballaststoffe – ja, das hat auch der Hausarzt gesagt. Nur Ballaststoffe sind nicht gleich Ballaststoffe. Bei Ballaststoffen denken wir in erster Linie an Vollkornbrot, Vollkornnudeln und Naturreis. Ob diese Art Ballaststoffe wirklich so gut für den Darm sind, ist umstritten. Die (scharfkantige!) Haut der Körner kann die Darmschleimhaut schädigen, vor allem, wenn diese bereits geschwächt ist.

   Deshalb sind Ballaststoffe aus Obst und Gemüse zu bevorzugen. Da sie Flüssigkeit anziehen und aufquellen (deshalb immer ausreichend trinken!), tragen sie zur Vergrößerung des Darmvolumens und somit zum leichteren Stuhlgang bei. Sie haben aber noch einen weiteren Vorteil: Als Nahrung für die Darmbakterien regen sie Letztere an, Säuren zu produzieren und die Darmtätigkeit zu verstärken. Und

WARUM SOLLTE DER DARM DEM STUHL NOCH FLÜSSIGKEIT ENTZIEHEN, WENN DEM KÖRPER AUSREICHEND DAVON ZUR VERFÜGUNG STEHT?

das macht glücklich. Diese löslichen Ballaststoffe sind in Süßkartoffeln, Pastinaken, Zwiebeln, Fenchel, Kürbis, Topinambur enthalten, nicht in Brot.

4. *Schluss mit Gluten*
   Bereits seit einigen Jahren behandele ich Menschen mit allerlei Darm- und anderen Beschwerden. Dabei spielt Gluten öfter eine zweifelhafte Rolle, als man denkt. Anders als bei einer „simplen" Laktoseintoleranz, die oft zum dünnen Stuhl und zu Krämpfen führt, sind die Symptome bei einer Glutenunverträglichkeit vielschichtiger: schwere Verstopfung, chronischer Durchfall (oder auch beides), während manche Menschen gar nichts spüren – außer chronischer Müdigkeit.

   Mit einem einfachen Test lässt sich feststellen, ob Gluten bei Ihnen Darmprobleme (mit) auslöst. Ernähren Sie sich drei Wochen glutenfrei. Einfach ist das nicht, denn ein solches Leben ist gewöhnungsbedürftig. Dennoch lohnt es sich – vorausgesetzt, Sie sind konsequent (also auch in Restaurants, bei Familie und Freunden, am Wochenende). Wenn Sie nach etwa drei Wochen wieder glutenhaltiges Brot essen, werden Sie sofort merken, was Gluten mit Ihnen macht.

5. *Vitamine und Mineralstoffe*
   „Warum sollte der Darm dem Stuhl noch Flüssigkeit entziehen?", habe ich gerade gefragt. Gleiches gilt für Vitamine und Mineralstoffe. Verfügt der Körper über ausreichend Nährstoffe, dann hat er keinen Grund, sie der Nahrung zu entziehen. Anders in Mangelsituationen. Dann wird der Körper alles dafür tun, **so viel** Nährstoffe wie möglich aus der Nahrung zu bekommen, was dann dazu führen kann, dass der Speisebrei länger im Darm bleibt.

   Also: Überfluss statt Mangel. Herrscht Überfluss, dann hat der Körper keinen Grund, die letzten Nährstoffe aus dem längst verdauten Speisebrei zu holen.

6. ***Probiotika***
   Zu den Aufgaben der Darmflora zählt auch, Säuren zu produzieren. Säuren regen den Darm zur Tätigkeit an, sprich dazu, den Stuhlgang einzuleiten. Außerdem helfen die Bakterien, die Nahrung zu verdauen und ihr alle Nährstoffe zu entziehen – vorausgesetzt, man verfügt über solche Bakterien. Und das ist genau das Problem vieler Menschen. Deshalb ist es manchmal empfehlenswert, extra Darmflorabakterien aufzunehmen, etwa mittels eines Probiotikums oder über die Nahrung.

7. *Seien Sie gut zu Ihrer Leber*
   Die Leber produziert unter anderem Gallensäure, einen Stoff, der die Fettverdauung unterstützt und die Darmtätigkeit anregt. Die Leber hat es nicht leicht mit alldem, was ihr zur Verarbeitung vorgesetzt wird, wie Abgase und Süßigkeiten. Kein Wunder, dass die Leber vieler Menschen durchaus etwas Hilfe brauchen kann.

Eine gründliche Detox-Kur in Eigenregie würde ich zwar nicht befürworten, gegen ein wenig Entrümpelung und Reinigung spricht jedoch nichts. Zum Beispiel mit bitterem Gemüse wie Endivie, Rosenkohl, Artischockenherzen oder Chicorée und bitterem Kräutertee wie Löwenzahntee. Dabei sollte man viel Wasser trinken, um die Nieren bei der Entsorgung eines Teils der Abfallstoffe zu unterstützen.

7 ½. *Loslassen*

Darüber hinaus werden Stuhlgang und Verstopfung auch noch von anderen Faktoren beeinflusst wie etwa der (richtigen) Körperhaltung beim Stuhlgang. Ein Schemel unter den Füßen erleichtert den Stuhlgang erheblich. Entspannung, das Hin- und Herbewegen der Knie (zu- und auseinander) und das Öffnen des Mundes sind ein paar einfache Tricks, die jeder für sich besser ist als Pressen (was schließlich nur Hämorrhoiden auslöst).

Sie finden Luftschnappen wie ein Fisch und einen Schemel unter den Füßen komisch? Dann wäre vielleicht die Frage angebracht, ob Sie vom Typ her wenig locker sind. Menschen, die sich sehr mit ihrer Außenwirkung beschäftigen oder sich mit Loslassen schwertun, neigen in der Regel auch dazu, körperlich, sprich ihren Stuhl, nicht loslassen zu können. Dann wird es Zeit, daran zu arbeiten, denn manchmal hilft es, wenn einem einiges einfach egal ist.

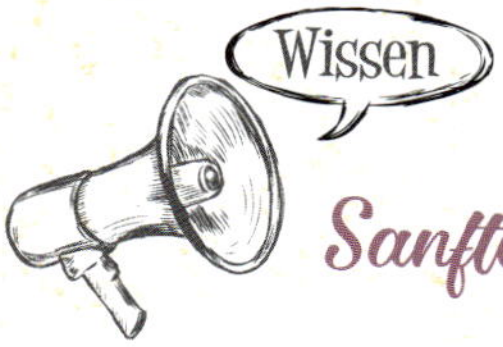

Sanfte Reinigung

Leber und Nieren zwei bis drei Wochen lang zu entlasten, ist kein großer Akt – und gelingt auch ohne eine komplizierte Detox-Kur. Und zwar folgendermaßen:

- Einfach mal Kaffee und Alkohol weglassen.
- Viel fettreiche und rohe Nahrung verzehren. Einfach etwas Fett unter das gekochte oder gedünstete Gemüse mischen. Frittiertes und Gebackenes gehören allerdings nicht dazu.
- Kräutertee trinken. Dazu ½ Esslöffel getrocknete Brennnesselblätter, ½ Esslöffel getrocknete Löwenzahnblätter und ca. 1 cm frische, klein geschnittene Ingwerwurzel mit 1 Liter heißem Wasser mischen und täglich 2–3 Tassen davon trinken.
- Viel Wasser trinken, mindestens 1 ½ Liter am Tag.
- Eventuell eine Antistress-Detox-Kur starten. Dazu gehört neben Ruhe und Meditation auch oder all das, was zur Entspannung beiträgt. Vielleicht hilft Ihnen auch eine „Internet-Diät" …

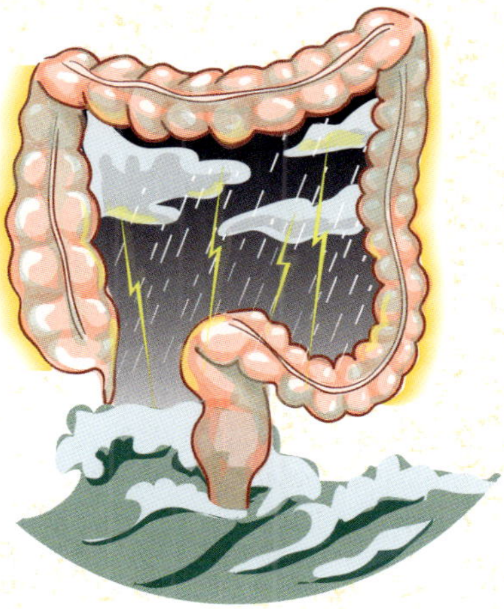

Dünner Stuhl

Ein dünner Stuhl ist extrem lästig, nicht nur auf der Toilette. Oft geht ein dünner Stuhl mit einem stärkeren Drang einher, manchmal mehrmals am Tag, oder mit einem brennenden Gefühl. Eine chronische Ausprägung des Problems kann sogar zu Mangelerscheinungen (auch Flüssigkeitsmangel) führen, da die Verweildauer der Nahrung im Darm zu kurz ist, um ihr alle Nährstoffe und Flüssigkeit zu entziehen, bevor sie wieder ausgeschieden wird.

Mögliche Ursachen eines dünnen Stuhls:
- eine parasitäre, Virus- oder bakterielle Infektion
- ein Mangel an guten Bakterien
- Nahrungsmittelunverträglichkeit (Laktose, Fruktose, Gluten)
- Histaminintoleranz
- Mangel an Verdauungsenzymen

Was kann man bei einem dünnen Stuhl selbst tun?
- Kaffeekonsum einstellen.
- (Haushalts-)Zucker weglassen.
- Der Nahrung Elektrolyte (Mineralstoffe wie etwa in hausgemachter Brühe oder grauem Meersalz) zusetzen.
- Emotionale Aspekte wie Stress, Trauer oder Wut vermeiden.
- Eventuell Probiotika nehmen, um das Gleichgewicht im Darm wiederherzustellen.

Haben Sie …
- bereits länger als zwei bis drei Tage einen dünnen Stuhl?
- hohes Fieber?
- bereits länger als 24 Stunden keinen Urin ausgeschieden?
- Blut oder Schleim im dünnen Stuhl?
- ein schlappes, verwirrtes Gefühl?

Dann lassen Sie sich von Ihrem Hausarzt durchchecken!

Wissen

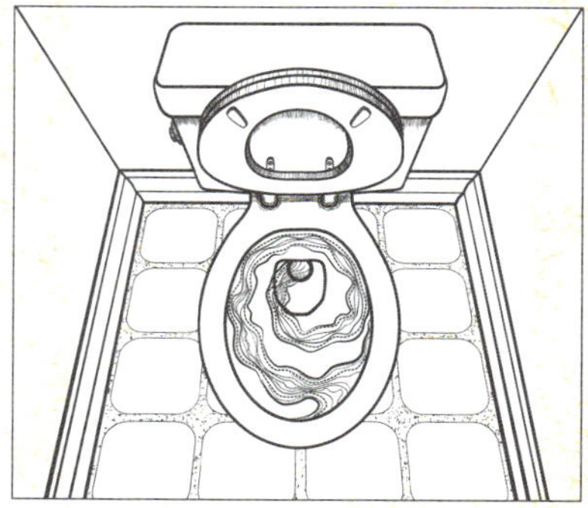

Spülwasserverbrauch

Die meisten Menschen besuchen die Toilette ein bis zwei Mal pro Tag für das große Geschäft und fünf bis sechs Mal zum Wasserlassen. Dabei strömen sechs bis acht (großes Geschäft) bzw. fünf bis sechs Liter (Wasserlassen) Wasser durch die Toilette. In Deutschland verbraucht jede Person ca. 30 Liter Spülwasser pro Tag. Möglichkeiten, den Verbrauch zu senken, sind zum Beispiel:

- Nicht nach jedem Wasserlassen die Spülung betätigen (vor allem nachts). *If it's yellow, let it mellow; if it's brown, flush it down!*
- Den alten Spülkasten gegen ein modernes, wassersparendes Modell austauschen (oder wie früher einen Backstein in den Spülkasten legen).
- Auf die Nutzung von Regenwasser als Spülwasser umsteigen.

Bauchschmerzen

Wegen der Diversität der Ursachen sind Bauchschmerzen schwer zu behandeln. Mögliche Ursachen:

- Parasiten oder schlechte Bakterien
- Nahrungsmittelintoleranz oder -allergie
- zu viel oder zu wenig Säure im Verdauungstrakt
- Mangel an Magensäure oder Verdauungsenzymen
- entzündlicher Darm
- Stress und Emotionen
- … und noch vieles mehr

Die Liste der möglichen Ursachen ist nahezu endlos! Nur: Es gibt Bauchschmerzen und Bauchschmerzen. Was für den einen ein Krampf ist, ist für den anderen Druck. Und was manche einen stechenden Schmerz nennen, ist für andere nur eine leichte Irritation.

Was kann man selbst bei Bauchschmerzen tun?

- Das Gleiche, was man bei einem dünnen Stuhl tun würde (*siehe S. 181*).
- Die üblichen Verdächtigen (Kaffee, Milch, Soja, Eier, Gluten) vorübergehend meiden.
- Beim Stuhlgang einen Schemel verwenden und beruhigende, krampflösende Kräutertees wie Kamille-, Lavendel-, Pfefferminz-, Anis- oder Fencheltee trinken.

Haben Sie …

- bereits länger als einen Tag starke Bauchschmerzen?

Dann lassen Sie sich von Ihrem Hausarzt durchchecken!

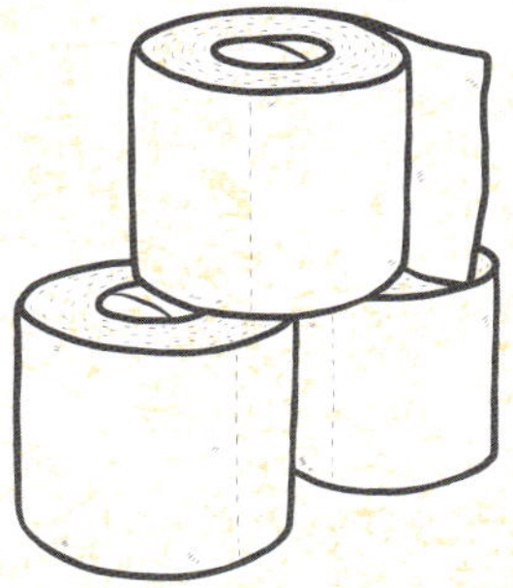

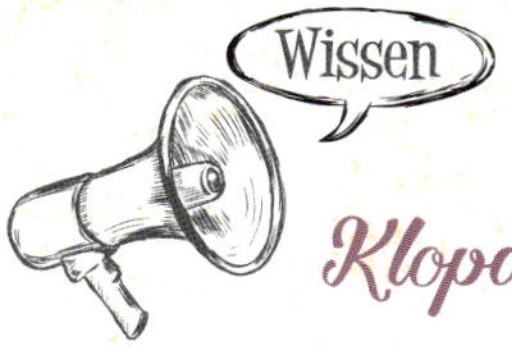

Klopapier (oder nicht?!)

Im Schnitt verwenden wir drei bis zehn Blatt Klopapier je Toilettengang. Also etwa 25 Blatt pro Tag oder anderthalb Rollen pro Woche. 65 Prozent aller Menschen falten das Papier vor dem Abwischen, während der Rest dies nicht tut. Laut WWF werden weltweit 27.000 Bäume pro Tag in der Toilette hinuntergespült!* In asiatischen Ländern wird die Verwendung von Klopapier als unhygienisch empfunden. Dort spülen die Menschen lieber mit Wasser nach. Dafür verfügen moderne Toiletten über eine Art Duschkopf neben (oder manchmal auch in) der Kloschüssel. Nach dem Abspülen wird ein Stück Papier oder kleines Handtuch zum Abtrocknen hergenommen. Irgendwie logisch: Wenn etwas Stuhl auf die Hand geriete, käme niemand auf die Idee, ihn nur mit etwas Papier zu beseitigen …

---

* Quelle: www.worldwatch.org/node/6403

Blähbauch

Auch für den sogenannten Blähbauch kann es mehrere Ursachen geben. Zu den häufigsten zählen:

- Nahrungsmittelunverträglichkeit
- zu viele Candida-Bakterien im Darm
- zu viele Bakterien im Dünndarm (SIBO)
- ein Mangel an Magensäure oder Verdauungsenzymen

Was kann man selbst gegen einen Blähbauch tun?

- zuckerfrei leben.
- Weizen/Gluten vorübergehend vom Speiseplan verbannen.
- Milchprodukte ebenfalls eine Weile meiden.
- auf histaminreiche Nahrungsmittel verzichten.

Haben Sie …

- neben einem Blähbauch auch häufig Bauchschmerzen?
- heftiges Sodbrennen (Rückfluss der Magensäure in die Speiseröhre) oder Brechneigung?

Dann lassen Sie sich von Ihrem Hausarzt durchchecken!

Rezept: entspannendes Bauchmassageöl

Manchmal passiert es doch. Treten regelmäßig Krämpfe auf oder braucht der Stuhl etwas Unterstützung bei der Darmpassage? Probieren Sie mal dieses feine Massageöl.

ZUTATEN:

- 50 ml Mandelöl (oder Olivenöl)
- 10 Tropfen ätherisches Lavendelöl (*Lavandula angustifolia*)
- 10 Tropfen ätherisches Mandarinenöl (*Citrus reticulata*)
- 5 Tropfen ätherisches Kamillenöl (*Matricaria recutita*)

SO WIRD'S GEMACHT:

- Alle Öle gründlich vermischen und je Bauchmassage 1–2 Esslöffel hernehmen.

TIPPS:

Kaufen Sie nur Öle bester Qualität und achten Sie darauf, dass es sich um echte ätherische Öle handelt (kein Duft- oder parfümiertes Öl). Den Bauch mit Drehbewegungen gegen den Uhrzeigersinn massieren (wenn sie jemanden massieren) oder nach dem Schema unten rechts – oben rechts – oben links – unten links – unten rechts (bei Selbstmassage).

Nach der Massage den Bauch mit einem warmen Handtuch oder einer Wärmflasche bedecken, das entspannt zusätzlich.

3–5 Massagen

5 Minuten

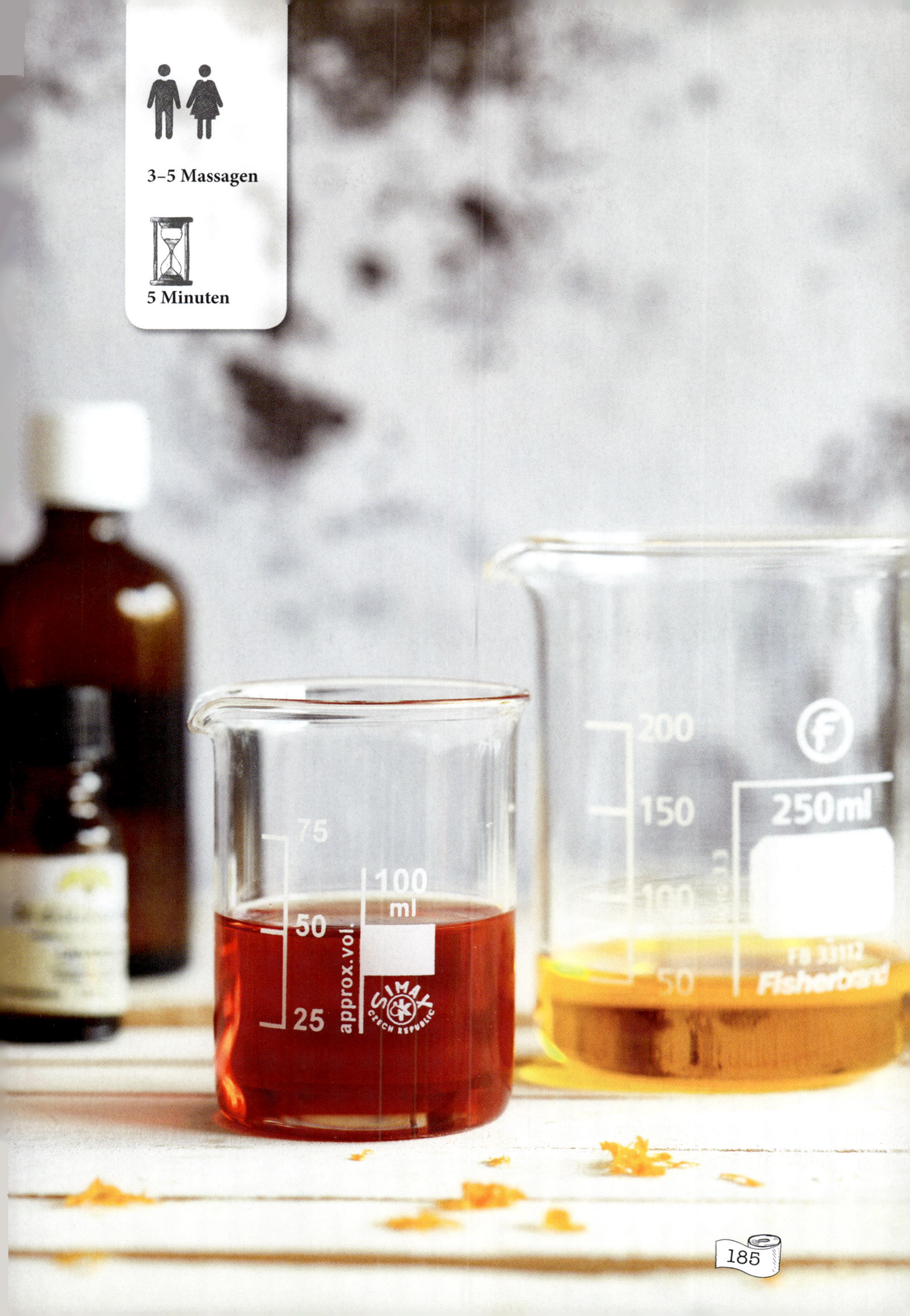

Wissen

Wie hängt sie richtig, die Klopapierrolle?

Im Internet werden sogar Diskussionen darüber geführt, wie die Klopapierrolle zu hängen hat: mit dem Ende nach vorne oder nach hinten? Zwei Drittel hängen sie mit dem Ende nach vorne, ein Drittel mit dem Ende nach hinten. Und jeder Fünfter dreht eine „falsch“ positionierte Rolle auf einer fremden Toilette um …

Laut einer Zeichnung, die S. Wheeler 1891 seiner Patentanmeldung für die Klopapierrolle beigefügt hatte, befindet sich das Ende vorne. Und damit ist eindeutig geklärt: vorne ist richtig (ganz objektiv ist meine Meinung nicht, denn ich gehöre der Gruppe von Vorne-(An)Hängern an …).

Wundermittel gibt es nicht

Wie schön wäre es, wenn es eine Pille gäbe, mit der sich all unsere Gesundheitsprobleme lösen ließen! So eine Art Reinigungskur, die entgiftet, Energie verschafft und Darmbeschwerden verschwinden lässt. Kein Wunder, dass eine millionenschwere Industrie auf diesen sehnlichen Wunsch spezialisiert ist … Im Internet wimmelt es nur so von Anbietern von Reinigungs- und Detox-Kuren, die einander mit immer noch besseren Produkten zu übertrumpfen versuchen. Oft mit unappetitlichen Fotos, auf denen der Kloschüsselinhalt von Kunden zu sehen ist. Stolz zeigen sie die Gallensteine oder die meterlange Wurst, die manche ihrer Kunden – pardon, Detoxer! – ausgeschieden haben. „Schau, das war in mir. Nun bin ich sauber!“ „Ich fand dabei die Liebe meines Lebens, hatte einen Sechser im Lotto und nun ist mein Leben perfekt!“

Ich mag keine Wundermittel, denn ich bin Realistin. Wenn es ein Mittel gäbe, mit dem man seine Darmprobleme binnen zehn Tagen los wäre (ohne dafür Ernährung und Lebensstil umkrempeln zu müssen), wäre ich jetzt reich und würde auf einer Südseeinsel herumliegen. Nur, solche Mittel gibt es nicht. Bei näherem Hinsehen stellt man schnell fest, dass bei den meisten Geschichten einiges nicht stimmen kann.

Die **wundersame Leber- und Gallenblasenreinigung von Andreas Moritz** zum Beispiel. Mit einem Liter(!) Apfelsaft pro Tag, einer beträchtlichen Menge Olivenöl und einigen Mineralsalzen sollen die Gallengänge der Leber freigeräumt und enorme Gallensteine aus dem Körper ausgeschwemmt werden. Zahllose Menschen haben es bereits versucht, die Ergebnisse sind atemberaubend. Doch Gallensteine wurden keineswegs ausgeschieden. Dafür aber „Klumpen“, die sich aus Olivenöl und Mineralsalzen zusammensetzen. Zum Glück, denn wenn jemand tatsächlich mehrere große Gallensteine hätte, wäre er ernsthaft krank:

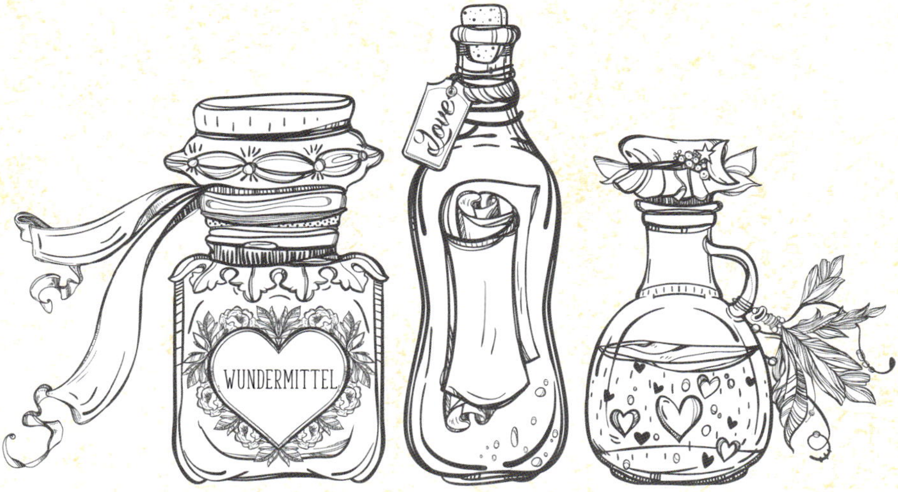

„Was passiert, wenn man sich dieser Kur unterzieht (außer, dass man viel ungewöhnlich stinkenden, flüssigen Stuhl produziert)? Man findet tatsächlich Dinge in seinem Stuhl. … grünliche Bällchen … die wie Steine aussehen. … (Sie) behaupten, es wären Gallensteine, ohne zu beweisen, dass es wirklich welche sind. Obwohl es durchaus möglich ist, Gallensteine im Stuhl auszuscheiden … ist es doch sehr unwahrscheinlich, Gallensteine in der Anzahl (wie behauptet) anzutreffen, ohne dass es vorher bereits Anzeichen einer Gallenblasenerkrankung gab … Zum Teil würde die Anzahl der im Stuhl entdeckten ‚Steine' auf eine fußballgroße Gallenblase rückschließen lassen, um sie alle zu beherbergen!"

David Gorski M.D., Onkologe

---

www.sciencebasedmedicine.org/would-you-like-a-liver-flush-with-that-colon-cleanse/

Es ist leider nicht bekannt, ob bei Menschen, die vor einer Leberreinigung eine Ultraschalluntersuchung der Gallenblase (die einfachste Methode zum Nachweis von Gallensteinen) durchführen ließen, tatsächlich Gallensteine gefunden wurden und ob sie sich danach erneut untersuchen ließen. Große Energieschübe nach so einer Reinigung können genauso gut daherrühren, dass jemandem auf einmal bewusst geworden ist, was er gegessen hat. Mit Obst und Gemüse statt Kaffee und Zucker und einer gehörigen Portion Placebo-Effekt fühlt man sich schnell topfit.

Doch eine solche Leberreinigung kann die Leber schädigen. Denn Apfelsaft enthält ziemlich viel Fruchtzucker (Fruktose), den die Leber umwandeln muss. Es besteht der Verdacht, dass die Aufnahme von Fruktose in größeren Mengen zu einer Fettleber führen kann! Nicht so gut, so eine fantastische Leberreinigung – und schon gar kein Wundermittel.

Ebenfalls ein „Wundermittel" ist die sogenannte **Colon-Hydro-Therapie** (CHT), vereinfacht „Darmeinlauf" genannt. Auch sie existiert in zahlreichen Ausprägungen und

ERGO: WER DARMPROBLEME HAT, MUSS TÄTIG WERDEN. NEBEN DEM HAUSARZTBESUCH KÖNNTEN SIE DAMIT ANFANGEN, DIE RATSCHLÄGE IN DIESEM BUCH ZU BEFOLGEN. BLEIBT EINE BESSERUNG AUS, SOLLTEN SIE SICH AN JEMANDEN WENDEN, DER IHNEN BEI DER PROBLEMSUCHE UND -LÖSUNG HILFT. WUNDER GIBT ES NICHT. BESSERUNG SCHON!

wird als „völlig natürlich“ angepriesen. Dabei scheidet man meterlangen(!) Stuhl in Gestalt einer Art Hülle aus, bei der die „Würste“ aneinanderzuhängen scheinen. Wie sauber der Darm jetzt wohl ist? Stellt sich die Frage, ob er vorher „schmutzig“ war. Die Darminnenseite besteht aus Schleimhaut, die darauf ausgelegt ist, jegliche Art von Stuhl so gut wie möglich hinauszubefördern. Natürlich bleibt da schon mal etwas hängen (*siehe S. 74, Verstopfung*). Wer weiß, wie die Darminnenseite aussieht, der weiß aber auch, dass sich dort keine 20 Jahre alten Nahrungsreste befinden können (wie manche Anbieter solcher Verfahren uns vorgaukeln wollen). Das ist schon deshalb unmöglich, weil die obere Zellschicht im Darm alle 72 Stunden erneuert wird.

In den Bildunterschriften solcher Reinigungen (die Menschen aus irgendeinem Grund gerne im Internet veröffentlichen) ist oft zu lesen: „Igitt! Was bin ich froh, dass ich das nicht mehr in mir trage!“ Es bleibt jedoch die Frage, ob dieses „Das“ jemals da war. Die Hauptbestandteile solcher Reinigungskuren sind meistens schleimhaltige Ballaststoffe wie Flohsamenschalen, Bentonit (Heilerde) und oft auch Mineralsalze. Die Einnahme größerer Mengen *dieser Stoffe* bewirkt, dass sie verklumpen. Ein Prozess, in den schließlich auch noch der Stuhl im Darm involviert ist, sodass am Ende alles zusammenklebt. Die Folge: ein sichtbares und glaubwürdiges Beispiel für das, was wir als einen „schlechten Biofilm“ bezeichnen würden (*siehe S. 55, Darmmilieu*). Nur mit dem Unterschied, dass ein „normaler“ schlechter Biofilm keineswegs so klar erkennbar ist und es sich bei der Ausscheidung sehr wahrscheinlich um etwas anderes handelt – nämlich das zusammengeklebte Ergebnis dessen, was man eingenommen hat.

Viele Menschen sind auf der Suche nach einem Wundermittel. Auch ich wäre froh, wenn ich etwas hätte, das mir mehr Energie gibt, als ich verbrauchen kann. Gerade Menschen mit Darmproblemen sind anfällig für Berichte, in denen von großartigen Ergebnissen mit gewissen Produkten die Rede ist. Man sollte nur bedenken, dass selten oder nie über jene Kunden gesprochen wird, bei denen mit dem Produkt keine oder gar negative Ergebnisse erzielt wurden. Aus meiner Erfahrung als Darmfloratherapeutin kann ich sagen, dass eine Behandlung meist sehr langwierig ist und nicht selten eine schwierige Ursachenforschung vorangegangen ist. Bei manchen Menschen sind die Ergebnisse dann ausgezeichnet, bei anderen leider nicht. So ist das nun mal.

Ergo: Wer Darmprobleme hat, muss tätig werden. Neben dem Hausarztbesuch könnten Sie damit anfangen, die Ratschläge in diesem Buch zu befolgen. Bleibt eine Besserung aus, sollten Sie sich an jemanden wenden, der Ihnen bei der Problemsuche und -lösung hilft. Wunder gibt es nicht, Besserung schon!

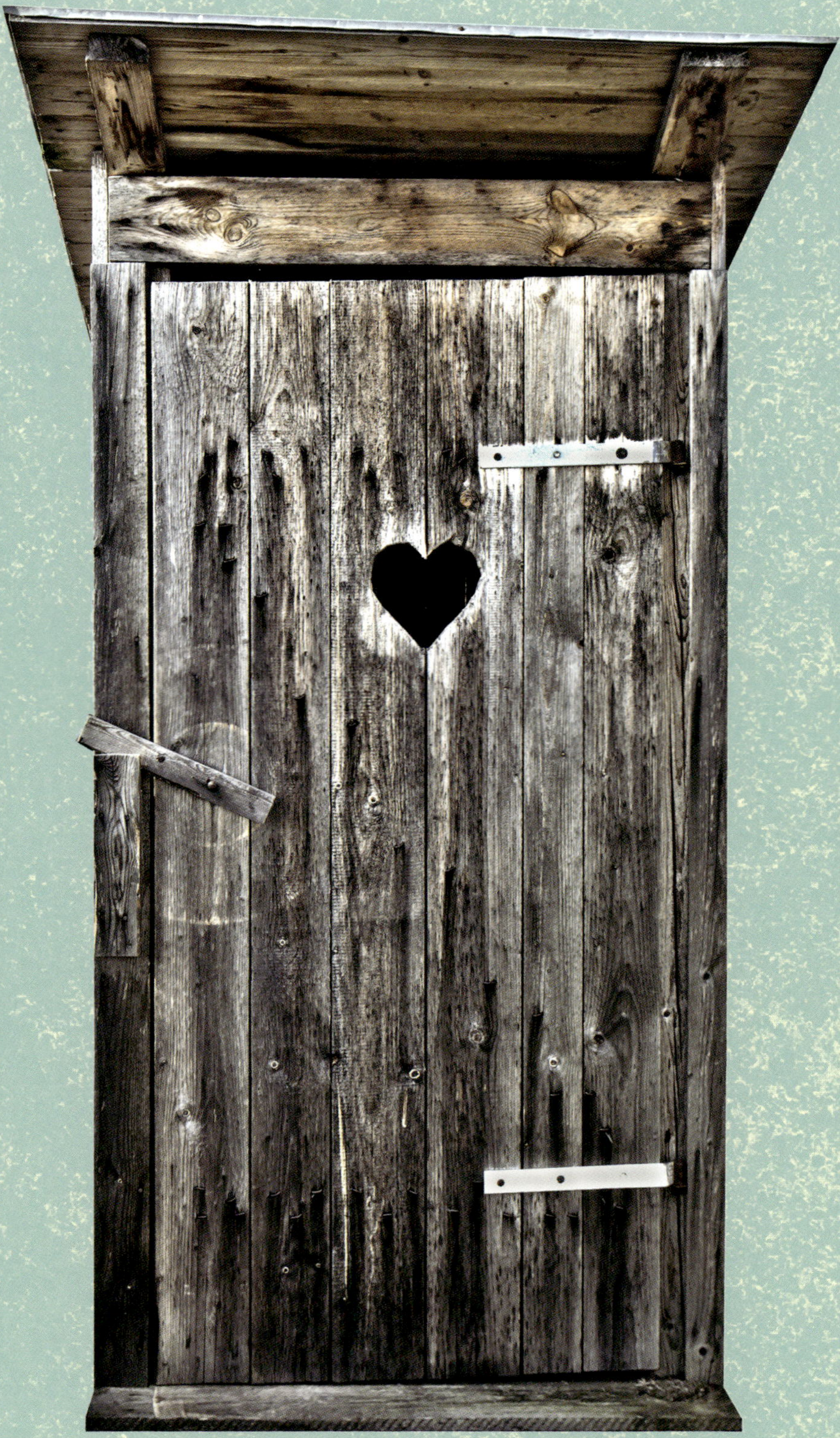

Nachlese

Das Schwierigste am Schreiben dieses Buchs war die Themenauswahl: Was sollte hinein, was nicht. Die Darmflora ist ein so unglaublich interessantes Terrain, über das wir schon viel wissen … aber eigentlich auch wieder nicht! Die Darmfloraforschung steckt noch in den Kinderschuhen, tagtäglich werden neue wissenschaftliche Studien veröffentlicht. Zum Glück lässt sich schon mit diesem rudimentären Wissen viel erreichen, wie Patienten zeigen, die ich in meiner Praxis behandele. Man muss nur seine Grenzen kennen. Deshalb werde ich nie jemanden mit Darmkrebs oder Ähnlichem betreuen – das ist Aufgabe von (Fach-)Ärzten. Mich da einzumischen, widerstrebt mir.

Wie schön wäre es, wenn wir – Fachärzte, Mikrobiologen und Darmfloratherapeuten – uns mit unserem Wissen ergänzen würden. Ich bin zwar kein Mediziner und habe keinen Uni-Abschluss, was aber nicht heißt, dass ich nicht wissenschaftlich denken kann. Oft arbeiten Darmfloratherapeuten nach den neuesten wissenschaftlichen Erkenntnissen, wenngleich viele Hausärzte uns noch für eine Art Spiritisten halten. Schade, denn es gibt so vieles, was wir voneinander lernen könnten! Es wäre sinnvoll, die unterschiedlichen Erfahrungen, Dokumentationsweisen und Sichtweisen auszutauschen. Es wäre schließlich nicht das erste Mal, dass die Wissenschaft Wissen und Methoden anerkennt, die Naturheiler bereits seit Jahren anwenden.

Deshalb ein Aufruf an Leser, die wie ich vom Fach sind und sich intensiv mit Themen wie Verdauung und Darmflora beschäftigen: Ich wäre sehr daran interessiert, mit Ihnen bei einer Tasse Kaffee oder Tee über die wundersame Welt der Bakterien zu sprechen, damit wir den Menschen mit den Erkenntnissen dazu noch besser helfen können. Wenn Sie mir glauben, dass mir alles daran gelegen ist, Menschen etwas Gutes zu tun, dann verspreche ich, mich von meiner besten wissenschaftlichen Seite zu zeigen und meine Latzhose zu Hause zu lassen.

Dankeswort

Auch wenn ich die meiste Zeit einsam und allein mit meinem Laptop verbracht habe, um alle Informationen, die ich gesammelt hatte, in ein Buch zu verwandeln, habe ich von zahlreichen Personen sehr viel Unterstützung erfahren. Einigen möchte ich an dieser Stelle danken, auch wenn mir die Gefahr bewusst ist, womöglich ein paar Namen zu vergessen:

Allen voran Amro, Madieke und Tije, die mich in den entscheidenden Momenten in Ruhe ließen und mich mit Liebesbeweisen (und Schokolade) aufgebaut haben, wenn ich mal wieder nicht weiter wusste. Mam, Paps, Aukje, Matthijs *for being family*. Judith, Jolanda, Noortje und Liedewij vom Team „De Groene Vrouw", die den ganzen betrieblichen Kram von mir fernhielten, damit ich schreiben konnte. Ralf, Wim und Izak von „RP", meinen engagierten Dozenten, denen ich einen Großteil meines Wissens über die Darmflora zu verdanken habe. Chris Kresser, Alex Vazquez und Amy Myers, die vermutlich nicht mal wissen, dass es mich gibt, deren Veröffentlichungen ich aber, wissbegierig wie ich bin, geradezu inhaliert habe. Hans und Nel, die mir ihre Berghütte überließen und mir so ermöglichten, in fünf Tagen ein unglaubliches Arbeitspensum zu bewältigen.

Ralph für das Vorwort – ich fühle mich sehr geehrt. ☺ Bianca und allen vom Team „Spl!nt", die nicht nur den Mut besaßen, mich zu bitten, dieses Buch zu schreiben, sondern mit ihrer Unterstützung auch dafür gesorgt haben, dass ich es erfolgreich beenden konnte – in weniger als drei Monaten. Allen Schätzen von „Naamlooz" (*you all know who you are*), die sich mit mir gefreut haben und in deren Augen ich sehen konnte, wie großartig es ist, ein Buch zu schreiben. Und natürlich meinen treuen Blog-LeserInnen, die das ganze Geschehen nach der ersten Ankündigung gebannt verfolgt haben … Ich liebe euch!

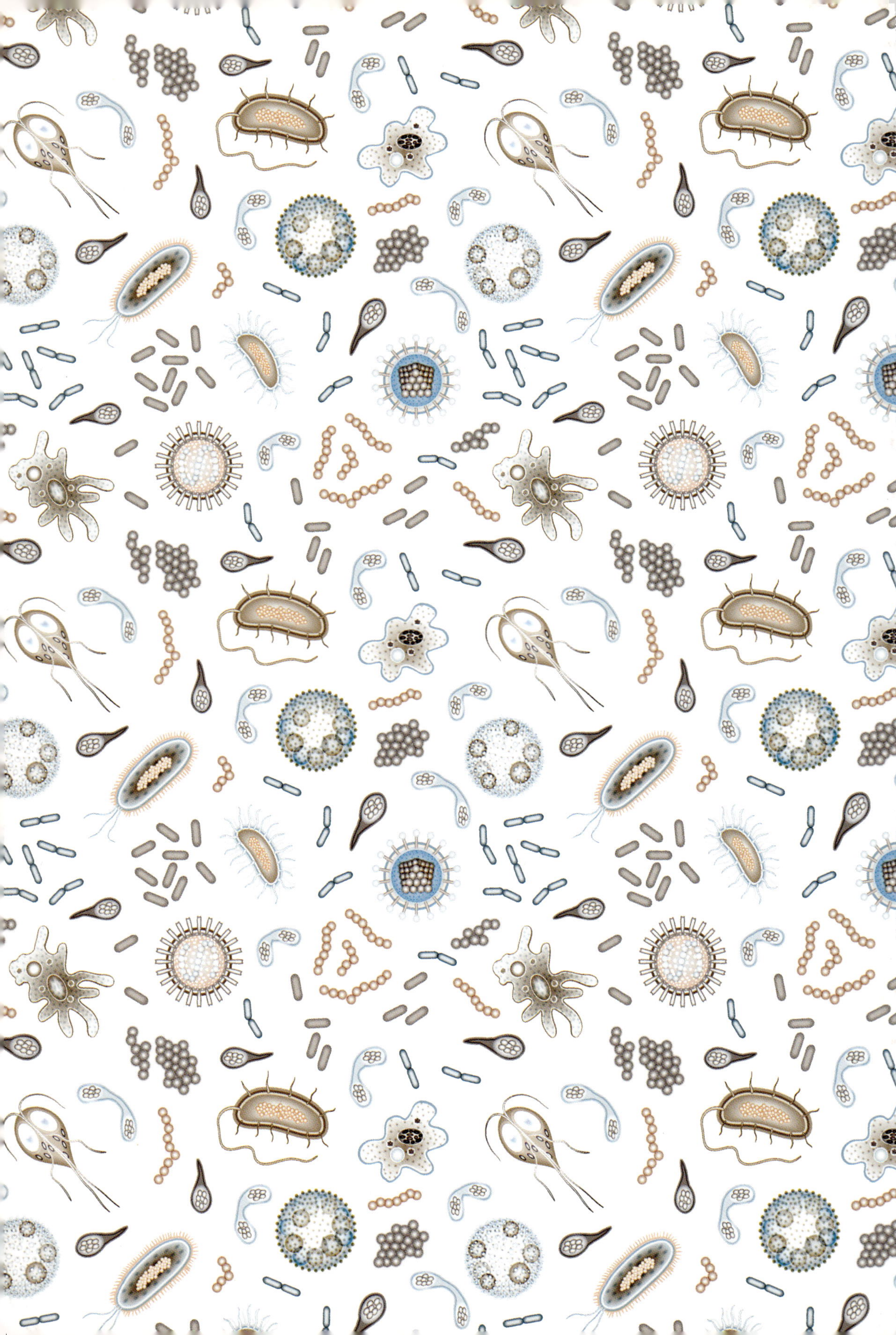